中华传统医学养生丛书

养肾

就是养生命

赵红亮 ◎编著

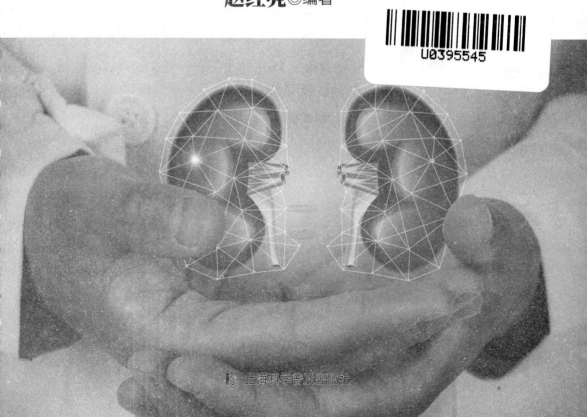

上海科学普及出版社

图书在版编目（ＣＩＰ）数据

养肾就是养生命 / 赵红亮编著 . -- 上海 ：上海
科学普及出版社， 2015.3（2024.1 重印）
ISBN 978-7-5427-6320-4

Ⅰ . ①养… Ⅱ . ①赵… Ⅲ . ①补肾－基本知识
Ⅳ . ① R256.5

中国版本图书馆 CIP 数据核字（2014）第 287853 号

责任编辑　胡 伟

养肾就是养生命

赵红亮 编著

上海科学普及出版社出版发行

（上海中山北路 832 号　邮政编码 200070）

http://www.pspsh.com

各地新华书店经销　　唐山玺鸣印务有限公司印刷

开本 710×1000　1/16　印张 23　字数 280 000

2017 年 1 月第 2 版　2024 年 1 月第 2 次印刷

ISBN 978-7-5427-6320-4　定价：78.00 元

【前言】

中医认为，肾有藏精、主生长、发育、生殖和主水液代谢等功能，被称为"先天之本"。肾亏精损是引起脏腑功能失调、产生疾病的重要因素之一。很多养生家把养肾作为抗衰防老的重要措施。

人的生命过程由肾气的变化主宰，随着肾气由强而弱，由盛转而衰，由衰而亡，人生将经历生、长、壮、老、死的自然过程。因此，在日常生活中，养肾护肾是生命中的重中之重。

为了能使人们认识养肾真谛，我们特意组织人员编写了本书。本书共分为七篇，包括了认识肾的生理特性、预防肾病的生活细节、日常生活补肾的方法、饮食补肾的食疗妙方，科学运动养肾的诀窍、心理健康养肾，以及肾脏疾病的中西医治疗。本书详细介绍了食物养肾、经穴养肾、运动养肾、房事养肾和肾病防治与调理的具体方案，并根据不同的肾虚分型，介绍了传统的补益肾虚中药的特性以及补肾的偏方、验方和药膳的做法和用法。在饮食养生上，特别针对肾阳虚、肾阴虚、肾气虚、肾精虚等不同的肾虚类型群体，推出对症滋补食疗方法。

本书可谓脉络清晰、语言通俗、内容翔实，不仅为读者提供了具体的养生方案，还为肾病患者请来了家庭医生和贴心护士。

由于时间仓促，再加上水平所限，不妥之处在所难免，望广大读者给予批评和指正。

编者

【目录】

【第二篇】　小心预防，别让肾脏出现危机

🍀 第三章　防微杜渐，学会预防肾病

【第三篇】　养肾补肾，生活细节很关键

🍀 第一章　日常生活怎样养肾

🫶 第二章　四季养生补肾妙诀

🫶 第三章　肾强，男人就健壮

🫶 第四章　肾强，女性就漂亮

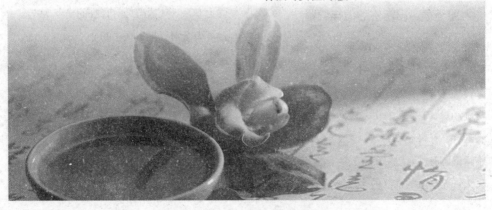

【第四篇】 饮食养肾，食疗养生最补益

【第五篇】 科学运动，强身健肾保健康

【第六篇】 **滋养肝肾，心情也很重要**

【第七篇】 **寻医问药，让肾脏更加健康**

🐾 第二章 中药补肾，药葫芦里的灵丹

🐾 第三章 养肾偏方，古方中的养肾绝招

🐾 第四章 西医西药，快速有效治肾法

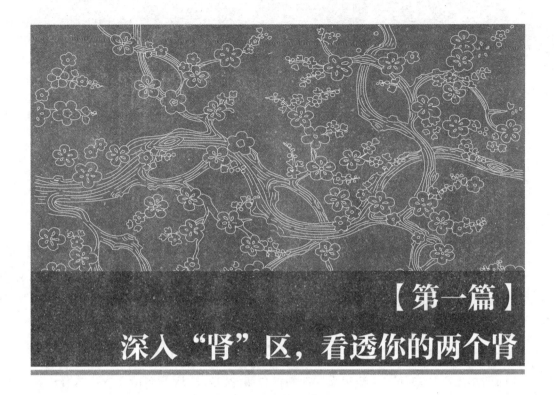

【第一篇】

深入"肾"区，看透你的两个肾

篇首语

中医认为，肾为先天之本，寓元阴元阳：先天之本是指人立身之本，《人始生，先成精》，而肾藏精，故肾为先天之本。元阴是指阴精，元阳是指元气，元阴元阳在人的生命活动中——从孕育成形到发育壮大过程中起着决定性作用。

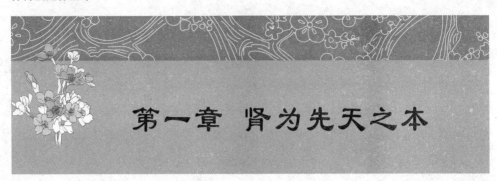

第一章 肾为先天之本

 ## 肾脏在你身体的位置

肾脏位于脊柱两侧，紧贴腹后壁，居腹膜后方。左肾上端平第11胸椎下缘，下端平第2腰椎下缘。右肾比左肾低半个椎体。左侧第12肋斜过左肾后面的中部，右侧第12肋斜过右肾后面的上部。肾脏是在横膈之下，体检时，除右肾下极可以在肋骨下缘扪及外，左肾则不易摸到。临床上常将竖脊肌外侧缘与第12肋之间的部位，称为肾区（肋腰点），当肾有病变时，触压或叩击该区，常有压痛或震痛。

肾脏的形态是怎样的

肾脏的外形如蚕豆，分为上下两端、内外两缘和前后两面。上段宽而薄，下端窄而厚，外缘隆起，内缘中间凹陷。肾脏的体积各人有所不同，一般而言，正常成年男性平均长10厘米，宽5厘米，厚4厘米，平均重量为130～150克；女性肾脏的体积和重量均略小于同龄的男性。两个肾脏的形态、大小和重量都大致相似，左肾较右肾略大。

养肾小贴士：用显微镜观察，可见到每一个肾脏主要由约100万个具有相同结构与功能的肾单位和少量结缔组织所组成，其间有大量血管和神经纤维。

肾脏的生理特性是怎样的

（1）肾性潜藏，为固摄之本。在五脏之中，肾的位置最下，而在生理功能方面主藏蓄阴精，又主命火。肾精宜藏，最忌耗泄损伤，命火宜潜于水中，不宜升腾。所以，在古代，以潜藏蛰伏之意比喻肾的生理特性。正是由于肾的封藏固摄作用，使体内精微物质得以保留，元阴元阳得以闭藏，人的生命力才能旺盛，身体才能健康。若肾有病变，使肾的封藏、固摄机能失职，就会引起阴精过度耗损妄泄病症，表现为遗精、带下、滑胎、尿浊、尿甜等。

（2）肾与冬气相应。在五脏之中，肾属阴中之阴，而冬季阴气最盛，故肾与冬气相应。表现在病理方面，肾的病变，在自然界之气的滋助下，在冬季易于好转，患者的自我感觉亦较为舒服些。当然冬季气候变化过于剧烈，对肾也容易产生损害作用。

肾脏的结构是怎样的

肾的内部结构可分为肾实质和肾盂两部分。在肾纵切面可以看到，肾实质分内外两层：外层为皮质，内层为髓质。肾皮质新鲜时呈红褐色。由肾小球和曲小管所构成，部分皮质伸展至髓质锥体间，成为肾柱。肾髓质新鲜时呈淡红色，为10～20个锥体构成。肾锥体在切面上呈三角形。锥体底部向肾凸面，尖端向肾门，锥体主要组织为集合管，锥体尖端称肾乳头，每一个乳头有10～20个乳头管，向肾小盏漏斗部开口。在肾窦内有肾小盏，为漏斗形的膜状小管，围绕肾乳头。肾锥体与肾小盏相连接。每肾有7～8个肾小盏，相邻2～3个肾小盏合成一个肾大盏。每肾有2～3个肾大盏，肾大盏汇合成扁漏斗状的肾盂。肾盂出肾门后逐渐缩窄变细，移行为输尿管。

肾脏神经支配的特点

肾脏具有丰富的神经支配，这些神经纤维主要来自肾动脉上方的肾丛，包括交感神经和副交感神经。

肾交感神经主要从胸12至腰核脊髓发出，其纤维经腹腔神经丛支配肾动脉（尤其是入球小动脉和出球小动脉的平滑肌）、肾小管和释放肾素的颗粒细胞。肾交感神经末梢释放去甲肾上腺素，调节肾血流量、肾小球滤过率、肾小管的重吸收和肾素释放。

交感神经和副交感神经都属于自主神经系统的周围部分。它们的功能是相互拮抗同时又相互协调，自主地支配各内脏器官（心血管、消化道、呼吸道及泌尿系统器官）及内分泌腺、汗腺等。它们的活动是在无意识下不随意进行的，名为自主神经。支配肾脏的神经纤维伴随肾动脉入肾，到达肾盂、肾盏，然后到达肾实质。神经纤维的末梢主要分布在所有动脉支的平滑肌附近，尤其是入球小动脉和出球小动脉内，其主要作用是引起血管收缩，同时也与促进肾素的分泌有关。神经末梢还分布于髓质外区内带的小血管及肾小管，但肾小球不受神经支配，如移植肾仍有泌尿功能。

此外，还有感觉神经末梢分布于肾脏的被膜和动脉外膜，主要是传导痛觉。一部分神经纤维是来自迷走神经，但在动物实验中，刺激膈下迷走神经，对肾血管既无收缩作用，又无舒张作用。

肾脏的组成及其肾单位

肾脏的基本单位叫肾单位，每个肾脏有100多万个肾单位，肾单位包括肾小体和与之相连的肾小管。肾小体内有一个毛细血管团，称为肾小球，它由肾动脉分支形成。肾小球外有肾小囊包绕。肾小囊分两层，两层之间有囊腔与肾小管的管腔相通。肾小管汇成集合管。若干集合管汇合成乳头管，尿液由此流入肾小盏。

肾小球为血液过滤器，肾小球毛细血管壁构成过滤膜，从内到外有三层结构：内层为内皮细胞层，为附着在肾小球基底膜内的扁平细胞，上有无数孔径大小不等的小孔，小孔有一层极薄的隔膜；中层为肾小球基膜，电镜下从内到外分为三层；即内疏松层、致密层及外疏松层，为控制滤过分子大小的主要部分；外层为上皮细胞层，上皮细胞又称足细胞，其不规则突起称足突，其间有许多狭小间隙，血液经滤膜过滤后，滤液入肾小球囊。在正常情况下，血液中绝大部分蛋白质不能滤过而保留于血液

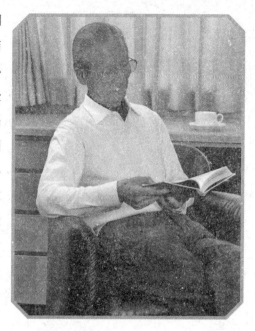

中，仅小分子物质如尿素、葡萄糖、电解质及某些小分子蛋白能滤过。

肾小管分为近端肾小管、髓袢、远端肾小管和集合管几段，是肾单位的必要组成部分，对终尿的生成有重要作用。近端肾小管由立方形上皮细胞组成，管径大而管腔小，腔面有大量微绒毛，大大增加了吸收的表面积，细胞内含有大量的酶，有利于对肾小球滤过液的吸收和代谢。髓袢由降支、升支的薄段、厚段组成，细胞扁平，结构也较简单。远端肾小管的上皮细胞由立方形上皮细胞组成，腔面虽有微绒毛，但较近端肾小管少。集合管由皮质集合管、外髓段集合管及内髓部集合管三部分组成，由数个肾单位的远端肾小管汇集而成，不属于肾单位的组成部分。依其分布，肾皮质主要有近端肾小管和远端肾小管，髓质主要有髓袢的集合管。

肾间质是位于肾单位及集合管的间叶组织。由间质细胞、少量网状纤维和胶原纤维及细胞外基质组成，肾皮质含间质较少，占13%；肾髓质含间质较多，占20%。肾间质细胞具有合成和分泌细胞外基质和纤维成分的功能。

肾脏血液循环的特点

肾动脉起自腹主动脉，短而粗，故肾内血流量大，每分钟达 1200 毫升，约为心输出量的 1/4。

肾内血管走行较直，血流很快达到肾小球，使肾小球毛细血管血压较高。

皮质中、外层肾单位的入球小动脉较出球小动脉粗得多，使毛细血管球内压力大、血流量多，而近髓肾单位的入球和出球小动脉管径无明显差异，因而这部分血管球内压力小、血流缓慢，这便于保持髓质的组织间液的较高渗透浓度，对尿的浓缩很有意义。

出球小动脉再次形成球后毛细血管网，分布在肾小管周围，毛细血管内血液的胶体渗透压较高，有利于肾小管上皮细胞重新吸收物质入血。

髓质内直小血管与髓袢伴行，有利于髓袢和集合小管的重吸收和尿液浓缩。

 ## 肾脏是如何调节血液循环的

肾脏的血液供应十分丰富，肾小球毛细血管的压力大大高于全身其他部位毛细血管的压力。肾小球毛细血管压的高低，固然受到全身动脉压的影响，但更重要的是决定于入球和出球小动脉的舒缩状态。入球小动脉是肾动脉至肾小球毛细血管之间压力降落的主要部位，当入球小动脉收缩时，阻力加大，肾小球毛细血管压将降低；相反，出球小动脉收缩时，则肾小球毛细血管压将升高。

肾脏血流量的调节有自身调节和神经体液调节两种方式。当平均动脉压在一定变动范围内（80～180 毫米汞柱），由于肾血流的自身调节作用，可使肾血流量和压力保持恒定，对肾小球滤过率影响不明显。只有平均动脉压下降至 70 毫米汞柱或更低时，可使肾血管在神经体液被动调节下收缩，肾血流量减少，以保证心、脑等重要器官的血液供应。此时，肾小球滤过率明显下降，可出现少尿或无尿。

当动脉压过高（如高血压病中期和晚期）超过自身的范围，由于入球小动脉发生器质性缩小，肾小球毛细血管压下降，结果滤过率降低，也出现少尿。

肾脏内血液分布是不均衡的，肾皮质的血供占肾血流量的90％以上，流速很快。髓质血流量不足肾血流量的10％，流速慢，有血循环旁路。机体在应激或某种疾病情况下，小叶间动脉远端发生痉挛，以致皮质外侧2/3血供急骤减少甚至缺血，大量肾小体停止滤过功能甚至坏死，导致急性肾衰竭。当肾脏缺血时间较短时，肾功能不难恢复，但如果缺血过久则造成肾组织损伤严重，带来严重不良后果。

肾脏是怎样进行工作的

肾脏的工作就是不停地滤洗血液，排出身体里的废物和多余的水分，形成尿液。

当血液流经肾小球时，除血细胞和分子量比血红蛋白大的蛋白质外，所有物质都随水分滤至肾小球囊腔内，称为原尿。原尿流经肾小管时，各类物质又被选择性重吸收回血液，其余的则形成尿液。其中对机体有用的物质，如葡萄糖全部重吸收，水、钠、钾、氯等大部分重吸收；对机体无用或有害的物质，也就是尿毒素，如尿素、尿酸、磷酸根等只少量重吸收，肌酐全部不吸收。

排泄尿毒素是肾脏最重要的功能之一，人们常说的尿毒症，就是因为肾脏不能有效地排出尿毒素，使这些毒素在体内积聚而引发的一系列临床症状。肌酐由于不被重吸收，且排泄量不易受饮食因素的影响，临床上常将血肌酐水平作为判断肾功能的客观指标。

另外，肾小管和集合管还有分泌与排泄的功能，如远端肾小管具有分泌氢、钾、氨的作用，因此可以酸化尿液、保持碱储，达到调节机体酸碱平衡的作用。

肾脏是如何排解电解质的？

电解质是指在水溶液中或熔融状态下能够导电的化合物，在这里我们说的是人体中的钠、钾、氯等。医生对肾脏病患者的钠、钾、氯等电解质特别关注，是因为肾脏是钠、钾、氯的主要排泄场所。在体液中，钠离子是细胞外液中最主要的电解质，钾离子是细胞内液中最主要的电解质。钠、钾、氯的排泄直接关系到体内这些离子的相对平衡，对保持正常体液的渗透压、体液量以及酸碱平衡具有极为重要的意义。

1. 钾

正常人血清钾浓度为3.5～5.5毫摩/升，每日从尿排出1.2～3.2克。肾脏保留钾的能力不如钠。血清钾几乎全部要从肾小球滤过，其中98%左右在近端小管重吸收，小部分在髓袢吸收。影响肾脏排泄钾的因素主要有下列几方面：

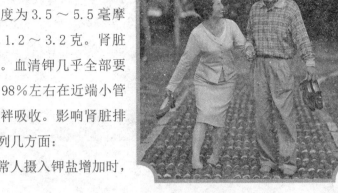

（1）钾平衡。正常人摄入钾盐增加时，尿钾排出也增加。

（2）肾小管细胞内钾的浓度。当肾小管细胞内钾离子浓度增加时，远端小管对钾的重吸收减少，尿钾的排出增加；反之，则尿钾排出减少。

（3）远端小管和集合管中钠离子的含量。远端小管对钠的重吸收增加时，钾的分泌量即增加。

（4）醛固酮的影响。当血清钾离子浓度升高时，可促进肾上腺皮质分泌醛固酮，从而使钾排泄增加，使钾离子浓度恢复正常，这对维持正常血钾浓度具有重要意义。

2. 钠

尿钠是通过肾脏的滤过和重吸收作用而后排出体外的。

正常成人，血浆的钠离子浓度为138～145毫摩/升，绝大部分是以氯化钠的形式存在，其次是碳酸氢钠等。肾小球滤过率一般为180升/24小时，而每日排出的钠离子仅3～5克，99%以上的钠离子被肾小管和集合管重吸收，其中大部分在近端小管中重吸收，其余为髓袢升支、远端小管和集合管重吸收。钠的排泄受以下多种因素的影响：

（1）肾小球滤过率与球一管平衡。每单位时间从肾小球滤过的钠离子量，对尿钠的排出具有重要影响。近端小管重吸收钠离子的量随肾小球滤过率的变化而变化。若无球一管平衡，当滤过的钠离子增加时，终尿中排出的钠量也会成倍增加。

（2）肾上腺皮质激素有保钠作用，其中以醛固酮的作用为最强，醛固酮增多可导致水钠潴留。

（3）肾动脉压或肾静脉压增加可使钠的重吸收减少。

3. 氯

正常人血浆中氯离子的浓度为 98 ～ 108 毫摩 / 升，主要存在于细胞外液，细胞内液的氯离子浓度很低。血液中氯几乎都以氯化钠的形式存在。每日随尿滤出的氯量为 5 ～ 9 克。肾小球滤过液中的氯离子，99% 在肾小管中重吸收入血，其中 60% ～ 80% 在近端小管重吸收。由于钠在近端小管主动重吸收，使管腔中氯、钾离子等的浓度升高，通过扩散而被动重吸收。因此，钠的主动重吸收直接关系着包括氯在内的钾、钙等离子的重吸收。凡未被重吸收的氯，主要以氯化钠的形式随尿排出，小部分以氯化铵的形式由尿排出。

尿氯的排泄量，主要受摄入钠盐的影响。其次与肾小管液中的酸碱度有关，肾小管分泌氢离子增加，远端小管重吸收氯离子减少，尿中排氯增加。

综上所述，肾脏通过钠、钾、氯等排泄的调节，保持体内钠、钾、氯的正常水平，对维持人体正常的生理功能具有重要意义。

肾脏是如何调节水液的

肾脏具有强大的根据机体需要调节水排泄的能力，以维持体液渗透压浓度的稳定。当机体摄入大量水分时，可排出大量低渗尿；当机体脱水时则排出少量的高渗尿。肾脏的这种功能称为浓缩和稀释功能。

在正常情况下，肾小球滤液通过肾小管和集合管时，约有 99% 的水分被重吸收，由于水分重吸收的比例如此之高，因而只要重吸收功能稍有改变，就会对排尿量发生显著影响。由此可见，尿量的多少固然首先决定于肾小球的滤过率，但更重要的是决定于肾小管对水的重吸收率。

肾小管和集合管对水的重吸收主要是受到垂体抗利尿激素的影响。而抗利尿激素的分泌又受到体内渗透压感受器和容量感受器的影响。分布在下丘脑视上核附近的渗透压感受器,只要血浆晶体渗透压有1%～2%改变时即敏感地感受到。当机体失水出现高渗性脱水时,血浆晶体渗透压升高,刺激渗透压感受器,使抗利尿激素分泌增多,集合管对水重吸收增加,尿量减少;反之,大量饮水后,渗透压降低,抗利尿激素分泌减少,尿量增多。当循环血容量增加时,容量感受器也受刺激,冲动沿迷走神经传入中枢神经,反射性地抑制抗利尿激素的分泌;反之,当循环血容量减少时,容量感受器冲动则减少,抗利尿激素分泌增多,产生抗利尿作用。

肾脏是怎样过滤人体废物和毒素的

为维持正常的排泄功能,肾血流量一般保持在恒定范围内,肾小球滤过率约为120毫升/分。肾脏有自身调节功能,通过球一管反馈、肾神经及血管活性物质等环节调节肾血浆流量,使肾小球滤过率维持在一定的范围内。肾小球滤过率受毛细血管内压、肾血浆流量、动脉血白蛋白浓度及滤过膜的通透系数的影响。当血压过低,肾血浆流量减少,血浆胶体渗透压增高,或通透系数下降时,肾小球滤过率显著降低或停止。

肾小球滤过膜对大分子物质具有屏障作用,滤过膜的屏障由两部分组成:一是机械性屏障,与滤过膜上的孔径大小及构型有关;二是电荷屏障,肾小球滤过膜带负电荷,可以阻止带负电荷的白蛋白滤出。在某些病理状态下,滤过膜上的负电荷消失,使大量蛋白质经滤过膜滤出,形成蛋白尿。

尿素、肌酸、肌酐为主要含氮代谢产物,由肾小球滤过排泄,而尿酸、苯甲酸以及各种胺类等有机酸则经过肾小管排泄。肾脏主要通过肾小管上皮细胞向管腔内分泌的途径来排泄代谢废物,以肾小管近端排泄为主。除排泄有机酸外,还排出许多进入体内的药物,如庆大霉素、头孢菌素等。

当血液流经肾小球时,除血细胞和分子量比血红蛋白大的蛋白质外,所有物质都随水分滤至肾小球囊腔内,称为原尿。原尿流经肾小管时,各类物质又被选择性重吸收回到血液，其余的形成尿液。其中对机体有用的物质，如葡萄糖是全部重吸收，水、钠、钾、氯等大部分重吸收；对机体无用或有害的物质，如尿素、尿酸、磷酸根离子等只少量重吸收，肌酸、肌酐全部不吸收。除重吸收外，肾小管和集合管还有分泌与排泄的功能，如尿中的氨绝大部分由肾小管和集合管分泌，故虽然一昼夜内从肾小球滤过的原尿总量可达 100 ～ 200 升，但每天排尿量只有 1 ～ 2 升，而且其成分与血浆有很大差别。

排泄是机体物质代谢全过程中的最后一个环节，是机体最基本的生命活动之一。肾脏的基本生理功能是生成尿液，从尿中排出各种需要消除的水溶性物质。肾脏泌尿活动的生理意义，一方面是排泄上述各种新陈代谢的终产物以及进入体内的药物和异物等；一方面又调控体液的容量及其成分的排出，保留体液中对机体有用的各种营养物质和重要的电解质，如钠、钾、碳酸氢盐以及氯离子等，排出过多的水和电解质，尤其是氢离子。由于从肾脏排出的物质种类最多，数量很大，而且随着机体的不同情况会改变尿量和尿中物质的排出量，肾脏在调节机体的水和渗透压平衡、电解质和酸碱平衡中起着重要的作用。

肾脏是如何调节人体血压的

（1）肾脏体液机制。肾脏通过对水盐代谢的调节来改变循环血量和心排出量而达到调节血压的目的。当血压升高时，机体循环血量和心排出量也会增加，相应的肾脏排出水盐的量也会随之增加，尿量便增多，体内多余的水分即被排出，电解质尤其是钠的排出也会增加，反过来又可影响机体的血容量和心排出量，血压随之降低，反之亦然。

（2）肾素—血管紧张素—醛固酮系统。在生理情况下，该系统通过缩血管效应直接对动脉血压进行调节以及通过影响醛固酮分泌使钠和体液量保持平衡，使血压相对稳定。当全身血压下降或血容量减少时，肾小球小动脉压力降低，管壁牵张减弱，肾素分泌增加；当肾小球滤过率减少，滤过 Na^+ 降低，可激活致密斑感受器，使肾素释放增多。肾素为肾小球旁细胞分泌，其作用于血浆内的血管紧张素原，产生无活性的血管紧张素 I，后者在转换酶的作用下，成为活性的血管紧张素 II。

（3）肾前列腺素对血压的调节。肾前列腺素主要由肾髓质和集合管产生，其主要生理作用为舒张血管，降低外周阻力，以及抑制近曲小管对钠、水的重吸收，减少血容量，使动脉压降低。当高血压时，肾前列腺素可使肾皮质血管扩张，血流增加，而肾髓质血流减少，出现血液重新分配，对抗缩血管产生影响，并增加钠和水的排泄，促使血压下降。肾性高血压患者循环血中前列腺素减少，可能是其发病原因之一。

肾脏与生长发育的关系

中医认为，人的身高与身体强壮取决于骨骼的生长状况。《黄帝内经·素问》中说"肾主骨""肾主骨髓"，也就是说，人体中的"肾精"要为人的生殖能力奠定物质基础，所以肾的精气充盛与衰弱，也关系到人的生长发育和生殖能力的强与弱。而人的生长发育和生殖能力的强弱，决定着胎儿的生长与发育的健康状况。从这个意义上说，肾的功能也决定着人体的身高与人身体的强壮程度。

我们有时见到有的初生婴儿囟门关闭得特别晚，骨软无力，到了该走路的时候还站不太稳；有的幼儿牙齿换得很晚；有些青年人智齿不生，到了成年又会出现牙根松动甚至过早脱落等，这些现象也都是肾精不足的反映。

我们知道，人体生殖器官的生长发育，性功能的完善与成熟，以及生殖能力的完成与持续，都与肾中的精气密切相关。当人体生长发育到青年时期，肾中精气逐渐充盛，生殖器官的发育也渐趋成熟，这时候，天癸也如期而至。这种人体不可或缺的精微物质，促进着人体生殖器官的发育与成熟，也维系着人体生殖功能而持续产生作用。天癸来至，肾精肾气不断充盈，男性就会产生精子而具备排精能力；女性卵巢发育成熟，月经来潮，具有了完备而旺盛的生殖能力。可是到了中年以后，肾所藏精气开始逐渐消耗，天癸也随之衰减直至竭绝。失去了天癸的激发，女性身体的生殖功能也开始逐步衰退。这样，女性的生殖器官也就日渐萎缩，渐渐地失去了生殖能力，从而进入到人生老年的阶段。

先天体弱的孩子，常常会因为肾阳不足而多病，但是在父母的精心照顾下，很多孩子能够慢慢调理好，拥有一个健康的身体。可是有的孩子先天不足，后天又缺乏足够的调养，结果不但身体的发育受到严重的影响，人生也是在病怏怏中度过的。

肾精不足的孩子与同龄的孩子相比，一般长牙比较晚，胳膊、腿都没有别的孩子强壮，身体显得软软的，总是一副病歪歪的样子。有的孩子还特别胆小。如果再加上吃饭很挑食，那么生长发育就更没办法和别的孩子比，个子会显得很矮小，力气也小。

一旦判断出孩子有严重的肾阳不足，家长就要慢慢为孩子调理好饮食，以补足肾阳，才能缓解先天不足，不至于对身体的生长发育有太大的影响。

为何说肾脏决定人体活力

中医认为肾脏的生理功能主要是藏精、主水，主纳气、主骨生髓、主生殖，开窍于耳、其华在发。由于肾藏有先天之精华而为脏腑的阴阳之本，所以是人体生长发育和生殖的源头。也就说，肾是人体维系生命活动的根本之所在。

相对于人体后天之本的脾胃，中医称人的肾脏为"先天之本"，因为肾中藏有生来就具备的元阴、元阳。肾之元阴五行属水，元阳属火，所以中医又称肾为"水火之脏"。

人的肾气充实了，身体才能够底气十足，骨坚齿固，甚至连头发也会显得光滑水润。肾主纳气，肾对于气的摄纳，能够助益于肺气的吞吐肃降，因为肾乃人体气之根本。肾之水上济于心，心之火下交于肾，心肾相交，如果阴阳相合、水火既济，则会使身体保持阴阳平衡而不会生病；肾阳属火，脾属土，火可生土，所以人的肾阳温煦和滋养着脾的健康运作；而肾阴属水、肝属木，肾水不断地充实着肝，水生木而肝得宜养。肾的脉络与膀胱相为表里，肾气蒸腾可助益膀胱气化而利于水液的代谢。这样，人体的肾与五脏六腑都紧密地联系起来了。

"肾阳足，千年寿。"古人认为人体的肾阳是颐养身心最好的"长生不老药"。如果一个人肾精亏损，若是小儿则会发育迟缓、筋痿骨软、智力发育不全；若是成年人，则会头昏耳鸣、精力减退、早老早衰等；若为女性，则有月经初潮迟来、经闭、生殖器官发育不全、不孕等；若是男性，还会出现阳事不举、精少不育等。一个人一旦到了老年之时，肾中所藏的精气也随着岁月的流逝而渐渐地消耗衰减，人的性机能和生殖能力也都会随之减退甚至消失，人的形体器官也就逐渐地衰老而萎缩。在人的一生中，身体都离不开肾的滋养，就如同我们一日三餐离不开粮食一样。

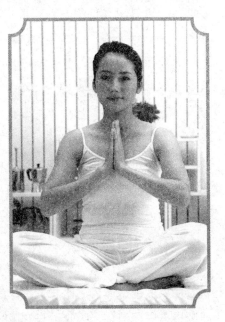

为何说肾为先天之本

所谓"先天"，是肾所藏纳的精。肾里藏纳的精，也是有先天和后天之分的。一个人的先天之精，都来源于他的父母，也就是指胚胎在形成之前的原始状态下的一种物质，这种物质能够促进人体的生长和发育，并具有繁殖后代的功能。也就是说，先天之精都是遗传而来的，它是人体生命的发源地，说白了，就是男人的精子与女性的卵子结合的受精体。如果一个人的先天之精不足的话，主要表现在幼时的骨软无力和智力不全上面，而成人则表现在男人少精不育和女性闭经不孕方面。

而一个人的后天之精，则主要来源于平时的食物营养。食物的营养在经过脾胃的消化吸收之后，再转而滋养身体的各个器官。如果一个人的后天之精出现亏损，则主要表现在营养失调上面，也就是我们常说的体弱多病。

后天之精的作用还表现在精成以后，脑会生出髓来，人体还会长出骨头，而且皮肤也会生出并表现得坚实而有韧性，伴随着长出毛发，通俗的说法就是受精卵以后的整个发育过程。中医学认为，肾可以藏纳精血，所以主命火，命火又是人的生命与精气之源，说的是肾里的阳气，是生命的源动力。如果肾精旺盛，男性则有精气，女性便会月经正常，在这两者都正常的情况下，才会出现孩子。在受精之后，生命所有的发育和生长过程以及抵抗外邪入侵的任务，都落在了肾的身上，肾之精气的盛衰便决定了人类是否能够繁衍生息。因此，肾为先天之本。

命门之火就是丹田真气的根本，是人体免疫力的本源，所以说肾虚是百病之源。若把肾比作弹药，肝便是枪，子弹如果打完了，枪也就得下岗了。如果房事太多，肯定会伤及肾里的精气，进而导致身体生病，也就是人们常说的"真气不足，百病生"，当然就谈不上长寿了。

肾为先天之本，而脾便属于"后天"了。脾是一个人的气血生化之源。不管是受精以后在母体内的生长发育，还是出生以后人体生长发育的营养供给，都需要脾胃来进行消化、吸收。只有脾与肾、先天与后天相互支撑，相互促进，才能保证人的健康长寿。

这里的先天和后天也是相辅相成的。一个人的先天之精，需要得到后天之精的不断滋补，才能得以充实；而后天之精的产生，又离不开先天之精的温和浸化作用，只有两者相互依存，才能构成人类维持生命活动的基本物质。而这一切都离不开肾，人的健康与否与肾的好坏便有着直接的关系了，所以肾被称为人的"先天之本"是完全有道理的。

为何说肾其华在发

肾其华在发，是指肾的精气充盛，可以显露在头发上，即发为肾之外侯。

头发的生长，根本在于肾，这是因为肾藏精，精能化血而充养头发的缘故。头发的荣枯、黑白等变化常随着肾中精气盛衰的变化而变化。

幼年时期开始，肾的精气开始充盛，头发开始生长；青壮年时期，肾的精气

15

旺盛，因而头发乌黑发亮，到了老年，肾中精气渐衰，故头发变白，枯槁少华，容易断落。这些都属于正常的生理变化。在临床所见，凡未老先衰，头发枯萎或早脱早白者，多与肾中精气亏损有关。

老年人肾脏的特点

随着社会人口的老龄化，老年人越来越多，老年肾是对于超过60岁老年人肾脏的统称。40岁以后，伴随着全身各项功能的减弱，肾脏的解剖和组织结构逐渐发生变化，引起肾功能的减退。

从解剖学角度，40岁以后，肾脏逐渐萎缩，重量减轻。肾脏皮质减少的程度大于髓质。40岁以后硬化的肾小球数量增加，至80岁时可达10%以上。这与老年人肾小动脉和肾小球毛细血管丛的硬化有关。肾小管出现萎缩，细胞退行性改变，远曲小管扩张；肾间质纤维化随年龄增加而增加，尤其在60～70岁以后，髓质和乳头区域胶原纤维明显增多。皮质区肾小动脉渐进性内膜增厚及透明变性累及肾小球毛细血管袢，造成管腔缩窄或闭塞，从而导致肾小球萎缩、硬化。髓旁肾单位的肾小球硬化时，入球小动脉可与出球小动脉吻合，从而使血液从皮质向髓质分流。

在生理功能方面，肾血流量从40岁以后进行性减少，每10年约下降10%，至90岁时仅为年轻人的一半。肾小球滤过率在40岁以后，每10年约下降10%。老年人肌肉萎缩，内源性肌酐产生减少，肾小管代偿性分泌肌酐增加，因此尽管肌酐清除率下降，但血清肌酐无相应增加。老年人肾小管功能减退，常较肾小球功能变化出现早且明显，出现尿浓缩和稀释功能、潴钠功能、酸化功能及内分泌功能减退。因此，老年人既容易发生脱水又易因补液过多而致水潴留，诱发严重的电解质紊乱或心力衰竭，也易出现酸碱平衡失调。

虽然老年人肾脏有以上解剖和功能变化，正常情况下，老年肾脏仍能够发挥足够的生理功能，保证代谢废物的排出及水电解质、酸碱平衡，但其应变能力有限，所以在临床治疗措施的选择等方面都应照顾到老年肾的特点。

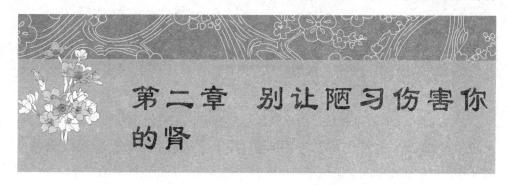

第二章 别让陋习伤害你的肾

 爱喝啤酒伤肾你了解吗

啤酒，清凉爽口，含有多种人体必需的氨基酸和丰富的维生素，深受人们喜爱，特别是在炎炎夏日，饮上一杯，更是清爽宜人。但啤酒饮用不当，则有害无益。

这是因为如果在短时间大量饮用啤酒，就会加重肾脏的排泄负担。肾脏的主要功能是排泄代谢产物，维持体液电解质及酸碱平衡，饮用啤酒过多会造成人体内水液过度代谢，引起口渴而大量喝水。这当然对肾脏不好。另外，大量饮酒容易导致高尿酸血症，同时可引起高血脂等代谢疾病，引发肾脏疾病。假如已经患了肾脏方面的疾病，又无节制地大量喝啤酒，就会使尿酸沉积导致肾小管阻塞，造成肾功能衰竭。

所以说，当夏天到来的时候，如果沉迷于吃海鲜、喝啤酒，那么对肾的伤害是巨大的，往往造成不可逆的损伤。我们在这里劝诫喜爱喝啤酒的人士，一定要注意少喝。

酒后喝浓茶对肾危害大

茶和酒与我们的生活形影不离，很多人喜欢在酒后沏一杯浓茶，认为这样可以解酒，有益健康，其实这是一种误解。

茶本身是一种非常健康的饮料，不仅可以润肠、排毒，有的茶还可以减肥。但茶可不是随便什么时候都能够喝的。酒和茶有相克之处，酒后喝茶，对人体的伤害最大，就像李时珍在《本草纲目》中所说的，"酒后饮茶伤肾，腰腿坠重，膀胱冷痛，兼患痰饮水肿"。

现代医学研究指出，酒后喝茶，对身体有百害而无一利，主要表现在以下几方面：

（1）酒精被体内吸收后，由血液运送到肝脏，在肝脏中转化为乙醛，乙醛再转化为乙酸，乙酸再分解成二氧化碳和水排出。茶的主要成分是茶碱，茶碱有利尿作用，浓茶中的大量茶碱更能迅速发挥利尿作用。而酒精中的乙醛，是一种对肾脏有较大刺激性的有害物质。茶碱的利尿作用，使没有充分分解的乙醛过早地进入肾脏，而肾脏本身又没有对乙醛的解毒功能，所以会伤害肾脏功能。

（2）茶水会刺激胃酸分泌，使酒精更容易损伤胃黏膜。

（3）酒精（乙醇）对心血管的刺激性很大，茶同样也具有使心脏兴奋的作用，两者合二为一，更增加了对心脏的刺激，因此对心脏病患者而言，酒后喝茶的危害更大。

因此，酒后最好不要立即喝浓茶。为了解酒，可以吃水果，如柑橘、梨、苹果等，还可以喝些牛奶、果汁或糖水，这些都有助于解酒。

空腹喝凉茶易致肾虚

凉茶是将药性寒凉或能解体热的中草药用水煎所制成的饮品。夏季能帮助解暑，冬季能治疗咽喉肿痛等症状。凉茶所用药物一般都具有清热解毒、提高免疫力、抵抗细菌和病毒感染等功效。喝凉茶对身体的益处很多，但也存在弊端，凉茶可以喝，但应适量。如果经常饮用就会伤及脾肾之阳，同时也会加重肾脏负担。"脾肾之阳，是人体活动之本。"损伤过大，后果不堪设想。

另外，如果空腹喝凉茶，就会冲淡胃液，导致胃痛，从而加重肾脏负担。凉茶具有利尿作用，故睡前不宜喝凉茶。经期女性、老年人、小孩身体比较虚弱，忌喝凉茶。特别是处于生长发育中的儿童，经常饮用苦寒的凉茶，会造成脾肾功能失调，影响发育。

饮酒过量对肾脏的损害

适量的酒被认为"百药之长"，只要喝的方法得当、不过量，确实是有益于身体的，能起到健体强身之功效，对心血管疾病也有预防效果。

但中国有一句古话"酒是穿肠毒药"，每天过量饮酒，不但会将保健效果归零，还会带来不少危害。一次饮酒过量除造成醉酒之外，还会造成慢性酒精中毒，出现智力减退、慢性胃炎、肝硬化、多发性神经炎等多种严重的疾病。过量饮酒还会导致男性出现阳痿；对于妊娠期的妇女，即使是少量饮酒，也可能使未出生的胎儿发生身体缺陷。

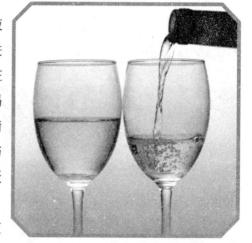

酒精对身体的作用，是由它在血液中的浓度来决定的。酒精由消化系统进入血液，在血液中停留，直到它被肝脏所分解，或是随尿液被排出体外。人喝酒以后，酒精在肝脏中分解，所以酒精对肝脏的危害最大。饮酒对肾脏也有伤害，饮酒会影响机体的氮平衡，增加蛋白质的分解，增加血液中的尿素氮含量，这必然增加肾脏负担。同时饮酒可以使肾素等血管活性物质释放增加，酒精会抑制尿酸在肾脏的排泄，葡萄酒和啤酒在体内的代谢会使尿酸生成增多，多饮啤酒还可导致结石的形成。

对高血压性肾病或慢性肾功能不全的患者来说，大量饮酒更是疾病康复的"拦路虎"。研究证明，饮酒可使血压升高。饮酒量与血压水平相关，饮酒越多，高血压的发生率越高。高血压性肾病患者喝酒会使细胞中的结合水丧失；肌肉中肌酸代谢亢进，会使血肌酐升高；酒精分解时产生的酸性物质会使机体出现代谢性酸中毒。临床表现为恶心、食欲不振、精神抑郁、头痛等症状。所以高血压性肾病患者应尽量少饮酒。

常喝饮料损伤肾脏

饮料如果饮用不当，也会伤肾。部分饮料中含有锗，会对肾脏产生不良影响，严重者会导致急性肾衰竭。迄今，没有证据证明锗是人体所必需的微量元素，而且对人体的益处并没有得到广泛的确证。因此，就目前的研究结果来说，含锗饮品弊大于利。

也有一部分人，会把酒与饮料混合饮用，他们认为这样喝起来的口感比较好。殊不知这样会使身体放松对酒精的警惕，极易导致酒精过量，伤及肾脏。还有的人会选择在过度疲劳时喝功能饮料，刺激身体，提神，其实这也不是明智之举。

过度劳累会使身体脱水，肾脏的血液灌注下降。此时如果喝饮料，会使血浆渗透压改变，从而损伤肾脏。

 ## 饮食过咸对肾脏的损害

食物有酸、苦、甘、辛、咸五味。中医认为："酸先走肝，苦先走心，甘先走脾，辛先走肺，咸先走骨。"肝宜甘，因为甘味可缓解肝气的劲急；心宜酸，因为酸味可以收敛心火；肺宜苦，因为苦味可以助肺气肃降；脾宜咸，因为咸味可以使脾不会运化过度；肾宜辛，因为辛味可以宣散和提升肾水之阳气。

中医认为"肾主水"，即肾有调节水液代谢的作用。而咸味食物能调节人体细胞和血液渗透压，平衡水盐代谢，可增强体力和食欲，防止痉挛。因此，在呕吐、腹泻及大汗后，适量喝点儿淡盐水，可防止水盐的失衡，但食用量过度就会影响肾脏健康。"肾主骨生髓"，即人体骨骼都与肾的功能相关，因此吃过咸的东西会损坏骨头，长期高盐饮食还会导致心脑血管疾病、糖尿病、高血压等。

一般成人每天吃 6 克左右盐已足够，味过于咸反而伤肾。饮食中不单是控制盐的摄入量，而且要从食物的角度适当加以调节。比如海产品及某些肉类多为咸性食物，如海蜇、海带、猪肉等，不仅不能口味太重，而且要把握一个量。

此外，调味品要尽可能在饭菜熟了再放，这样增加了口感，但实际摄盐量相对下降了。再者，某些零食也可能成为大家忽视的高盐食物，比如爆米花、薯片、薯条等，这些食品要少吃。

 空腹喝绿茶易伤肾

绿茶是我国的主要茶类，产于广东、浙江等南方地区，最大特点是汤清叶绿。绿茶是未经发酵制成的茶，因此较多的保留了鲜叶的天然物质，含有的茶多酚、叶绿素、咖啡碱、氨基酸、维生素等营养成分也较多。绿茶中的这些天然营养成份，对防衰老、防癌、抗癌、杀菌、消炎等具有特殊效果，是其他茶类所不及的。

饮用绿茶有利于人体健康，但是切记不可空腹饮绿茶。绿茶中的天然物质，在空腹时进入人体，就会给人体造成伤害。茶中的一些活性物质会与胃中的蛋白质结合，刺激胃，使胃"工作懈怠"，最终加重肾脏的负担。

空腹喝茶，容易使茶里的物质被人体过量吸收，尤其是咖啡碱和氟。咖啡碱过量，就会出现头昏、心慌、四肢无力、精神恍惚等症状，此时，应食用一些糖果能缓解身体不适；氟过量，会在体内积聚，影响肾功能正常运行。

 过量喝咖啡易致肾结石

咖啡是一种具有提神作用的日常饮品，咖啡豆含有大约 100 种不同的物质，包括咖啡因、单宁酸、油和氮化合物等。每 100 克速溶咖啡中，含咖啡因 44 ～ 100 毫克；每 100 克调制咖啡中，含咖啡因 64 ～ 124 毫克。

咖啡是一种兴奋剂，对人体会产生很多影响，它可利尿、刺激中枢神经和呼吸系统、扩张血管、使心跳加速、增强横纹肌的力量以及缓解大脑和肌肉疲劳。另外，心情好的时候喝一杯咖啡，可以在品味咖啡香醇的同时，感受到生活的美好。

适量的咖啡因，能够促进消化液分泌，减轻肌肉疲劳，改善肾脏功能。但过量喝咖啡就会导致咖啡因中毒，增加肾脏负担。另外，体内的镁和柠檬酸盐能预防肾结石的形成，如果过量饮用咖啡就会导致这些物质被排出体外，使尿液中钙增多，形成肾结石的概率也就相应增加了。

虽然咖啡能降低癌症的发病率，但也不能过量饮用，以防肾结石的形成。每天的饮用量不宜超过两杯。而且在喝过咖啡之后，可以再喝一些柠檬饮料或水，帮助预防肾结石。

 ## 吸烟对肾脏的危害

吸烟对人体有多方面的危害，近年研究显示，吸烟还可以引起蛋白尿并加重肾脏损伤，特别是对于原先就有肾脏疾病的患者，吸烟有不可忽视的有害作用，可以明显加剧原有的肾脏疾病。

吸烟会导致血压升高，即使血压正常的人，吸烟后不久，其血压也显著升高，而高血压是引起和加重肾脏损伤的最为重要的危险因素之一。吸烟会增加肾脏血管的阻力，增加血液中某些可能会导致血管收缩的物质的含量，这些物质对肾脏都有损伤作用。

研究显示，尚没有蛋白尿的原发性高血压患者，吸烟后其尿内常常有蛋白尿，提示吸烟能损害肾脏的滤过膜，引起蛋白质漏出。糖尿病患者吸烟对肾脏的损害作用尤为突出，可以引起蛋白尿，长期吸烟可以明显加速糖尿病性肾病的恶化进程。

例如，有学者对 2 型糖尿病患者进行了研究，结果显示，吸烟者肾脏功能的下降速度要比非吸烟者快得多，戒烟则可以减缓糖尿病患者发展至肾衰竭的速度。吸烟不仅引起肺癌，也增加肾癌和其他泌尿系统癌症的发生率。有报道称，重度吸烟者患膀胱癌的危险性可增加 4.7 ~ 7.9 倍，而戒烟 10 年以上者可降低危险性 30%。

因此，无论有无肾脏疾病，都应该戒烟。若已经有肾脏疾病，更应该尽快戒烟。

蔬果营养吃错也伤肾

蔬菜可以补充人体每天所需的维生素等营养元素，是日常生活中的必备食物。蔬菜的种类很多，包括叶类、茄果类、豆荚类等。蔬菜中含有丰富的维生素和矿物质，既营养又易吸收，蔬菜中所含的纤维素能够帮助排便且易消化。

然而，蔬菜、水果这些平常被认为有助于降血压的食物中钾含量较高，对肾功能不佳的人来说，钾过量对肾的伤害很大。因此，如果长期过度地大量食用蔬果反而会损坏肾功能。

如何正确食用蔬菜、水果

有慢性肾功能障碍，就应该注意适当食用蔬果，避免对肾脏造成影响。不喝太浓的蔬果汁、火锅汤、菜汤，饮食以清淡为宜。

有些人相信多吃钾离子含量高的水果，有助降血压。专家表示，血压偏高，但其他功能大致正常者可从食物中适度补充钾离子，不过也不能为了补充而过量食用。钾过量可能会损伤某些器官，首当其冲的就是肾脏。所以，日常生活中为了保护肾脏，食用蔬果是有讲究的，不能盲目进食和过量进食，以免加重病情。

快餐也有损肾脏健康

快餐因自身方便快捷的优点，深受大众喜爱。事实上，快餐虽然快捷便利，但营养价值却不高。近年来，由于过度食用快餐而引发肾脏疾病的现象日益增多，严重损害了人们的身体健康。

快餐一般都是高油脂、高糖分、高盐、使用大量调味品、低纤维且含人工添加剂的食物。其中，高糖、高脂肪、高盐，会加重肾脏负担，引发糖尿病、高血压、高血脂等疾病；低纤维食物不利于消化。而食用调味品过多，会使肾脏及脾胃受损。另外，快餐中有很多人工添加剂，也会对人体健康造成损害。因此，应避免过多食用快餐。

乱补动物鞭易危害肾脏

肾虚其实是生命活动的一种损伤性积累，它的存在很普遍，许多中老年人都或多或少地存在着肾虚症状，诸如腰膝酸软、失眠健忘、抗病能力下降、性功能减退等症状。

有不少人认为吃动物鞭能根治性功能障碍，其实，食补的效用都是比较慢的，短时间内难有明显效果，而且想单纯地靠吃动物鞭来治愈阳痿等性功能障碍的想法也不切实际。

对于症状较轻的患者，经常吃些动物鞭可以补肾壮阳，有可能会慢慢康复；而对于性功能障碍症状严重的患者，就需要配合药物等其他疗法才能见效。这是因为肾虚分为肾阳虚和肾阴虚，肾阳虚的患者食用动物鞭可以补肾壮阳，益精填髓，不同程度地缓解肾虚症状；而肾阴虚的患者，本来就易燥热，尤其要忌吃易致上火的食物。如果还乱吃动物鞭补益，不仅对治疗性功能障碍无益，甚至还会危害健康。

常食酸菜当心肾结石

酸菜酸香味醇，清淡爽口，采用自然抑菌，最大限度地保留了原有蔬菜的营养成分，富含维生素C、氨基酸、有机酸、膳食纤维等营养物质，具有保持胃肠道正常生理功能之功效。但是，大量食用酸菜容易导致肾结石的发生，这一点恐怕多数人并不了解。

（1）酸菜中的草酸易形成结晶而导致肾结石的发生。腌制的酸菜中含有大量的草酸和钙。由于酸度高，食用后不易在肠道内形成草酸钙排出体外，而被大量吸收到人体。进入人体的草酸经过肾脏，肾脏发挥排泄功能将草酸钙结晶排出，但草酸钙容易沉积形成肾结石或尿路结石。

（2）酸菜制作过程维生素受破坏而增加肾结石形成的概率。腌制酸菜过程中，维生素C被大量破坏。另外，由于酸菜中含硝酸、盐酸、草酸以及其他有机酸等酸性物质，进食后整个消化道形成酸性较大的环境，这对于人体吸收其他蔬菜中的维生素C有明显的抑制作用。人体缺乏维生素C，使抑制肾内草酸钙沉积和减少结石形成的能力降低，这样就大大增多了形成结石的因素。因此，在日常生活中，我们要少吃酸菜，只有健康的饮食，才能保证肾脏的健康。

食用蛇胆、鱼胆易伤肾

蛇胆性凉，味苦、微甘，具有祛风除湿、清凉明目、解毒去痱的功效，可调补人的神经系统、内分泌系统和免疫系统，延缓机体衰老。所有的蛇胆都可以入药，其中眼镜蛇、金环蛇、银环蛇等剧毒蛇胆更是药中圣品，但是，蛇胆胆汁中含有许多由肾脏排出的有毒物质，会加重肾脏的排毒负担。因此，肾病患者应慎食蛇胆。

草鱼是比较常见的一种鱼，但是切记不可盲目食用草鱼胆。草鱼胆虽然具有降压、祛痰、止咳等功效，但同时它也是一种有毒物质，如果食用不当很容易引发急性肾衰竭。

因此，我们既要认识蛇胆、草鱼胆的药用价值，又要了解其含有毒素的另一面。如果需要食用这些食物，必须看它们是否已经祛毒，并在医生的指导下食用。

长期卧床小心肾结石

对于一些严重的疾病，需要卧床休息，但是休息时间过长，也会引起不必要的麻烦。其中，最常见的就是易患肾结石。

人体长期卧床休息，会使骨骼中的钙严重脱落。脱落的钙被血液吸收，导致血液中的钙含量升高，影响尿中的钙量，尿中钙含量增多就容易形成肾结石。长期卧床，不利于尿路的通畅，会引发尿路感染、泌尿系统炎症等，形成尿路结石，导致肾结石入侵。

另外，长期卧床，且姿势老是固定一侧而不勤换，也容易引发肾结石。习惯性侧卧休息会使血液循环不畅通，影响肾脏正常运作，未排净的废物会在肾中形成结石。

外界环境也易损害肾脏

人生活在自然界中，不可避免地要经受风吹雨打、天寒地冻的考验。天气突然变冷容易使人着凉感冒，长期在炎热的环境中工作容易使人中暑，我们只有适应外界环境变化才能少生病。中医把风、寒、暑、湿、燥、火称为六淫，认为它们是让人致病的外在因素。

一般情况下，六淫是不会让人致病的，但当六淫超过了人体承受能力的时候，人就会生病。六淫多与季节气候、居住环境有关。比如春季多风，夏季多暑，秋季多燥，冬季多寒，居住环境潮湿容易外感湿邪。

六淫往往是合力对人体发起进攻的，比如风与寒、风与热、寒与湿、湿与热、热与燥往往共同侵犯人体。如风寒感冒，就是风邪和寒邪同时侵入人体造成的。在各种外邪之中，寒邪是肾脏最大的敌人。寒邪损伤肾脏经络，会导致经脉收缩、气血运行受阻、阴阳失衡，严重的话会危及生命。

怎样避免六淫伤肾呢？主要从日常生活细节入手。如经常参加体育锻炼，在季节转换、气候变化剧烈的时候注意及时增减衣服，合理饮食、不挑食、不偏食，起居规律等。

 ## 过度劳累易引发肾炎

肾炎与劳累有很直接的关系，大约七成肾炎患者是由于劳累所致。人在疲劳状态下，加上工作忙、精神紧张，容易造成抵抗力下降，导致细菌、病毒感染，引发肾脏损害，出现腰酸腰痛，下肢、眼睑水肿，蛋白尿，甚至出现血压升高、头晕等现象。

然而，最令人担忧的是，上述表现不容易引起人们的重视，很多人不以为然，自认为休息一下就好了，不去就医、不量血压，往往拖到出现严重的水肿、血尿、血压高时才前往医院看病。

肾炎是一种临床上十分常见的疾病，但起病十分隐匿，不易觉察。这是因为：

（1）人的肾脏具有较强的代偿能力，早期肾脏损害往往症状不明显，容易被患者忽视。

（2）由于目前临床常用的肾功能检测方法是检查血肌酐水平，而它不能灵敏地反映肾功能的早期损害，因此导致慢性肾炎等患者早期不易被发现。

（3）反映肾脏损害的一些简单的化验检查，如尿白蛋白、肾功能、肾脏B超等未被列入常规体检项目，一般人不会主动定期去做这些检查。

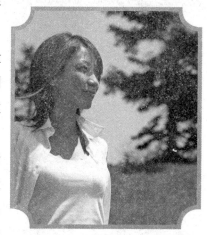

很多急、慢性肾炎患者就诊时都很难说清自己的病是从何时开始的，大多数人都说最近一段时间以来很劳累。因此，工作紧张、易出现疲劳者应注意早期预防、合理安排生活是非常重要的。

如果出现感冒等病症，务必引起重视，及时休息、及时治疗。平时工作紧张劳累的人还要加强营养，适当锻炼，增强身体抵抗力，保持良好的生活习惯，定期对身体进行必要的检查，体检时最好检测一下尿蛋白（包括微量白蛋白）和血肌酐（用以评估肾功能），这是早期发现肾脏有无病变最有效、最简便的方法。

小心憋尿憋坏你的肾

人们都有过憋尿的经历，有的人是因为工作太忙放不下，因此会长时间憋尿，诸如司机、售货员就经常会有这样的经历；还有一些人是为了打牌或下棋不肯离开"战场"，因而不得不憋尿。其实，有了"尿意"而不能及时排尿，或是减少排尿的次数，对健康都是非常不利的。临床上常见的肾结石、肾积水等，都和长时间不喝水有密切关系，而长时间憋尿会对人体产生危害。

尿液是由肾脏生成的，是机体的代谢产物。尿液由肾脏生成后，通过输尿管、膀胱、尿道排出体外。正常人一天的尿量为 1000～2000 毫升，其中，男子每天为 1500～2000 毫升，女子每天为 1000～1500 毫升。正常尿液的颜色为淡黄色，呈透明状，无沉淀和混浊现象。

尿液中的成分受饮食、机体代谢、人体内环境及肾脏处理各种物质的能力等因素影响。尿中96％～99％是水分，其他大部分是废物，如尿酸、肌酐等。俗话说"流水不腐"，正常的排尿不仅能排出身体内的代谢产物，而且对泌尿系统也有自净作用。

憋尿时膀胱胀大，膀胱壁血管被压迫，膀胱黏膜缺血，抵抗力降低，这时如有少量细菌侵入，便使其有更多时间繁殖，也有更多时间侵入组织，不仅容易引起膀胱炎、尿道炎等泌尿系统疾病，还会使膀胱满盈、压力增高，尿液会逆流向上到输尿管，若已有细菌侵入，便会将细菌送到更上游的位置，引发肾盂肾炎。而肾盂肾炎反复发作会导致慢性感染，严重者还有可能发展为尿毒症，影响肾脏功能。

纵欲恣行易损伤肾气

中医理论认为，纵欲伤肾，夫妻生活过度可造成肾虚，腰为肾之府，肾虚表现为腰膝酸软，重者表现为腰痛。"欲不可纵"，是中医养生学的基本要点之一。古今中外，对性进行了多种多样的探索。主要有三种观点，一是纵欲，一是禁欲，一是节欲。前两者走向极端，是有害的。而"节欲"则是辩证地提出性生活的适度、节制，于人体有着重要养生意义。正如古人所言："房中之事，能生人，能煞人，譬如水火，知用者，可以养生；不能用之者，立可尸矣。"这些话告诫世人，房事应该有所节制，不应该纵欲恣行。

房事过度的人常常出现腰膝疲软、头晕耳鸣、健忘乏力、面色晦暗、小便频数等症状，男子阳痿、遗精、滑精，女子月经不调、宫冷带下。这都是肾脏受到损伤的表现。

房事不节可直接、间接引起某些疾病，致使疾病反复发作，加重病情。临床常见的冠心病、高血压性心脏病、风湿性心脏病、肺结核、慢性肝炎、慢性肾炎等，经治疗症状基本消失后，常因房事不节或遗精频繁，而使病情反复发作，使病情加重。

现代医学研究认为，失精过多，雄、雌激素亏损，人体免疫功能减退，人体组织蛋白形成能力低下，血循环不畅，内分泌失调，代谢率降低等，不仅造成身体虚弱，而且容易引起疾病。

中医学认为，肾藏精。肾精化生出肾阴和肾阳，对五脏六腑起到滋养和温煦的作用。肾阴和肾阳在人体内相互依存、相互制约，维持人体的生理平衡。如果这一平衡遭到破坏或者某一方衰退就会发生病变，男性会出现阳痿早泄、滑精等病症，女性也会出现月经不调、崩漏等病症。

长期药补易伤肾

我们知道，补通常可分为两种：一种是食补，一种是药补。食补这里我们不提，单说药补。很多患者为了能尽早摆脱肾虚的困扰，往往会选择药补的方法来调理肾脏。但是我们要认清这样一个问题：肾虚有阳虚和阴虚等不同类型，需要辨证施治，在分不清肾虚类型的情况下乱用补肾药物，比如肾阴虚的人服用了壮阳的药物，肾阳虚的人服用了滋阴的药物，不仅难以起到补肾的作用，而且会适得其反，加重肾虚状况。

误补会伤肾，误治也会伤肾。有一些医生，由于医术不精或者责任心不强等原因，给患者开的药物配伍不当，或者剂量过大，或者开错了药方，都容易使患者正气受损，伤及肾脏，引起肾虚等问题。

另外，是药三分毒，补肾用药也好，其他治病用药也罢，如果长期大量服用，都会给身体增加排毒的负担，势必对肾脏造成影响。所以，从养肾护肾的角度看，无论是养肾还是治疗其他疾病，长期大量服药都是不可取的。

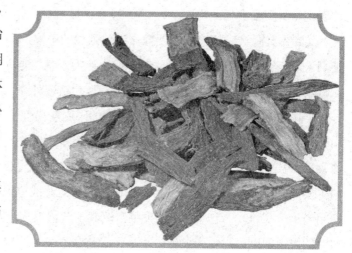

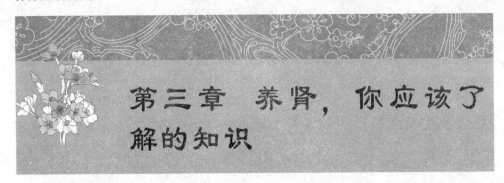

第三章 养肾，你应该了解的知识

 遗精和肾脏有关吗

遗精是无性交活动时的射精，是青少年常见的正常生理现象，约有80%未婚青年都有过这种现象。在睡眠做梦中发生遗精称为梦遗；在清醒状态下发生的遗精叫作滑精。遗精的频度差别很大，正常未婚男子，每月遗精可达2～8次，并无异常。在有规律的性生活时，经常遗精或遗精次数增多，一周数次或一夜数次，或仅有性欲意念即出现遗精或滑精，则多属病态。其原因有：一是缺乏正确的性知识，过于注重性问题，经常处于色情冲动中，或有长期手淫的不良习惯；二是生殖器官局部病变的刺激（如包茎、包皮过长、尿道炎症、前列腺炎等）。

有些青少年，对于梦遗十分紧张。他们认为，之所以会出现梦遗，乃是"肾亏"的表现。事实果真如此吗？

受到古典医籍对精液的重要性作过分强调的影响。古典医籍认为，"精、气、神乃人之三宝"，且把"精"放在首位。认为"精"是人体最宝贵的物质，平时贮藏于肾。如果肾气不足，肾门便关闭不紧，精液外流，就是"肾亏"。

实际上，这是古代医学受到历史条件的限制所出现的一种片面的认识。但是，由于这种看法流传太久，所以至今还影响着不少人。还有不少人误认为精液比血液宝贵，甚至还有"一滴精液十滴血"的说法。通过现代科学方法分析，精液中的主要成分是水，约占90%以上。其他成分与血浆成分大同小异，并不是一滴精液相当于十滴血。一个青少年如果整日沉溺于黄色书刊的色情描写和看有关"性"情节的影视剧以后，性中枢便一直处于兴奋状态。

俗语说："日有所思，夜有所梦"。白天性中枢过于兴奋，到了晚上便容易做艳梦，于是出现梦遗。梦遗次数过频，便感到心情紧张、恐惧、焦虑，就影响睡眠。而这些不良的情绪和精神状态，又会反过来使人觉得疲劳乏力、头晕目眩、耳鸣心慌、腰酸脚软、精神委靡不振、记忆力减退、注意力不集中等，于是，感到自己"肾亏"了。

早泄是肾虚的原因吗

在房事中，如果阴茎在进入阴道之前，或进入阴道之后很短的时间内便射精，就可称为早泄。中医学认为，阴茎是肾的门户，男子在房事中，之所以能够出现射精这种现象，是因为肝的疏泄和肾的封藏相互作用、相互协调与制约。如果一个人肾脏是健康的，那么，肾阳也就充足。而在肾阳充足的情况下，他的精关必然是牢固的，所以他的肾脏也就非常有力。而当一个人的肾脏出现了虚损的情况，那么，他的肾脏的封藏功能就会失调，这时，肾中就会因阳气不足而关不住精，自然就会发生早泄的现象。

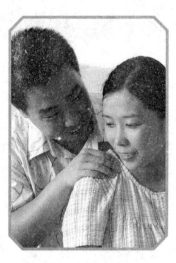

一般情况下，可以采用常规的治疗方法。首先应该以节欲为主，比如不可房事过度、不可过度手淫、不要浏览黄色网站，因为这些都是造成早泄的潜在原因。然后，还可以用滋补肾阳的药物进行调理，使肾中的水火达到平衡，因为如果一个人的肾水足了，那么虚火就不会妄动，精关也就牢固了，自然也就不会发生早泄现象。在药物的选择上，也应科学、合理，千万不可随意用药。

阳痿是怎样引起的

阳痿主要是指男性在青壮年时期，因为虚损或者湿热、惊恐等原因，造成的阴茎痿软不举，或在临房时举而不坚的症状。中医学认为，阳痿患者不宜服用过多的激素或其他大补的药类，应以慢慢调理为主，并需要找出造成阳痿的具体原因，有针对性地进行疗养。

通常情况下，造成阳痿的病因有如下几种：房事过度或少年时手淫过频引起精气亏损，导致阳痿；其次是忧郁成疾，损伤心脾，导致血气虚空而阳痿；再就是惊恐过度，惊则伤肾，恐又伤气，所以导致阳痿。

此外，如果长期处于湿热的环境，也能导致阳痿。

养肾不只是男人的事

一提到养肾，多数人都以为是男人的事。其实，这是一种误区，女性同样也需要养肾。肾是先天之本，女性一生的成长、发育、生殖、衰老各阶段生理过程，可以说都与肾气盛衰有密切的关系，而且女性一些特有的生理现象，如月经、白带、怀孕、分娩、哺乳等也与肾中精气密切相关。

肾是女性美丽与健康的发源地。如果女性出现肾虚，就会变得不再美丽，会出现头发早白、情绪抑郁、记忆力下降、月经紊乱、皮肤不好等症状。而且很多妇科疾病，如月经不调、痛经、白带清稀、胎动易滑、闭经、性功能降低、乳腺小叶增生、子宫肌瘤、更年期综合征等都与肾疲劳和肾虚有关。因此，女性更需要养肾。

肾脏是如何生成尿液的

尿液是在肾单位和集合管中生成的，包括三个环节：肾小球的滤过作用、肾小管和集合管的重吸收作用以及肾小管和集合管的排泌作用。

由于肾血管的特殊结构，使正常人体肾小球毛细血管压远远超过其他两种对抗滤过的压力，当血液流过肾小球毛细血管时，血浆中总有一部分水和溶质可以透出滤过膜而进入肾小管，成为原尿。

由于滤过膜的机械性屏障和电荷屏障的作用，正常情况下，大分子量的物质、带负电荷的白蛋白以及血细胞不能透过滤过膜而保留在血浆中。除此之外，原尿中的各种成分几乎完全和血浆相同，成人原尿的生成量约为每日 180 升。当原尿流过肾小管和集合管时，滤液中的水和某些溶质将被管壁的上皮细胞部分地或全部地重吸收回血液，使终尿的量仅为每日 1.5 升左右，成分也和原尿大不相同。

比如，血浆中的葡萄糖虽然可以从肾小球滤过，但能全部被重吸收而不在终尿中出现，电解质和水能够大部分重吸收，尿素、肌酐等仅有小部分重吸收或完全不被重吸收，使终尿中尿素和肌酐的浓度分别比原尿高 67 倍和 150 倍。

终尿中还有相当一部分物质是由肾小管和集合管上皮细胞排泌出来的。其中包括肾小管细胞新陈代谢所产生而分泌于管腔中的，也有些是本来已经存在于血浆中，只是经过肾小管细胞转运而排泄于管腔中的。严格说来，前一过程称"分泌"，后一过程称"排泄"，但这两个过程有时难以区分，因而统称肾小管和集合管的排泌作用。正常机体的代谢产物，如 H^+、K^+、NH_3 和肌酐等可以通过肾小管和集合管上皮细胞排泌，酚红、对氨基马尿酸及青霉素等也大部分是通过肾小管上皮细胞排泄的。

由此可见，经过上述三个环节才最终形成尿液。在病理情况下，某一环节出现病变，都会影响到尿液的改变。

肾纤维化是怎么回事

肾纤维化是一种病理生理改变，是肾脏的功能由健康到损伤，再到损坏，直至功能丧失的渐进过程。肾脏由于受到创伤、感染、炎症、血液循环障碍以及免疫反应等多种致病因素刺激，其固有细胞受损，发展到后期出现大量胶原沉积和积聚，造成肾实质逐渐硬化，形成瘢痕，直至肾脏完全丧失脏器功能。肾脏内固有细胞纤维化、硬化的过程也就是肾纤维化的过程。肾纤维化是以细胞外基质的异常沉积为特征的。

肾纤维化的微观表现是肾脏固有细胞的纤维化，实质是肾脏固有细胞由于受到损害而坏死。研究表明，慢性肾炎如果得不到有效控制就会导致肾纤维化的启动，肾纤维化的进程如果不能被阻断，就会导致肾功能逐渐丧失，进而达到尿毒症阶段。所以，尿毒症是肾纤维化的最终表现，无论是预防尿毒症还是治疗尿毒症，都必须从阻断肾纤维化进程开始。

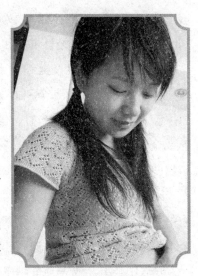

人体的泌尿系统就像是一个"废水处理系统"，在维持机体内生理平衡过程中，起着重要作用。而肾脏又是泌尿系统中的一个重要脏器，它就像废水处理系统的"司令部"，以排尿的形式排出代谢物，维持内环境平衡。

肾纤维化是肾脏在对抗慢性损伤（肾炎、高血压等）修复受损组织的过程中，细胞外基质成分在肾脏中过度增生与沉积，纤维组织代替正常肾脏组织，导致慢性肾功能不全，最终发展为肾功能衰竭。免疫系统异常，如变态反应引起肾脏炎症，以及细菌感染造成的肾脏损伤，导致纤维增生以及对抗炎症损伤，这是组织的修复过程，但是这种慢性的损伤和修复持续、反复的发展，导致促纤维化因子过度生成，最终形成肾纤维化。除了变态反应引起的炎症和细菌感染对肾脏造成损伤引起肾纤维化以外，临床比较常见的还有高血压肾病、糖尿病肾病、泌尿道阻塞性肾病等均可引起肾纤维化。

肾炎、高血压等损伤因素导致纤维化，相对而言是一个比较漫长的过程。开始时肾脏形态及功能并无明显改变，先是肾小动脉出现纤维化、硬化、狭窄，使肾脏进行性缺血，导致肾小球等组织纤维化。随着病情的不断发展，肾脏逐渐萎缩，继而发生肾功能不全并发展为尿毒症。肾脏一旦出现功能不全或发展成尿毒症，肾脏的损害是难以逆转的。

当然，肾功能不全阶段多数患者的病情发展是缓慢的，如果注意保护肾功能，加上合理的药物治疗，可有效防止纤维化，阻断肾纤维化发展为肾功能不全或尿毒症，将使患者摆脱肾移植和血液透析的无奈选择。

肾下垂是怎么回事

肾下垂是指肾脏随呼吸活动所移动的位置超出正常范围，并由此引起泌尿系统与其他方面症状的病情而言。正常肾脏一般随着呼吸活动可有 3 厘米之内的活动度。肾下垂多见于女性，20％～25％的妇女可有肾下垂，比男性多 10 倍。约 70％肾下垂见于右侧，20％为双侧，仅 10％为左侧肾下垂常伴有其他内脏下垂。80％以上的肾下垂病例无症状，常在腹部检查或患者无意中发现。其症状主要有：

（1）消瘦。

（2）体内结缔组织松弛、脆弱，不能起到悬吊肾脏的作用。

（3）肾窝浅。体型瘦长者，肾窝较浅，对肾脏的衬托力较小。

（4）腹腔压力降低。如分娩后，腹壁肌肉松弛，腹腔压力突然下降，容易发生肾下垂。

（5）当肾脏受到剧烈震荡，有时可使固定肾脏的结缔组织撕裂而发生肾下垂。

（6）泌尿系统症状：腰部酸痛占 92％。50％以上患者有慢性尿路感染的症状，大多为尿频、尿急等膀胱刺激症状。1/3 的病例还伴有低热或反复发热的病史。

（7）消化系统症状：由于肾脏活动时对腹腔神经丛的牵拉常会导致消化道症状，多为腹胀、恶心、呕吐、胃纳减退等。

（8）神经官能症方面的症状：此类患者常较紧张，伴有失眠、头晕乏力、记忆力减退等，其发生率约占 1/5。

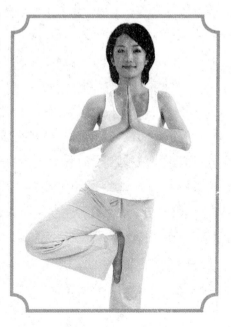

上述症状的产生与肾下垂的程度不一定成正比。有时虽然下垂程度不重，但可以引起较明显的症状。

出现肾下垂应该注意以下问题：

（1）节制性生活。

（2）积极进行体育锻炼，增加腹肌力量。

（3）避免过度劳累、站立及剧烈运动，特别是身形高瘦及体质虚弱者，注意卧床休息一段时间，卧床时脚部应抬高 20～25 厘米，这样可使病情得到一定缓解。

（4）平时可用肾托或布带将腹肌扎紧，以增加腹内压力，防止肾脏下垂。

肾囊肿是怎么回事

肾囊肿是肾内出现的大小不等、与外界不相通的囊性肿块的总称。常见的肾囊肿可分为成人型多囊肾、单纯性肾囊肿和获得性肾囊肿。肾囊肿可发于单侧或多侧，因此又可分为左肾囊肿、右肾囊肿和双肾囊肿。

（1）成人型多囊肾是一种先天性遗传性疾病，肾脏实质内充满大小不等、与外界不相通的圆形囊肿，囊内含有液体，小的肉眼看不到，大的可有数厘米，故称为多囊肾。表现为夜尿增多、腰痛、高血压等。尿检有血尿、少量蛋白尿，常会缓慢地发展成为慢性肾衰竭。有 10％的人伴有肾结石，30％的人伴有多囊肝。有经验的医生借助 B 超、静脉肾盂造影可确诊。

（2）单纯性肾囊肿可能是一种先天性异常，是单侧或双侧肾有一个或数个大小不等、圆形、与外界不相通的囊腔，多数是单侧，故称单纯性肾囊肿。单纯性肾囊肿有可能来源于未成熟肾小球发育中的潴留性囊肿，或炎症、局部缺血引起的管道系统梗阻的结果。其发病率可随年龄增长而增高，50 岁以上的人做 B 超，有 50％可以发现这种囊肿。借助 B 超、CT 可确诊。

（3）获得性肾囊肿主要是因尿毒症或透析治疗后才发生的。与年龄无关，而同血液透析的时间有关。肾脏原本没有肾囊肿，据报道，透析时间超过 3 年的，大多数患者会出现囊肿。通常 1 个肾内至少有 4 个囊肿，直径多为 2～3 厘米。有些囊肿可以发生感染，甚至癌变。

肾积水是怎么回事

尿液由肾排出受阻，肾盂内压力增高，造成肾盂扩张和肾实质压迫性萎缩，称为肾积水。

肾积水可由泌尿系统内、外，先天和后天性各种病变引起。

尿路任何部位的管道狭窄或阻塞以及神经肌肉的功能紊乱，尿液通过即可出现障碍，造成尿流梗阻，梗阻以上部位因尿液排出不畅而压力逐渐增高，管腔扩大，最终导致肾脏积水。

导致尿流梗阻的原因很多，可以是先天性的，如肾输尿管连接部狭窄、尿道瓣膜、马蹄肾等，后天疾病如结石、肿瘤、前列腺增生症、膀胱颈挛缩，也可以是尿路外的纤维带或肿物压迫造成梗阻，如腹膜后纤维化、淋巴瘤等。

肾积水的症状一般有两种，一种是无症状性肾积水：指处于静止状态的肾积水，可多年而无临床症状，直至发生继发感染及造成邻近器官的压迫症状才被发现。另一种是有症状的肾积水：腰部疼痛是重要症状。在慢性梗阻时往往症状不明显，仅表现为腰部钝痛。大多数急性梗阻可出现较明显的腰痛或典型的肾绞痛。

IgA 肾病是怎么回事

IgA 肾病是具有共同免疫病理特征的一类疾病。凡在肾小球系膜区有明显的颗粒状 IgA 沉积，系膜细胞和系膜基质增生，系膜区扩大，并排除了其他继发性的 IgA 沉积的疾病，如紫癜性肾炎、狼疮性肾炎、乙肝相关性肾炎、酒精性肝脏疾病时，才可归入 IgA 肾病的范围，故本病的确诊主要靠肾活检。本病以青年人多见，多在 20～30 岁发病。

本病病因尚未明确。起病前诱因常为呼吸道或消化道、泌尿道感染，剧烈体育活动，过度疲劳，偶见诱因有预防注射、皮肤感染、麻疹、水痘等病毒感染。

本病发生时主要有以下症状：

（1）发作性肉眼血尿：常于感染后 1～5 天（多在 48 小时内）突然出现肉眼血尿，不伴有排尿症状、高血压及水肿等肾小球疾病症状，血尿持续 1～5 天迅速消失。肉眼血尿可反复发作，间歇期长短不一。

（2）持续性镜下血尿：常于尿检查时发现，持续长时间不消退，不伴或伴轻度蛋白尿。

（3）其他表现：4%～10% 以急性肾炎综合征起病，10% 以肾病综合征起病，少数病例以急性肾炎及急性肾衰竭起病，极少数病例以慢性肾功能不全或高血压起病。

出现 IgA 肾病时应该注意以下问题：

（1）避免劳累，预防感冒。

（2）积极锻炼身体，增强体质。

（3）尽量避免使用有肾毒性的药物，如氨基甙类抗生素。

（4）对于扁桃体反复感染者应做手术摘除，可减少肉眼血尿发生，降低血 IgA 水平，部分患者可减少尿蛋白，但手术应在感染控制后和病情稳定的情况下进行。

（5）避免可能存在该病抗原的食物的摄入，以预防本病的发生和复发。

（6）保持心情舒畅，避免情志内伤。

肾结石是怎么回事

肾结石形成的主要原因就是饮食。它是由饮食中可形成结石的有关成分摄入过多引起的。根据结石成分的不同，肾结石可分草酸钙结石、磷酸钙结石、尿酸（尿酸盐）结石、磷酸铵镁结石、胱氨酸结石及嘌呤结石六类。大多数结石可混合两种或两种以上的成分。其临床表现包括：

（1）疼痛。当小的结石从肾脏进入输尿管后可引起输尿管剧烈蠕动，于是出现绞痛和血尿。疼痛位于腰部和腹部，可放射至下腹部和大腿内侧，疼痛常呈阵发性，也可为持续性。肾绞痛发作时患者呈痛苦面容，蜷曲成一团，两手紧压腹部或腰部，甚至在床上翻滚，呻吟不已，严重时患者面色苍白，全身出汗，心率加快，血压下降，伴有恶心、呕吐、腹胀。

（2）血尿。肾结石稳定时可伴有镜下血尿，肾绞痛发作时，往往伴有肉眼血尿或镜下血尿，以镜下血尿居多。

（3）尿中排出结石。肾结石尿中可排出沙石或小的块状结石，尤其在肾绞痛发作时。结石通过尿道时可出现阻塞和刺痛。

（4）尿路梗阻和感染。这是肾结石的常见并发症，结石可引起尿路梗阻、肾积水，如梗阻未能及时解除，可出现急性或慢性肾功能不全。在有结石梗阻的情况下也容易出现尿路感染。

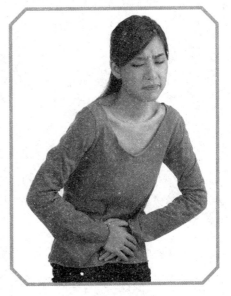

肾盂内大结石及肾盏结石可无明显临床症状，仅表现为活动后镜下血尿。肾结石并不是说没有任何症状就不需要治疗，而要根据结石的大小、数目、位置、肾功能和全身情况，有无确定的病因，有无代谢异常，有无梗阻和感染及其程度确定治疗方案。

肾病综合征是怎么回事

肾病综合征可由多种病因引起，以肾小球基膜通透性增加为特征，表现为大量蛋白尿、低蛋白血症、高度水肿、高脂血症的一组临床症候群。临床上肾病综合征具有以下四大特点：

（1）大量蛋白尿超过 3.5 克／天，可有脂质尿。

（2）低白蛋白血症血清白蛋白小于 30 克／升。

（3）高脂血症。

（4）高度水肿。

根据不同病因和病理将本征分为 3 类：即原发性肾病综合征、先天性肾病综合征、继发性肾病综合征。

典型表现为大量蛋白尿（每日＞3.5 克／1.73 平方米体表面积）、低白蛋白血症（血浆白蛋白＜30 克／升）、水肿伴或不伴有高脂血症，诊断标准应为大量蛋白尿和低蛋白血症。大量蛋白尿是肾小球疾病的特征，在肾血管疾病或肾小管间质疾病中出现如此大量的蛋白尿较为少见。由于低蛋白血症、高脂血症和水肿都是大量蛋白尿的后果，因此，认为诊断的标准应以大量蛋白尿为主。

出现肾病综合征时应以卧床休息为主。卧床可增加肾血流量，有利于利尿并减少对外界接触以防交叉感染，但应保持适度床上及床旁活动，以防止肢体血栓形成。

当肾病综合征缓解后可逐步增加活动，这有利于减少并发症，降低血脂，但应尽量到空气清新之处，避免到空气污浊的公共场合，同时在活动时要避免皮肤损伤，以免引起感染而加重病情。如活动后尿蛋白增加，则应减少活动。

慢性肾盂肾炎是怎么回事

慢性肾盂肾炎时临床表现复杂，容易反复发作，症状较急性期轻，有时可表现为无症状性尿。半数以上患者有急性肾盂肾炎既往史，其后有乏力、低热、厌食及腰酸腰痛等症状，并伴有尿频、尿急、尿痛等下尿路刺激症状。

急性发作表现也时有出现。以往将病程超过半年或1年者确定为慢性肾盂肾炎，近年来提出肾盂肾盏有瘢痕形成，静脉肾盂造影见到肾盂肾盏变形、积水、肾外形不光滑，或二肾大小不等才称慢性肾盂肾炎。可有肾小管功能损害，如浓缩功能减退，低渗、低比重尿，夜尿增多及肾小管性酸中毒等。

至晚期，可出现肾小球功能损害，氮质血症直至尿毒症。肾性高血压很多由慢性肾盂肾炎引起，一般认为患者高肾素血症及一些缩血管多肽的释放和血管硬化、狭窄等病变有关。少数患者切除一侧病肾后，高血压得以改善。

急性肾盂肾炎是怎么回事

急性肾盂肾炎是病原微生物侵入肾盂、肾间质和肾实质所引起的炎症性病变，好发于女性，男女之比为1:10，其中育龄妇女发病率最高，老年妇女及婴儿患者也不少。感染途径有两种：血行性感染，细菌由血流进入肾小管，从肾小管蔓延到肾盂；上行性感染，细菌可由输尿管进入肾盂，再侵入肾实质。

典型的急性肾盂肾炎起病急骤，临床表现为发作性的寒战，发热，腰背痛（肋脊角处有明显的叩击痛），通常还伴有腹部绞痛，恶心，呕吐，尿痛，尿频和夜尿增多。本病可发生于各种年龄，但以育龄妇女最多见，

急性肾盂肾炎伴有发热、显著的尿路刺激症状或有血尿的急性肾盂肾炎患者应卧床休息，体温恢复正常，症状明显减轻后即可起床活动。一般休息7～10天，症状完全消失后可恢复工作。发热、全身症状明显者，根据患者全身情况给以流质或半流质饮食，无明显症状后改为普通日常饮食。高热、消化道症状明显者可静脉补液。每天饮水量应充分，多饮水，多排尿，使尿路得到冲洗，促使细菌及炎性分泌物的排出，并降低肾髓质及乳头部的高渗性，不利于细菌的生长繁殖。

急性肾盂肾炎大多起病急且病情重。应根据患者症状体征的严重程度决定治疗方案。在采尿标本作细菌定量培养及药敏报告获得之前，要凭医生的经验决定治疗方案。鉴于肾盂肾炎多由革兰阴性菌引起，故一般首选革兰阴性杆菌有效的抗生素，但应兼顾治疗革兰阳性菌感染。

慢性肾衰竭是怎么回事

慢性肾功能衰竭是指各种原因引起肾脏慢性损伤后，肾脏的排水、排毒、调节血压和促进造血等功能出现缓慢而持续的下降，直至发展至最后的终末期肾病，也就是我们通常所说的"尿毒症"，这时肾脏已基本无功能。

慢性肾功能衰竭是一个长期的过程，在早期患者可无明显的不舒服症状，尤其是对于耐受性较好的年轻人，如果没有足够的重视和定期检查，很多患者到有了明显的症状才来就诊时往往已经到了尿毒症阶段了，错失了治疗的时机。

任何能引起肾脏损伤的疾病都有可能导致慢性肾功能衰竭，总的来说大致可分为两大类：一类是由肾脏原发的疾病引起的，另一类是由其他系统或器官疾病导致的肾脏损伤引起的。前一类包括慢性肾小球肾炎、慢性间质性肾炎、慢性肾盂肾炎、先天性和遗传性肾病等；后一类包括糖尿病性肾病、高血压性肾病、狼疮性肾炎、多囊肾病、梗阻性肾病、乙肝相关性肾炎、痛风性肾病等。在我国引起慢性肾功能衰竭的常见原因依次是慢性肾小球肾炎、糖尿病性肾病、高血压性肾病、多囊肾病、梗阻性肾病等。有些患者由于早、中期没有明显的症状，直到晚期尿毒症时才前来就诊，此时肾脏已经萎缩，往往不能明确病因。

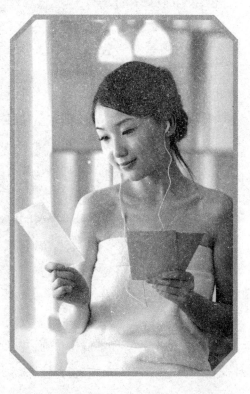

慢性肾功能不全的患者要避免劳累过度及强烈的精神刺激；预防感染，消除感染灶以减少病情恶化的诱因。有烟酒嗜好者应戒除；有水肿、高血压、蛋白尿显著及稍事行动则症状加重者，均宜卧床休息。并做好口腔护理，减少刺激，防止口腔溃疡而影响进食。患者头痛、失眠、烦躁时室内光线要暗，以利于患者休息，必要时用镇静剂，可服地西泮等。血压高者应定时测量血压，根据病情用降压药物，并且要坚持定时服用。有出血现象时，根据医生要求用止血药。注意保护皮肤，防止擦伤及发生褥疮。病情严重者应及时送医院做血液透析或做腹膜透析治疗。

 ## 急性肾衰竭是怎么回事

急性肾功能衰竭是临床上常见的危急重病。其临床表现一般分为少尿期、多尿期和恢复期三期。

此病起病较速（中毒引起者起病较缓），发病后尿量迅速减少，每日常在400毫升以下，有的在二三天后转入多尿期，有的在数十天后转入多尿期，少尿期愈长，肾脏损害愈严重。此期可有极度倦乏、食欲不振、恶心呕吐，甚至呼吸困难、昏迷抽搐、心惊憋气等症状。尿检可有蛋白、红细胞。血尿素氮及肌酐增高。血常规可见白细胞总数增高、中性粒细胞增高。水肿、高血压等亦可见之。

多尿期在开始1周内实是少尿期的继续，不能因尿量增多、肾气渐复就放松警惕，因为此时常为尿毒症高峰期，故治疗仍要着眼于清除体内水、盐及氮质代谢产物。多尿期历时2～3周之后，正式转入恢复期，即可采用调补肾之气阴善后，以助康复。在尿毒症存在的情况下，要重视排毒，用大黄30克，煎成200毫升后灌肠，每4～6小时1次，有较好效果。急性肾衰竭如能早期诊断，及时用中西两法抢救，避免并发症发生，大多预后良好。如迁延失治，或产生严重感染等并发症，或少尿期时间过长，则预后往往不良。

肾功能不全是怎么回事

肾功能不全可由多种原因引起，大多由肾脏疾病（如急性、慢性肾小球肾炎，肾盂肾炎，肾结核，化学毒物和生物性毒物引起的急性肾小管变性、坏死，肾脏肿瘤和先天性肾脏疾病等）和肾外疾病（全身性血液循环障碍，全身代谢障碍以及尿路疾患）引起肾小球严重破坏，使身体在排泄代谢废物和调节水电解质、酸碱平衡等方面出现紊乱的临床综合征。

　　肾功能不全可分为急性肾功能不全和慢性肾功能不全。食欲差、恶心、呕吐、腹泻或口中有尿臭味等胃肠道症状是其最早也最常见的临床症状。后期还会引起血液系统、心血管系统、神经系统和呼吸系统等并发症，是威胁生命的主要病症之一。

　　肾功能不全、尿毒症不会在一夜之间形成，它是各种致病因素长期作用的结果。研究证实，肾脏内缺乏感觉神经，因此患者患肾病后往往感到一切正常。所以，当出现严重贫血、恶心、呕吐等不适症状时，患者生命已处在危险之中。

　　虽然肾功能不全的发展过程较为隐秘，但在肾功能不全早期，人体还是会出现预警信号。

　　困倦、乏力、面色发黄、胃口不佳，这些是患病的早期表现，几乎100％的患者都会出现，也是最易被人们忽视的表现。当出现这些情况时，人们常常会同疲劳联系在一起。所以一定要及时到医院检查肾功能。

　　因为肾脏有排泄功能，肾功能受损时，体内会发生水钠潴留，此时肾脏会分泌一些升高血压的物质。因此，尿毒症患者早期会有90％的人表现为高血压。

　　水肿、尿量改变，这是一个比较易觉察的现象，也是肾衰竭的晚期症状。早期仅在踝部及眼睑部水肿，继而发展到持续性或全身性水肿，患者如出现面部水肿，尿液泡沫增多、颜色加深，肾区疼痛，小便不适等症状，应及时找肾病专科医生咨询。但多数患者在早期没有任何不适症状，而是在体检时发现。因此定期做尿液的化验检查，就可以尽早发现疾病。而且尿液检查方便、快捷、价格低，易于操作。

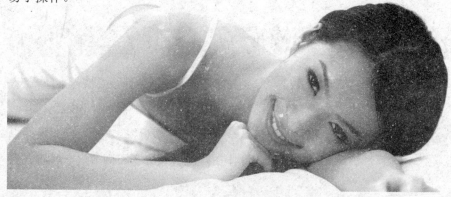

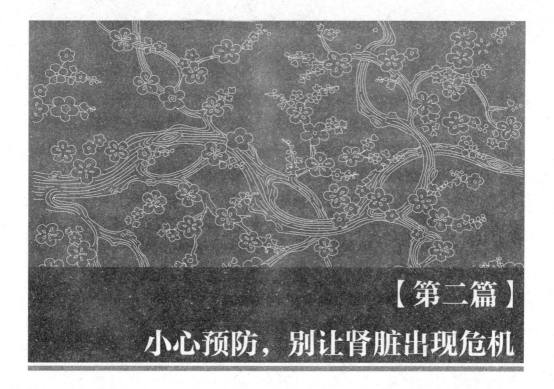

【第二篇】

小心预防，别让肾脏出现危机

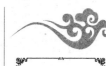
篇首语

肾脏一旦出问题，既难缠又麻烦，

而且肾脏病早期症状不明显，正因

为如此，我们更应好好呵护，多给

肾脏一些关爱，善待你的肾脏，避

免疾病的发生或恶化。

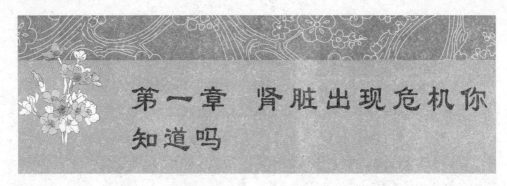

第一章 肾脏出现危机你知道吗

口咸意味着肾虚吗

临床上经常遇见一些人说自己感觉口味有异常：有人觉得口是甜的，有人觉得口是苦的，有人觉得口是酸的，也有人觉得口是咸的。一般来说，口味异常往往是身体传递给人的健康问题信号。如果无缘无故地觉得口咸，很可能意味着你有肾虚的问题。

它的理论根据是什么呢？五行和五脏以及五味是相对应的。五脏中的心、肝、脾、肺、肾与五味中的酸、苦、甘、辛、咸相对应。肾的五行属水，五味中的咸味也属水，它们的五行属性是相同的。中医里面咸味和肾的关系是最密切的，有咸味入肾的说法。

肾虚有肾阴虚和肾阳虚之分，如何在口咸的基础上进一步判断自己是肾阴虚还是肾阳虚呢？

肾阴虚的人，除了口咸外，往往还伴有咽干口燥、头昏耳鸣、腰膝酸软、五心烦热、失眠多梦等症状，如果看一下舌头，还会发现舌质红、舌苔薄。临床上常采用滋阴降火的方法治疗，常选用大补阴丸、知柏地黄丸等中成药。

肾阳虚的人，除了口咸外，往往还伴有全身倦怠、气短乏力、畏寒肢冷、腰膝冷痛、腿软无力、夜间尿频等症状，如果看一下舌头，还会发现舌质淡胖、舌边有齿印。临床上常采用温补肾阳的方法治疗，常选用肾气丸、右归丸等。

牙齿松动是肾有问题吗

肾主骨，骨靠肾精滋养，肾好骨才好。而齿为骨之余，骨头的好坏直接影响到牙齿的好坏。所以，肾与牙齿有着密切关系，肾虚则骨失所养，牙齿就会不坚固，出现牙齿松动的问题。肾阴虚和肾气虚均会导致牙齿松动。

如果你牙齿松动而干燥、隐隐作痛，并伴有头晕、耳鸣、脱发、腰酸的症状，舌诊还发现有舌体瘦薄、舌质红嫩、舌苔少或无苔的现象，一般可断定是肾阴虚。临床中发现，出现这类问题的人，往往有房事过度史，或者有遗精史。治疗宜用滋阴补肾固齿之法，可选用六味地黄丸，或用滋阴清胃固齿丸治疗。

如果你牙齿松动、牙龈淡红，并且伴有咀嚼无力、少气懒言的症状，舌诊还发现有舌质淡、舌苔白的现象，可断定是肾气虚，治疗宜用补肾固齿之法，可选用还少丹治疗。

口腔溃疡，可能是肾虚了

相信很多人都有被口腔溃疡困扰过。口腔溃疡，通俗地说就是"口腔上火"或"口疮"，它是一种发生在口腔黏膜及舌上的表浅性溃疡，常是白色溃疡. 周围有红晕，具有周期性、复发性、自限性的特征，十分疼痛，特别是遇酸、咸、辣的食物时，疼痛更加厉害，以致美味佳肴都不愿品尝。虽是口腔小疾，却令人痛苦不堪，甚至坐卧不宁，寝食不安，情绪低落。治疗主要以局部治疗为主，严重者需全身治疗。其实，在日常生活中，有很多原因都会出现口腔溃疡，大多数的原因都是有肾引起的。

由肾引起的口腔溃疡包括脾肾阳虚型，脾胃虚弱型，心肾阴虚型和血虚阴亏型等。下面，我们就来具体地说说这些症状。

1. 心肾阴虚型

这种症状常见于溃疡颜色鲜红，数量多，形状不一，大小不等，疼痛昼轻夜重，并且还伴有心悸心烦、失眠多梦、健忘、眩晕耳鸣、腰膝酸痛、咽干口燥、小便短黄、舌红苔薄、脉象细数。这种情况下应该以滋阴清火，养心安神为主。

2. 血虚阴亏型

这种症状常见于口舌溃烂，五心烦热，口干喜饮，舌淡苔薄白，脉细数无力。在这种情况下应该以养血益阴，潜降虚火为宜。

3. 脾肾阳虚型

这种症状常见于口舌生疮，溃疡面色白，并且周围不红，数量少，久治不愈，常伴有四肢不温、口干，喜热饮，并且还伴有腰背酸痛，尿频清长，大便溏薄的现象，其舌淡苔白腻，脉象沉弱。这种情况下，应该温补脾肾，引火归源。

4. 脾胃虚弱型

这种症状常见于口舌生疮反复发作，疮面色淡凹陷，常伴有神疲气短，不思饮食，大便稀溏，且舌淡苔白，脉象细弱。这种情况下，应该吃些补中益气，健脾化湿的药。

面色异常当心久病肾虚

一个人的身体健康变化在脸上会反映出来。中医认为健康的面色是"红黄隐隐，明润含蓄"，正常人面色明亮润泽。这是人体精神健旺、气血充足、脏腑功能正常的表现。但也会因年龄、体质、遗传、职业、日晒程度等因素又有所差别。如果面色与平时有较大的改变，排除了正常的外来影响的因素外，就要考虑疾病或亚健康的可能性。在我们日常生活中，应该有这样的常识：身体健康的人，其脸庞是红润发光的；身体羸弱的人，其面色蜡黄，没有血色。

中医将红、青、黄、白、黑五色与五行相配，黑色属水；将心、肝、脾、肺、肾五脏与五行相配，肾属水。五脏中的肾与五色中的黑色同属于水，所以黑色与肾以类相从，黑色属肾，从人的面色来看，如果面色发黑并且晦暗无光，就要考虑肾虚的可能性了。

面色发黑见于两种情况：一种属于生理性面黑，一种是阳光暴晒造成的，都属于正常范畴里的面色黑，这两种情况同肾虚造成的面色黑是有区别的。这两种面色发黑往往黑里透红，乌黑有光泽，是肾气充足的表现。肾虚造成的面色黑，往往晦暗、无光泽，且面色憔悴，给人一种很不健康的感觉。由肾虚造成的面色发黑，有肾阳虚和肾精亏重两种类型。

如果面色发黑且晦暗无光，还伴有耳聋耳鸣、全身怕冷、四肢发凉、腰膝酸软、小便清长（量多，颜色清白）、大便溏泻、尿量减少、水肿（腰部以下明显）的症状，舌诊还发现有舌体胖大、舌质淡嫩、舌苔白的现象，可以断定有肾阳虚的问题。

如果有水肿的问题，宜用温肾利水之法。如果面色发黑且晦暗无光，还伴有耳轮焦枯、头昏耳鸣、腰膝酸软、头发脱落、牙齿松动、健忘、精神恍惚、足痿无力等症状，舌诊还发现有舌质红的现象，可以断定有肾精亏虚的问题。此外，全身皮肤发黑、眼圈发黑也应考虑肾虚的可能。

因此，当发现自己面色发黑时，千万不要掉以轻心，应及时进行检查，如果符合以上症状，则很有可能是肾虚病症。

目光呆滞、动作迟缓是肾虚吗

眼睛是心灵的窗户，人的精气神、喜怒哀乐等各种情感都可以通过眼睛表现出来。拥有健康体魄的人，他们的眼睛肯定是炯炯有神的；体弱多病的人，他们的眼神肯定是呆滞无神的。这是因为眼神是人体精气神的综合反映。

肾与眼睛关系密切，有些人视力渐渐下降，会出现白内障。白内障在中医上认为是肝阴不足，肾阴亏，导致眼睛失去滋养，日久混浊，视力减退，最后造成了白内障。

正常情况下，人体健康，肾气充足，目光明亮，眼珠灵活；从思维来看，就是语言利落，动作协调。反之，则两眼呆滞，反应迟钝。具体到"五轮学说"来看，水轮应肾。水轮眼象：瞳孔变小是出于疲劳过度、精津俱伤、元阳不固，病在肝肾；瞳孔变大是由于肾精不足、阴火上冲；瞳孔颜色变蓝为肝病及肾、肝两虚之症；颜色变灰白是由于气血两虚肾精暗耗所致。眼眶周围发黑，可见于肾虚、水饮，也可见妇女寒湿带下症。

那么，肾有问题，到底是阴虚还是阳虚呢？看精神状态，即望其神。阴虚的人常常表现出坐卧不安的状态，大多数患者夜不能寐，凡事心神不定，遇事犹豫

不决，有烦躁之感；肾阳虚的人则相反，喜欢
安静，不主动说话，即使有人搭讪，也懒
得说话，说话有气无力，精神困乏，总
给人一种没有睡醒的感觉。

　　历代养生家都主张"目不久视……
目不妄视"，因为久视、妄视耗血伤神。
故《黄帝内经·素问》言："久视伤血。"
《养生四要》指出"目者，神之舍也，
目宜常瞑，瞑则不昏"。目之神应内守，
才有益于形神协调。《老子》云："五色乱目，
使目不明。"因此，《类经》强调"心欲求静，必先制眼，
抑之于眼，使归于心，则心静而神亦静矣"，说明养目和养神是密切相关的。在
日常生活或工作、学习中，看书、写作、看电视等时间不宜过久，当视力出现疲
劳时，可排除杂念，全身自然放松，闭目静坐3～5分钟；或每天定时做几次闭
目静养。此法有消除视力疲劳、调节情志的作用，也是医治目疾的有效辅助方法。

　　若是因为肾虚造成的目光呆滞无神，只是对眼睛进行保健还是远远不够的。
我们需要从根本入手，眼睛保健和对肾脏的护理要双管齐下，才能收到良好的
效果。

肾病腰痛的表现

　　肾绞痛多由肾或输尿管结石、血块、坏死组织阻塞或肾梗死所致。疼痛突然
发作，常向外阴、大腿内侧部位放射，呈阵发性剧烈绞痛，多伴有肉眼或镜下血尿，
腹部平片、静脉肾盂造影、B超对尿路结石的诊断有很大帮助。肾梗死者还伴发热、
外周血白细胞增多、血清天冬氨酸氨基转移酶升高等，肾血管造影有助于诊断。

　　肾脏疾病引起的腰痛，常为肾区钝痛或胀痛，不同的疾病尚有相应的表现。
肾小球疾病的腰痛一般比较轻，但 IgA 肾病的腰痛较明显。急性肾盂肾炎除腰痛
感外，还伴尿路刺激症、发热、白细胞尿等。

腰酸、腰痛意味着肾病吗

　　腰痛是指腰部一侧或两侧疼痛。腰酸是指腰部的酸楚感。临床上腰痛常伴有腰酸，腰酸则不一定有腰痛。肾脏位于腰部，中医认为腰为肾之府，一部分腰酸、腰痛确实由肾脏疾病引起，如当肾或输尿管被结石、血块、坏死组织阻塞时，会出现肾绞痛、急性肾盂肾炎、肾静脉栓塞、多囊肾等，可因肾脏肿大牵张肾包膜而出现腰痛、腰酸。由于肾脏实质内并没有痛神经的分布，只有肾脏被膜及输尿管上有，因此会引起疼痛的肾病并不多，临床上常见的主要有两种：肾结石和肾脏的感染性疾病，如急性肾盂肾炎、肾脓疡等。多数肾小球疾病时可无腰痛、腰酸或腰痛较轻。

　　腰酸、腰痛多数见于与背部构造相关的肌肉、骨骼、韧带、神经疾病，如腰肌劳损、腰椎间盘突出症、腰椎骨质增生，亦见于妇女盆腔疾病如附件炎、盆腔炎等。

弓腰驼背是肾虚吗

　　弓腰驼背也就是人的脊柱向后拱起变形，胸椎后突所引起的人体形态的改变。主要是人体背部的肌肉薄弱、松弛无力而造成的。但是这种情况远不止是疲劳、扭伤那么简单，其根本是肾虚，可分为内伤和劳损。内伤引起的肾虚一般是指人的先天不足、久病体虚，或者疲劳过度而引起的腰酸背痛。轻者难以弯腰或直立，重者甚至还会出现足跟疼痛、腰部乏力等症。劳损是指人的体力负担过重，或是长期从事同一种固定的工作姿势，比如长时间使用电脑、驾车等，久而久之就会损伤人的肾气，导致人体肾精不足。如果出现经常性的腰痛，那就应该考虑是不是肾虚引起的问题了。

　　后天之精又称五脏六腑之精，主要源之于水谷精微，是由人的脾胃化生而又灌溉人的五脏六腑。水谷入胃，经过胃的腐熟、脾的运化之后，就生成了水谷之精气，传输到五脏六腑而成为脏腑之精。如果脏腑之精充盈，那么除去供给机体本身的生理活动所需，其剩余部分就贮藏在肾，以备不时之需。当机体需要给养的时候，肾脏又把这些精微物质重新供给五脏六腑。一方面在不断贮藏着，另一方面又在不断地供给着，如此循环往复、生生不已。所以说后天之精是人体维持生命的活动、促进机体生长发育的基本物质。

背为胸之府，亦为人的心肺之所居，与人的肝胆相关；腰为肾之府，同时也是身体运动的枢纽。所以通过人体腰背部的异常表现，就可以诊察有关脏腑经络的病变。审视腰背时应注意观察脊柱及腰背部有没有形态异常，活动有没有受到限制。如果脊柱后突，即脊柱过度后弯，可能就会使前胸塌陷、背部凸起，这就是俗称的驼背。

驼背多是由肾气亏虚、发育异常，或者脊椎疾患所致，常见于老年人。如果久病的病人，出现后背弯曲、两肩下垂，称为"背曲肩随"，也是人体脏腑精气虚衰的现象。

脊柱侧弯是脊柱偏离了正中线而向左或是向右歪曲，多见于坐姿不正、发育不良的患儿，在先天不足、肾精亏损的患者中也经常发生。

足心痛是肾阴虚吗

为什么涌泉穴处有疼痛或者异常感觉应考虑肾虚的可能呢？这跟它的特点相关。涌泉穴是肾经的井穴。我们日常生活中的井是泉水涌出的地方，古人根据经脉之气的运行情况，把经脉之气涌出的部位称为井穴。

一般来说，脏腑有病便会在与之对应的经脉上表现出来，肾脏有病变，肾经上就会有所体现。临床中，我们发现作为肾经的井穴，当肾脏有病变时，涌泉穴处表现尤为明显，往往感觉疼痛、酸胀、麻木。如果用手指轻按该处，感觉会更明显。

涌泉穴处出现疼痛、酸胀、麻木、烦热等异常感觉，并且伴有五心烦热、口干咽干、潮热盗汗、失眠多梦、腰膝酸软或疼痛、小便发黄、大便偏干等症状，舌诊还发现有舌质红、舌苔少等现象，可以断定有肾阴虚的问题。

足跟痛是肾虚吗

肾经循行经过足跟，因为脏腑的病变会在对应的经脉上表现出来，所以肾虚时肾经循行经过的足跟处会出现疼痛感。

肾经在人体循行的部位很多，怎么偏偏会足跟痛？这是因为足跟是人体的负重点，它在人体的所有部位中，承受的重量最大，所以足跟部位自然比其他部位的疼痛要明显一些。

如果足跟疼痛主要表现为久立或久行后疼痛，且局部皮肤不红肿，并伴有头晕耳鸣、两眼昏花、五心烦热、腰膝酸软等症状，舌诊还发现有舌质红的现象，一般能断定是肾阴虚。

如果足跟疼痛主要表现为久立或久行后疼痛，且局部的皮肤不红肿，并伴有头晕耳鸣、两眼昏花、腰膝酸软发凉、手脚不温的症状，舌诊还发现有舌质淡、舌苔白的现象，一般可以断定是肾阳虚。

喜寒畏暖，肾气虚弱了

肾中的阳气被称为生命的真火，借助于肾阳的温煦，人体的脏腑才能够更好地维持正常功能，推动生命的各项活动。阳气旺盛的人，身体各方面的机能就比较强健，抵御外邪的能力也较强。

阳气是人体物质代谢和生理功能的原动力，是人体生殖、生长、发育、衰老和死亡的决定因素。人的正常生存需要阳气支持，所谓"得阳者生，失阳者亡"。"阳气"越充足，人体越强壮。阳气不足，人就会生病。阳气完全耗尽，人就会死亡。阳气虚就会出现生理活动减弱和衰退，导致身体御寒能力下降。

很多人怕冷是因为不爱运动，那些经常跑跑跳跳，活动比较多的人很少会怕冷。但现代人往往缺乏运动，体力活动较少，工作基本是待在办公室里，出了办公室也不运动，出入都以车代步，一天之中的运动时间屈指可数。久坐不动，气血流通就会减弱，阳气自然得不到生发。要避免怕冷、调理肾虚，首先就要多运动，改变这种不活动的习惯。

动则升阳，年轻人可以上下班多走走路，业余时间去健身房做做运动或者爬山、打球等。

老年人则可以练练太极拳、跳跳舞，参加一些舒缓、不激烈的运动。

如果正值壮年，但经常感到寒冷单薄，喜欢待在温暖的房间里，这有可能是因为阳气不足造成的，是肾虚的表现，需要及时调理和滋补。

体弱怕冷是肾虚吗

肾脏会影响泌尿系统、生殖系统、呼吸系统等的正常运作，是人体健康的一个重要标志。

体弱是肾虚的一个症状，但并不是所有体弱的人都是肾虚患者。人体出现脾胃受损、肝血不足、肺气亏虚等症状时也会出现体弱的表现。体弱可以说是一种虚症，但并不等同于肾虚。

肾虚会出现怕冷的症状，但怕冷有表证、里证之分。表证即阳气被困在身体里面，不能到达身体表面，从而出现怕冷的症状。里证是指脏腑内出现的怕冷症状，有脾阳不足和肾阳不足之分。脾阳不足会出现腹部怕冷症状，伴随消化不良、腹部胀痛等；肾阳不足会导致腰膝怕冷，伴随夜尿频多等症状。因此，怕冷并不代表就是肾虚，也有可能是其他因素所致。

频繁起夜，是肾功能衰弱了

起夜是指在睡眠时间内，因突发事件而导致的苏醒状态，多因大小便而苏醒，常见于老年人，但起夜并不是老年人的专属，有些人岁数并不大，但仍旧频繁起夜。起夜次数过多应当属于尿频，尿频是指排尿次数增多，多是肾气不足造成的。肾司二便，起夜多与肾功能衰弱有着密不可分的关系。补肾能够改善起夜多的问题。

中医认为，肾能够升清降浊，调节人体的水液代谢平衡。尿液的生成和排泄都依赖于肾阳的作用。如果肾中阳气不足，则水就无法正常地被送达各个脏腑，而滞留于肾，导致夜尿增多。中老年人随着年龄的增长，肾阳会慢慢衰弱，影响了水液的代谢平衡，而且夜里本来阴气较盛，从而加重了阴阳的不平衡，使得中老年人夜尿增多。要告别起夜多的状况，就要从补足肾阳做起。而用牛肉、羊肉煲汤喝就有很好的补肾阳的作用。

频繁起夜者在睡觉时还要注意保暖，因为受寒会加重肾阳虚，从而使更多的水液滞留体内，夜尿就会更多。而在起夜时，也要特别注意避免受寒。同时，要记住即使起夜多，也不能故意憋尿。

为了减少起夜次数，要注意晚上尽量少喝粥、汤或饮料，以减少排尿量。有的人起夜时尿量很少但次数很多，对于这样的情况，可以通过养成定时排尿的习惯来改善。

坚持一段时间之后，就不会一有尿意便要去排尿，从而减少起夜次数。还有些人会因为起夜次数多而变得情绪烦躁，一到晚上就感觉紧张、焦虑，这对于改善睡眠、补足肾阳毫无益处。所以，为了缓解多次起夜，还需要注意情绪的调整，以消除紧张感。在睡觉之前，用热水泡脚不但能够畅通气血，为身体保暖，还能够起到放松作用。

以上办法只是缓解起夜现象，想要摆脱起夜的困扰，还要从补充肾阳，滋补肾脏入手，肾气充沛，就可以远离起夜的烦恼，获得良好的睡眠。

须发早白，肾精不足了

发早白是指青少年或中年人的头发、胡须过早变白的表现。中医则认为须发早白主要有以下四种主要原因。

1. 肾阴亏损致白发

先天禀赋不足，后天精气易亏，如用力过度、房事太频，均可导致。肾中精气亏损，阴液不足，须发不荣而头发过早地变白。如隋代巢元方著《诸病源候论》说："肾气弱则骨髓枯竭，故发变白也。"《医学入门》也说："因房劳损发易白。"肾阴亏损致早白者，多见于中年人，亦可见于青少年。白发的出现一般先是偶然见到数根，以后数量逐渐增多，或黑发色变灰淡，再由灰淡变为灰白，甚则头发全部变白。一般多无自觉症状，有的可见头发稀疏脱落。中年患者可伴见头晕眼花、耳鸣耳聋、腰膝酸软、夜尿频数，舌红或暗胖，脉虚弦或细数等症状。

2. 肾精亏虚型白发

肾精亏虚型白发，多表现在头发花白至全白，发质纤细脆弱易断无光泽，患者还常伴有头昏眼花、耳鸣耳聋、腰膝酸软等症。多见于中老年人、久病不愈之人。年轻人出现白头发和肾精亏虚有一定的关系。中医认为精血是可以相互化生的，也就是说肾精可以化血，而血可以转变成肾精。血和头发的关系非常密切，这是因为发为血之余，发的生机源于血。血液的充盈状况对头发的影响很大，因此从表面上看决定头发状况的是血，但从根本上看决定头发状况的是肾。若肾精亏虚，精血不能互生，头发得不到滋养，人就会出现白发、脱发等问题。

哈欠连连，可能是肾虚了

打哈欠是生活里经常遇到的生理现象，一般在身体疲倦欲睡时，或者在酣睡中被人叫醒时都会发作，这些时候打哈欠属于正常生理现象，不必担心。但如果不拘时间，在不疲倦的时候哈欠连连，经久不止，可能说明你有肾虚的问题，应引起足够重视。

打哈欠怎么跟肾虚联系起来了呢？道理很简单：肾是先天之本，肾中所藏的精气是人体生命活动的原始动力，肾精充足，人的精神和形体都能得到充足的濡养，则精力充沛、体力充沛；如果肾中精气不足，人的精神和形体得不到充足的濡养，则精神委靡、神疲乏力，常常哈欠连连。这类人同时还会伴有形寒怕冷、四肢不温等症状。

打哈欠所表现出的肾虚一般是肾阳虚证，这类人除了哈欠连连、神疲乏力外，还常常伴有面色白而无华、形寒肢冷、食少腹胀、大便溏泻、夜尿增多（或者小便清长）等症状，舌诊还能发现舌质淡、舌苔白、口唇青紫等症状。

在临床上常采用补肾壮阳祛寒之法，多选用麻黄细辛附子汤治疗。

气喘气短，可能是肾不纳气

气短是指呼吸比正常人短促，躁而带粗，气若有所窒，语言不接续和呼吸勉强。气短有虚实之分，虚多是肺、脾、肾虚所致。

气喘，"哮喘"的俗称。哮喘患者支气管过敏，只要受到一点儿刺激就会有反应。而支气管受到刺激后会引起收缩、支气管黏膜肿大并分泌黏液，经过一连串的作用后，支气管内径会变得狭窄。如此一来，只有极少数的空气可以通过，因而引起喘鸣及呼吸困难。

在日常生活中，这两种病症多为肺部疾病的并发症，大家在出现气短、气喘之时也会首先考虑到自己是否是肺部不适。但这两种病症并非全部由肺部疾病所引起的，肾气不足同样可以诱发气短、气喘。

肾主气之纳。所谓的纳，即固摄、受纳之意。这里是说肾具有摄纳肺所吸入的清气，防止呼吸表浅的效用。《类证治裁·喘证》指出："怖为气之主，肾为气之根，肝主出气，肾主纳气，阴阳相交，呼吸乃和。"可见，肾主纳气与肺主气有明显的不同，这里主要是从闭藏的角度来讲的，即是肾的闭藏之功在呼吸上的一种体现。所以，尽管人的呼吸由肺所主，但必须依赖肾的闭藏，即纳气。从这里可以看出，呼吸均匀必须依赖肾的纳气功能正常。

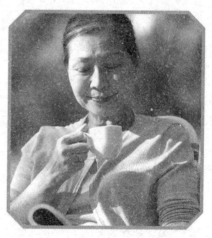

一个人如果出现气短、气管炎、支气管扩张、哮喘、肺气肿等呼吸系统常见疾病，不能单纯地认为是呼吸问题，还需要考虑是否是由肾功能异常引起的。因为肾功能失调，吸入之气不能归纳于肾，就会出现呼多吸少、气短、气喘等病症。

有些人肺部功能正常，但仍然有气短、气喘等症状，这很有可能是肾功能出现了异常。中医注重对全身脏腑的调节，从而达到整体的阴阳调和。如果气短患者的肺部功能正常，要及时考虑是否是肾脏功能出现异常，以便及时进行调理和治疗。

喷嚏频频，很可能是肾虚

打喷嚏是一种常见的生理现象，很多人都有过打喷嚏的经历。人为什么会打喷嚏呢？中医认为有两种情况。

一种情况是急性打喷嚏，多发生于气候突然变凉之时、身体受凉时以及感冒流行的时候，多与感冒症状同时出现，感冒好了，喷嚏也就停止了，这种情况的打喷嚏属于实证。急性打喷嚏是由于外界的邪气太盛，侵袭人体导致肺气被郁，卫气得不到正常的宣发，被压制到一定程度后便会集中"喷发"一次，这就出现了打喷嚏现象。

另一种情况是肾气虚引起的打喷嚏。身体里的卫气就像人体的卫士一样，是抵御外邪的主要力量，它根源于人体的下焦——肾，滋养于中焦脾，宣发于上焦肺。如果人体的肾气虚弱，卫气的来源就会不足，到达卫气的宣发通道——肺的卫气就少，肺就不能正常宣发卫气，于是出现打喷嚏的现象。

肾气虚引起的打喷嚏，往往是喷嚏频频，经久不止，同时伴有疲乏无力、腰膝酸软或疼痛、面色无华、怕冷、手足不温等症状，以过敏性鼻炎患者为多。

与打喷嚏相关的肾虚有肾阴虚证和肾阳虚证两种。

有肾阴虚证的人，除了喷嚏频频、日久不愈外，还伴有鼻痒、流浊鼻涕、咽干咽痛、头昏耳鸣、五心烦热等症状，舌诊还会发现舌质红、舌苔少等现象。治疗时宜用滋补肾阴之法，可用六味地黄丸治疗。

有肾阳虚证的人，除了喷嚏频频、日久不愈外，还伴有鼻塞、流清鼻涕不止（早晚时较重）、畏寒、四肢不温、面色无华、腰膝酸软等症状，舌诊还会发现舌质淡、舌苔白等现象。治疗宜用温补元阳法，可选用桂附地黄汤治疗。

出汗多是肾虚吗

在谈论出汗问题之前，我们先来了解一下津液的概念。津液是人体正常水液的总称，包括胃液、肠液、唾液等各脏腑内在液体及分泌物，也包括尿、汗、泪等身体的代谢物。一些脏腑的病变，会导致津液生成不足或出汗过多，从而伤阴。

人体的汗腺很发达，出汗的原因也很多。天气热的时候，身体各部位都有可能出汗。人在精神高度紧张、兴奋、受刺激的时候，会有出汗的情况发生，主要分布在手掌、脚趾和腋窝部位。正常人在食用一些刺激性食物的时候也会出汗。人在运动的时候，也会出汗。另外，甲亢、肥胖者也会有出汗的症状。因此，并非所有出汗情况都是肾虚所至。当然，肾虚患者的肾功能不全，会使体内津液不能有效地通过肾脏排出体外，此时，有可能通过汗腺来完成排除体内水分的过程，导致出汗。

总之，出汗过多有可能是肾虚引起的，也有可能是其他原因造成的。不能一出汗就盲目地认为患有肾虚。

水肿说明了什么

引起肾性水肿的原因较为复杂。通常为：肾小球滤过率下降，但球一管失衡，即肾小管重吸收功能相对正常，但肾素、血管紧张素、醛固酮系统激活，致水钠潴留；大量蛋白质丢失，致血浆胶体渗透压降低，水分从血管内透出。总之，水钠潴留和大量水分进入组织间隙是造成肾性水肿的基础。

有些慢性肾脏损害，尽管肾组织破坏很严重，但肾小管重吸收水分的能力降低更明显。此时，即使肾小球滤过率已降得很低，由于肾小管重吸收能力比肾小球滤过率更差，没有水钠潴留，所以患者可以没有水肿或水肿很轻。某些肾脏损害并不太重的肾病综合征患者，肾脏的病理改变仅为微小病变，以损害基底膜的电荷屏障为主，但由于大量白蛋白丢失，使患者血浆胶体渗透压下降，水分移向组织间隙。同时由于水液外移，血容量下降，激活肾素一血管紧张素系统，致水钠潴留：这种患者水肿严重，可出现胸水、腹水或心包积液，像个大"水袋"，但经激素等药物治疗，可以很快恢复。

由此可见，虽然肾性水肿的基础都是水钠潴留和水分移向组织间隙，但由于其产生水肿的侧重点不同，水肿的程度也不完全一致。而这种程度的不同与肾脏病变的程度没有必然的相关性。也就是说水肿的程度与肾脏损害的程度之间没有直接关系。

 ## 尿液浑浊是肾出问题了吗

尿液混浊不全是肾有问题。因为很难从外观判断其浑浊是否为蛋白质。如出现白色浑浊尿时应考虑以下因素：

（1）盐类尿。这是临床上常见到的情况，冬季尤为多见。当尿呈碱性时，磷酸盐和碳酸盐类结晶析出，尿呈白色浑浊，加热或加酸后尿色即可澄清。

（2）脓尿。见于泌尿系统感染及肾积脓等疾病，尿镜检可见白细胞。

（3）乳糜尿。见于广泛的腹部淋巴管或胸导管阻塞。将尿液离心沉淀后，上层呈白色浑浊，加入乙醚后，尿则澄清。

（4）污染。见于女性白带或其他化脓性疾病污染尿液，可做清洁中段尿检查予以鉴别。

（5）尿中混有精液。尿液浑浊，尿液检查时蛋白质定性呈阴性，镜检可见精子。

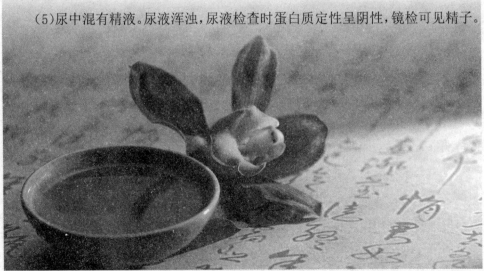

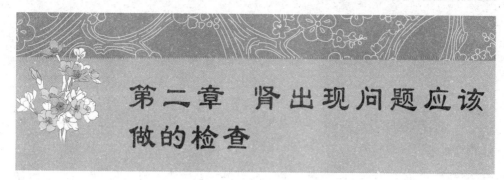

第二章　肾出现问题应该做的检查

 尿液颜色变化意味着什么

正常尿液呈淡黄色。尿的色素主要来自尿黄素及少量的尿胆素和尿红质，这些物质都是机体新陈代谢的产物。饮水少或出汗多时，尿量减少，尿液浓缩，尿色变为深黄。大量饮水时尿量增加，尿液稀释，尿色变浅。

尿崩症、糖尿病时由于尿量增加，尿液稀释，尿的颜色浅淡甚至无色。

发热、脱水或其他引起代谢亢进的疾病可使尿液浓缩或尿中代谢产物增加，尿的颜色会加深或呈橙黄色。

肝细胞性、阻塞性或溶血性黄疸时，尿内含有大量直接胆红素，尿胆素及胆绿素也增多，尿液可呈黄褐色、黄绿色至棕绿色，振荡后会有较多黄色泡沫产生。

泌尿系统的结石、结核、肿瘤以及急性肾炎出现血尿时，尿液呈红色。每升尿内含血量超过1毫升时尿液即可呈红色，医学上称肉眼血尿。由于出血量不同可呈淡棕红色、云雾状、洗肉水样或混有血凝块。某些出血性疾病，如血小板减少性紫癜、过敏性紫癜也可出现血尿。

当血管内红细胞大量被破坏时，游离的血红蛋白通过肾小球排出而形成血红蛋白尿，这种尿呈浓茶色或酱油色，其特征是尿沉渣镜检无红细胞，但隐血试验呈阳性反应。临床上常见于蚕豆病、阵发性血红蛋白尿，恶性疟疾、血型不合的输血反应及某些溶血性疾病。

尿路出血时如果尿液呈酸性，尿中正铁血红素增多；黑色素瘤或其他伴有黑色素沉着的疾病，尿中出现黑色素；酸中毒时尿中排出氢醌与儿茶酚胺，上述情况下尿液均可呈棕色或棕黑色。

绿脓杆菌败血症时，因尿中含绿珠蛋白，尿液可呈淡绿色。

丝虫病或其他原因造成的尿路乳糜瘘时出现的乳糜尿为白色混浊尿。泌尿系化脓性感染出现的脓尿以及在骨折、糖尿病、磷中毒、砷中毒、一氧化碳中毒、肾病综合征时尿中含有大量脂肪颗粒，其外观与乳糜尿相同，这种尿与尿中盐类沉淀产生的乳白色混浊尿不同，加酸、加热都没有变化。

什么是尿比重

尿比重是指在4℃下与同体积的水的重量之比，是尿液中所含溶质浓度的指标。测定尿比重一般采用比重计。比重计是由一根有刻度的类似温度计的玻璃管和一个量筒状的比重筒组成。玻璃管的下部为一膨大的中空玻璃体，体内有配重的液态物质。

当比重筒内盛有待测比重的液体时，玻璃体悬浮在待测液中，从液面所对应的玻璃管上的刻度，就可读出该液体的比重。测定时应斜持比重筒，将尿液沿筒壁缓缓倒入，避免激起泡沫，至可将比重计浮起为度。将比重计轻轻放入并加以捻转，使其能游离悬浮在尿液中，在转动未停前读取尿液凹面的比重读数。注意比重计是以室温15℃为准制作的。如需精确数值，室温每升高3℃，比重应加0.001；室温每降低3℃，比重应减0.001。尿内所含蛋白质超过1%可使比重增加0.003，也应校正读数减去0.0033。

尿比重主要受以下因素的影响：

（1）尿比重与所含溶质的浓度成正比，受年龄、入水量和出汗量的影响。

（2）婴幼儿尿比重偏低，成年人在普通饮食下多为1.010～1.025。

（3）大量饮水时，尿量增加，溶质被冲淡，尿比重可低至1.003以下。

（4）机体缺水时，尿量减少，浓度增加，比重可达1.030以上。

什么是尿常规检查

尿常规检查是临床上一项很重要的检查，对肾脏及尿路疾病具有重要的诊断价值。尿常规检查包括尿的颜色、性状、酸碱度、蛋白质、糖、酮体、红白细胞的检查。

（1）尿色。正常尿液从无色至深琥珀色变化较大，取决于尿色素浓度和尿液酸碱度。正常情况下，尿色的深浅随尿量而变化，也可因食物、药物、色素等因素而变化。

（2）透明度正常新鲜尿尿色清澈透明，如放置过久可析出盐的结晶，出现轻度混浊

（3）蛋白质。正常人尿蛋白常规应为阴性，每天定量排出 40～80 毫克，最多不超过 150 毫克。

（4）酸碱度。正常尿液为弱酸性，pH 值约 6.5，也可为中性或弱碱性，主要取决于饮食、药物及疾病的种类和病情的变化等。

（5）尿糖。正常人尿中可有微量葡萄糖，每日尿糖含量为 0.1～0.3 克，尿糖定性为阴性。

（6）细胞。正常尿离心沉淀后每高倍视野红细胞不超过 3 个，白细胞不超过 5 个，若超过上述标准，则提示存在泌尿系统疾病或其他疾病。

（7）比重。正常尿液比重为 1.015～1.025，婴幼儿尿比重偏低。尿比重的高低反映肾脏的浓缩和稀释功能。

（8）管型。正常尿沉渣镜检一般看不到管型，偶可见到少数透明管型，如出现颗粒管型或红细胞管型，对肾炎的诊断具有重要意义。尿常规检查通常取清晨第一次尿送检，因晨尿较为浓缩和偏酸性，有形成分相对较多且较完整，无饮食因素干扰，不影响尿液化学测定。

如何正确留取尿液标本

肾脏病患者和正常体检人员有时需要留取尿液标本进行化验检查，因此要正

确留取尿标本，这样才能获得准确的化验结果。留取尿标本时要注意以下几点。

（1）做尿常规检查时，最好要先清洁外阴，然后留取新鲜尿液10毫升在清洁的容器中，但以留取晨尿为佳，且为中段尿。为什么要留取晨尿呢？这是因为尿常规检查只不过是定性的检查法，饮水多了，尿量增多，浓度变稀，尿中的病理成分就冲淡了，即使有病也可能检查不出来；饮水过少，尿量少，即使尿内所含物质在正常允许值范围内，也因尿液的浓缩，尿中某些成分显得突出，医生会误认为不正常，引起诊断上的错误。所以在留取尿标本时要注意到这一点。

（2）成年妇女应避开月经期，最好也是留取中段晨尿，这样可以避免月经、白带、粪便等的污染。当收集尿液进行尿培养时，应先清洗外阴，并消毒尿道口，用无菌试管留取中段尿送检。

（3）如尿液做化学定量测定或尿液不能立即送检，应放置冰箱冷藏。如需留取24小时尿液进行24小时尿蛋白定量或尿肌酐测定，尿液应放置冰箱冷藏，尤其是在夏季时，可根据不同的需要加入防腐剂。

（4）要做尿细菌培养时，必须在6小时内不排尿，并在3天前就不要应用抗生素，否则，即使你有尿路感染也可能检查不出来。

出现蛋白尿意味着什么

蛋白尿是肾脏疾病常见的症状，临床上见到持续性蛋白尿往往意味着肾脏的实质性损害，但是蛋白尿的多少不一定反映肾脏病变的严重程度。当尿中蛋白由多变少时，既可反映肾脏病变有所改善，也可能是大部分肾小球纤维化，滤过的蛋白质减少，肾功能日趋恶化，病情加重的表现。因此判断肾脏疾病损害的轻重，不能只凭蛋白尿来衡量，要结合全身情况及肾功能检查来确定。

当肾小球、肾小管发生病变时，如各期肾炎、肾病以及高血压发生肾动脉硬化时，均可出现蛋白尿；各种细菌性感染，如肾盂肾炎、肾结核、败血症等也可出现蛋白尿；非感染性疾病，如肾结石、多囊肾、肾淀粉样变性以及休克、严重肌肉损伤、发热、黄疸、甲状腺功能亢进、溶血性贫血及白血病等，也可出现蛋白尿。

进食高蛋白饮食后、精神激动、剧烈运动、长时间受寒、妊娠等，都可能出现暂时性的蛋白尿，但尿蛋白定性一般不超过(+)。这是生理性蛋白尿。一般来说，持续性的蛋白尿往往代表肾脏有病变。尿蛋白的多少反映了病变程度，临床可据此作疗效观察。然而，需要特别指出的是，肾小球病变到了晚期，由于大量肾单位废损，使蛋白滤出减少，尿蛋白检查反而减少或消失，这并不代表肾脏病变的减轻。

尿液酸碱度说明什么

尿液的酸碱度（pH）检测是尿液常规分析项目之一。尿液中存在的酸性盐和碱性盐，能显著地改变尿的pH。正常人24小时混合尿呈酸性，pH约为6.0，每次尿pH波动在4.6～8.0，这是因尿中含有酸性磷酸盐类和一些有机酸所致。主要进食蛋白质食物后，磷酸盐和硫酸盐即增多，尿pH降低；主要进食蔬菜时，尿偏碱性即pH>6.0。尿液放置过久，污染的细菌可将尿液中尿素分解，产生氨，从而使尿液变碱性。

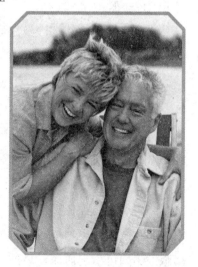

尿pH降低主要见于代谢性酸中毒、糖尿病酮症酸中毒、急性呼吸性酸中毒，也可见于低血氯、低血钾性碱血症时的反常酸性尿液等。

尿pH偏高，见于呕吐、应用碱性药物所致的碱性尿，也见于肾小管酸中毒。

血尿是肾病的症状吗

血尿是肾脏疾病另一临床症状，但不能认为出现血尿就是肾病。一般来说血尿常见于急性肾炎、慢性肾炎、肾结核、肾结石、肾肿瘤等，所以当出现血尿时需要到正规医院进行全面检查，针对不同病因采取不同治疗方法。

所谓的血尿，即尿液中带血，又称尿血。正常情况下，尿液是没有红细胞的。医学检查时患者尿液离心沉淀后，用显微镜来检查，如果每个高倍视野中有 5 个以上的红细胞，就叫血尿。若是仅在显微镜下查出红细胞，而眼睛看不出来有血的尿，叫做镜下血尿；如果眼睛能看出尿呈"洗肉水样"或带血色，甚至尿中有血丝或血凝块，叫做肉眼血尿。所以血尿并不是都能被眼睛发现的。用眼睛能看出尿中有血，1000 毫升尿液中起码混入 1 毫升血，这说明血尿较严重，应赶紧查明原因，积极治疗。

出现血尿一般有以下几种常见病因：

（1）泌尿系统疾病：临床上绝大多数血尿均见于此类疾病，包括肾小球肾炎、泌尿系统结石、泌尿系统感染（包括结核）、泌尿系统肿瘤及损伤、多囊肾、海绵肾、肾血管瘤等，以及某些药物和毒物的毒性反应或变态反应所致的肾损害，均可出现血尿。

（2）邻近器官疾病波及泌尿系统：如前列腺炎、前列腺肥大、急性阑尾炎、急性输卵管炎、结肠憩室炎或邻近器官的肿瘤等，也可出现血尿，以镜下血尿为主。

（3）全身性疾病：主要见于血液病如血小板减少性紫癜、过敏性紫癜、再生障碍性贫血、白血病、血友病，也可见于心血管疾病引起的肾梗死、高血压肾病、充血性心力衰竭等，流行性脑膜炎、猩红热、流行性出血热、丝虫病等传染性疾病，以及结缔组织病如系统性红斑狼疮、皮肌炎、结节性多动脉炎等均可引起血尿，另外，变态反应性疾病、肾下垂、游走肾等也可引起血尿。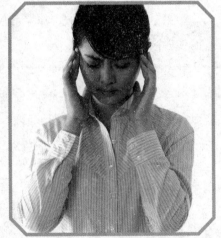

（4）功能性血尿：常见于运动性血尿。是指健康人运动后出现肉眼血尿或镜下血尿，休息后血尿消失，不伴有其他特异性症状和体征，如水肿、高血压、贫血等。

一旦临床上出现血尿后，应该首先排除是其他系统疾病所致的血尿，才能确诊是肾脏疾病所致。

小便灼痛要及时检查

小便灼痛，时常伴有尿频（排尿次数多）、尿急（排完尿后不久又有想排尿的感觉），是尿路感染常有的症状。尿路感染是一种常见病，在女性中，大约2%有尿路感染。尿路感染如没有得到合理的诊治，有导致尿毒症的可能。

有些女士经常有尿急或者尿频，但是并不在意，只是单纯的认为"上火"而已，服用一些清热的草药便使症状消失，其实这样是非常危险的。要知道，尿路感染往往在一种慢性间质性肾脏病的基础上发生，例如发生在反流性肾脏病的基础上，如果不及时发现并加以恰当地处理，就会隐匿地破坏肾脏。很多人因为不了解而掉以轻心，以致在引起尿毒症的原因中，慢性间质性肾脏病竟高达20%。

总的来说，尿路感染这个病并不可怕，因它是可以治愈的，可怕的是人们对它的忽视，认为尿痛等症状是小事情，不去找医生及时治疗，或虽然去治疗了，但没有按医嘱定时复查，待到了晚期发生尿毒症时，已后悔莫及，医生也束手无策。

如何正确判断肾的功能

判断肾功能是否正常，常采用的检查项目有以下几种。

（1）血清肌酐。正常情况下体内肌酐产生速度为每分钟1毫克，只有当肾脏功能失代偿时，血清肌酐才上升。也就是说，只在肾脏功能受到中等程度的损害时，血清肌酐才上升。所以，血清肌酐不能反映早期肾脏功能受损的情况。正常时血清肌酐<133微摩／升。

（2）肌酐清除率。肌酐清除率可反映肾小球滤过功能，肾脏功能受损时首先表现为肌酐清除率下降。正常时肌酐清除率为80～120毫升／分，糖尿病引起肾脏损害（糖尿病肾病）的早期及其他病因引起的肾功能不全或衰竭时，肌酐清除率下降。

（3）高热、感染、消化道出血、进高蛋白质饮食及脱水等情况下，尿素氮也可升高；正常时尿素氮少于7.9毫摩／升。

（4）尿素氮。尿素氮测定可反映肾小球滤过功能，但只有当肾小球滤过功能下降到正常的 1 / 2 时，尿素氮才升高，所以尿素氮也不是敏感指标。

（5）尿素氮 / 血清肌酐。肾脏功能正常时，尿素氮 / 血清肌酐应该 ≥ 10:1。当发生氮质血症，尿素氮 / 血清肌酐时，提示肾前性因素（非肾实质疾病）；而尿素氮 / 血清肌酐 ≤ 10:1 时，则提示肾实质疾病。

可以根据上述几项指标的变化来判断肾功能是否正常或肾功能受损的程度。例如，慢性肾功能损害时，肌酐清除率轻度下降，而血清肌酐尚在正常范围内，为肾功能轻度损害；如血清肌酐也上升但仍＜534 微摩 / 升，则为中度损害；若＞534 微摩 / 升和（或）肌酐清除率＜20 毫升 / 分，则为肾功能重度损害；血清肌酐＞712 微摩 / 升或肌酐清除率＜10 毫升 / 分时，则需透析治疗。

肾脏异常的 X 线检查

（1）腹部平片。对于了解肾脏的大小、形态、位置等，特别是发现尿路结石有相当价值，可作为肾病常规检查方法之一。但应注意在检查的前一天晚上 8 点以后禁止饮食，并服用植物性泻剂，常用中药番泻叶 10 ～ 15 克，500 毫升开水泡服，达到缓泻即可，以便清除肠内粪便，提高 X 线检查质量，一般不主张用灌肠方法。

（2）静脉肾盂造影。凡疑为肾实质、输尿管、膀胱有梗阻性病变时，可做 IVP 检查。但对于碘过敏和过敏体质患者、多发性骨髓瘤、严重肝肾功能损害、严重心力衰竭、嗜铬细胞瘤以及恶液质患者，应为禁忌。造影前应先照腹部平片，并做碘过敏试验。碘试阳性者，可改用非离子造影剂，但价格昂贵。目前常用的造影剂为 60％的泛影葡胺，成人一般用量为 20 ～ 40 毫升，可与等量的 50％葡萄糖注射液混合后，于 5 分钟内将造影剂缓慢静脉注射完毕。此时在输尿管下段

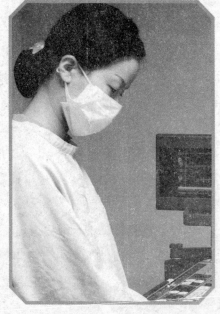

加压迫带，并分别于注射后 5、15、30 分钟各摄片 1 次。

（3）逆行肾盂造影。对于常规静脉肾盂造影不满意，血尿患者疑有膀胱、输尿管、肾盂肾盏有占位性病变，怀疑肾盂肾盏、输尿管畸形而不能肯定者，可考虑做逆行肾盂造影检查。但由于本方法需将导管经膀胱镜插入输尿管中，为创伤性检查，不但会给患者带来很大痛苦，而且还可能引起尿路感染。因此，应严格掌握适应症，对尿路感染、结核、尿道狭窄等，均不宜行逆行造影检查。

（4）肾血管造影。肾动脉造影：通过经皮股动脉穿刺插入导管的方法，将造影剂注入肾动脉，从而清楚显示双侧肾动脉的情况，适用于肾血管性高血压、肾血管病变、肾肿块性质以及用其他方法无法确诊的血尿，近年来使用数字减影血管造影技术，不用插管，显示清晰节省费用，临床受到广泛重视。

肾静脉造影：通过经皮股静脉穿刺插入导管的方法，将造影剂注入双侧肾静脉以诊断肾静脉疾病。适用于肾静脉血栓形成、肾静脉内瘤栓形成以及肾内外肿块压迫肾静脉，特别对肾病综合征合并肾静脉血栓形成有较高的特异性。

B 超检查肾脏好处多

B 超能准确地测出肾脏的大小、位置和形态，可观测出肾脏是否发生病变。

用 B 超可以作肾脏定位，帮助诊断肾下垂、肾移位等，简单无害且准确。一般肾脏的活动范围在 3 厘米以内，B 超可以容易地检测到肾脏的活动范围。B 超对液态物质的诊断准确性高，可以帮助诊断是否出现肾积水。肾实质性病变一般较难检测，B 超可以显示出肾脏内肿瘤的大小、数量和位置，辅助医生诊断。

另外，肾结石患者可选用 B 超检查身体。做过肾移植手术的患者，也可经常做 B 超，以了解术后肾脏是否有排斥现象，恢复效果如何等。

CT 对肾病的诊断

由于 CT 能够清晰显示肾脏轮廓和肾周围间隙及其与邻近器官和结构的关系，对发现肾内后方和较小的肾内肿块较 B 超等方法准确可靠，所以 CT 在某些肾脏疾病的诊断上有着重要的价值。

（1）诊断肾脏占位性病变。可以检出和确定肿块的范围，鉴别肾肿瘤和囊肿。小于 2 厘米的肿块，CT 也能检出，并能提示肿物的密度。

（2）诊断肾盂积水和输尿管梗阻。

（3）诊断肾囊肿性病变。如多囊肾、海绵肾。

（4）诊断肾血管性病变：CT 能辨认肾血管，判断肾静脉血栓和肾动脉狭窄。

（5）诊断肾外伤。可显示肾实质性裂伤、断裂和血肿。

（6）其他。检查移植肾，诊断先天性孤立肾、盆腔肾、马蹄肾等。

CT 诊断肾脏疾病的优势

在肾脏疾病的诊断中，尿路平片及尿路造影、超声显像仍作为首选。只有在肾功能不良、肾脏不显影、超声检查也得不出结论时才考虑 CT 检查，用于明确该无功能肾的形态，探查病变的部位、原因和病变范围。

由于 CT 对肾实质密度的改变分辨力强，对于肾内后方的肿块和较小的肾内肿块也能准确显示，同时由于不同性质的肿块呈现的 CT 值不同，利于鉴别良性囊肿和实质性肿块，尤其是在脂肪肿块的定性上，CT 超过其他任何一项检查。

肾脏在进行 CT 检查时，肾轮廓和肾周围间隙以及与邻近器官的关系可以清晰显示，因此对肾周的病变可以确定它的起源、部位和范围，这是利用其他检查难以达到的。

磁共振诊断肾脏疾病的优势

对于肾实质性肿块，磁共振可显示肾内肿块及肾形态改变，诊断准确率与 CT 大致相仿。

在肾癌外侵的情况下，磁共振较易区分侧支供应血管和肿瘤团块。

更好地显示小血管和肿大淋巴结，较易辨认静脉内癌栓。

用直接矢、冠状面的扫描能更好显示肾癌是否直接侵犯血管和邻近器官，因而作用稍优于 CT。

对于肾病综合征较易发现肾静脉血栓。

肾移植发生急性排异反应时，移植肾旁的各种积液和尿性囊肿，磁共振也能较好显示。

对于其他肾脏疾病的诊断，磁共振并无特别的优越性。

肾病是否做穿刺检查

肾穿刺定位的方法有经验定位、B型超声定位和静脉肾盂造影电视荧屏定位等，常用的穿刺针有切割针（Vim-Silverman 分叶针、Tru-Cut 槽形针）、负压吸引——切割针（Lee 吸引 - 切割针、Tru-Cut 吸引，切割针），穿刺枪（BardBiopsy 穿刺枪、Roth 穿刺枪）等。其中，穿刺枪能自动完成取材操作，使用简单，取材成功率高，并减少并发症，越来越受到临床医师的欢迎。

（1）术前准备。做出、凝血时间，血小板计数，凝血酶原时间检查以了解有无出血倾向；检查 Ccr、Cr、BUN 以了解肾功能情况；B 超检查了解肾脏大小、位置、活动度、有无结石、钙化等；患者要练习憋气及卧床排尿；手术当日半流质 1 天；立止血 1u，术前 30 分钟静脉注射；备好肾穿刺针、肾穿刺包；生理盐水 500 毫升，75％酒精 500 毫升，2％普鲁卡因 100 毫升。

（2）穿刺步骤。患者排空小便后，取俯卧位，腹下垫一个约 10 厘米厚的硬枕，以将肾压向背侧。穿刺点一般选右肾下极，用 B 超定位，并确定进针的深度。局部消毒、铺巾，并逐层局麻至肾被膜。消毒 B 超穿刺探头后，在 B 超穿刺探头引导下进针，达到肾被膜时，令患者屏住呼吸，迅速按下开关，即可获取肾脏组织。一般行穿刺 2 次，以保证有足够的肾病理标本。

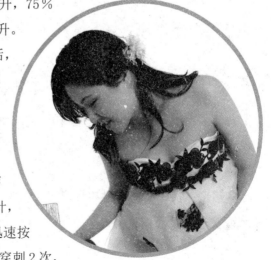

（3）术后处理。穿刺结束后，立刻压迫穿刺部位 3～5 分钟，用纱块敷盖，外再以腹带或大绷带包捆。卧硬板床 24 小时，头 6 小时需绝对仰卧。术后 6 小时再肌内注射立止血 1u，测血压、脉搏、呼吸，每小时 1 次，共 4 次，以后每 4 小时测 1 次，共 3 次。嘱多饮水，注意观察尿液变化。常规服用抗生素 3 天。

获取的肾标本立即用生理盐水纱布包裹并置于冰块冷冻的容器中，尽快送做光镜、电镜和免疫荧光镜检查。

肾穿刺检查有不良反应吗

目前而言，肾穿刺在大医院已经相当普遍了，安全性也较以往提高了许多。尤其是训练有素的医师，一般穿刺不会出现什么不良反应或严重并发症。

当然，也有极小部分出现血尿（肉眼血尿）、小血肿（一般不影响肾功能，能自行吸收）、感染、大出血（形成大血肿，甚至大出血需要行肾栓塞或摘除），由于肾穿刺引起死亡的几乎没有，有的话也是有其他各种原因的，如肾功能不全、心功能不良或心律失常、对麻醉剂过敏来不及抢救等。

肾穿刺有无不良反应出现，取决于两点：一是受穿者的基础情况，二是穿刺者的水平，具有适应症的前提下满足血小板及凝血功能正常、心电图正常、血压控制在安全范围内，这样通常是安全的。

什么是肾活体组织检查

肾活体组织检查是指利用穿刺或外科手术的方法从患者的肾脏中获取少许肾脏的活体组织进行病理学检查。获取肾活体组织的方法大约有两种：一是肾活检；二是外科活组织检查。

肾活检包括经皮肾活检和直视下开放性肾活检。经皮穿刺肾活检为肾活检的主要方法，由于准备简单、操作方便、创伤小、能连续定期进行而被广泛采用，成功率可达 90% 以上。它的缺点是获取的组织较少，病变如果不是弥漫性而呈局灶性或分布不均匀时，有可能因穿不到病变部位而造成误诊。直视下开放性肾活检是通过手术直接从肾脏采取组织。

对于内科肾脏病变，同一临床表现可以来自不同的病理类型，同一种病理类型又可出现多种临床表现，临床表现和理化检查都没有很高的特异性，它们和各种病理改变之间也不存在有一定规律的相互联系。

因此，仅仅依据临床表现和理化检查作出临床诊断是远远不够的，在目前条件下只能采取活检的方法作出病理诊断和免疫病理诊断。由于病理诊断及免疫病理诊断对肾病患者治疗方案的制定以及疾病预后的判断有很高的价值，因此，对于某些肾脏病患者尤其是肾小球疾病患者来说，及时地进行肾活检是一项无可替代的重要检查。

验血查肾功能为什么要素食

肾功能检查的项目很多，但最常用的是测定患者血中的尿素氮及肌酐的浓度。正常人血浆中的肌酐有两种来源：一是食物，尤其是荤食中的动物肉类，即医学上称为外源性肌酐。二是体内肌酸代谢来的，又称为内源性肌酐。

如果一个人素食3天，也就是说不摄取含肌酐的饮食3天，则人体中外源性肌酐均已排出，此时，血浆中的肌酐均为内源性，浓度相当稳定。由于肌酐分子小，绝大部分能由肾小球滤过，而且不被肾小管重吸收。在一般情况下，肾小管也很少分泌肌酐，所以它的清除率基本上能反映肾小球滤过率，故医生常用内生肌酐清除率来评估肾小球的功能。

反之，如果患者每天进食含肌酐高的肉类食品过多，则血浆中外源性肌酐浓度势必增高，影响血尿素氮、肌酐检测的正确性与稳定性，由此而计算出来的肌酐清除率不能代表人体内生肌酐清除率。所以，验血查肾功能的患者必须连续 3 天禁食肉类，每日蛋白质摄入量应少于 40 克，并避免剧烈运动，减少肌酸的过多分解。

各项功能检查正常，肾就健康吗

肾脏在机体整个生命活动中发挥着十分广泛而又重要的生理作用，绝不是目前临床上所采用的各种肾功能检查所能囊括的，而且，目前临床上所采用的肾功能检查在方法上还是比较粗糙的，同时由于个体差异，正常值的范围往往比较大，也不能说测定值在正常范围内肾脏就一定没有问题。

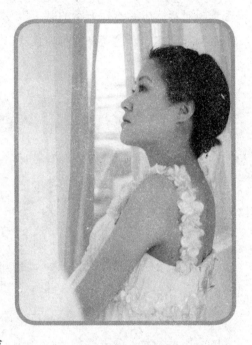

人体有两个肾脏，每个肾脏有 100 万以上肾单位，平时只有 40％的肾单位在轮流工作，60％处于储备状态，因此肾脏有很大的储备能力。事实证明，一侧肾脏切除后，另一侧肾脏仍能负担机体所必需的全部生理功能，各项肾功能检查自然也是正常的。只有当肾脏病变呈弥漫性或损害了肾实质的 2/3 时，肾功能结果才有可能出现异常。甚至有某些肾脏疾病长期不影响到肾功能发生大的改变，因而不能在肾功能检查上表现出来。

综上所述，肾脏病变往往不能很敏感地反映在肾功能的检查上，临床上需结合病史、临床表现、尿液检查、B 超、X 线等物理检查乃至肾活检等资料进行综合的分析和判断才能得出准确的结论。切不可以为各项肾功能检查正常，肾脏就不存在问题，以致延误了某些肾脏病的早期诊断和治疗。

IgA 肾病的诊断

原发性 IgA 肾病是免疫病理的诊断名称。它以反复发作性肉眼血尿或镜下血尿，可伴有不同程度蛋白尿，肾组织以 IgA 为主的免疫球蛋白沉积为特征。原发性 IgA 肾病的诊断如下：

（1）病史及症状。多在上呼吸道感染（或急性胃肠炎、腹膜炎、骨髓炎等）1～3天后出现易反复发作的肉眼血尿，持续数小时至数天后可转为镜下血尿，可伴有腹痛、腰痛、肌肉痛或低热。部分患者在体检时发现尿异常，为无症状性蛋白尿和（或）镜下血尿；少数患者有持续性肉眼血尿和不同程度蛋白尿，可伴有水肿和高血压。

（2）体格检查。大多数无异常体征，部分患者可有双肾区叩击痛，水肿和轻、中度血压升高。

（3）辅助检查。多为轻、中度蛋白尿（<3 克／日），血尿呈多形性、多样性或混合性：部分患者血清 IgA 增高，尤其是血清 IgA 纤维连接蛋白聚合物 IgA—FN 增高更有意义。可有肌酐清除率降低，血尿素氮和血肌酐增高，再根据临床观察，可初步诊断 IgA 肾病。确诊必须做肾组织免疫病理检查。

（4）鉴别诊断。应与狼疮性肾炎、紫癜性肾炎、隐匿性肾炎相鉴别。重症者与慢性肾小球肾炎不易鉴别。

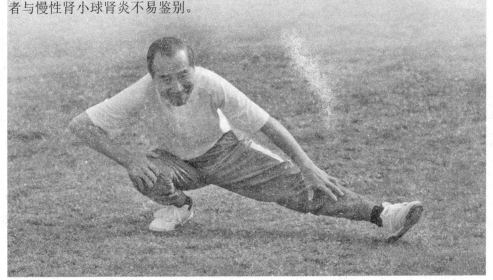

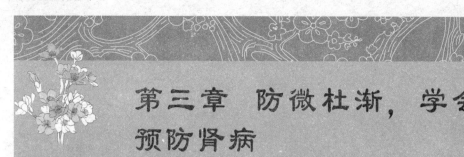

第三章 防微杜渐，学会预防肾病

你了解肾脏健康的状况吗

目前全世界有超过 5 亿人罹患肾脏疾病，根据国际肾病学会公告显示，每年全球有超过百万人死于和肾脏疾病有关的心脑血管疾病，而且发病的情况呈现年轻化趋势。肾病已成为危害全世界人民健康的公敌之一。

公众对该病的防治知识普遍比较缺乏，经国际肾病学会与国际肾脏基金联盟联合提议，决定从 2006 年起将每年 3 月份的第二个星期四确定为"世界肾脏日"，其主要目的是提高人们对肾脏疾病及与其相关的心血管疾病的高发病率和高死亡率的认识；让人们认识到早期检测和预防慢性肾病是目前全球急需解决的问题；作为相关慢性病（如糖尿病和心血管病）的危险性标志，早期防治任何形式的肾脏损害也是非常重要的；并借此将肾病信息传送给政府的卫生官员、全体医生以及相关专业人员、个人和家庭，强化个人和家庭对早期慢性肾病护理及治疗的认识，让大家意识到对慢性肾病的防治是需要全社会加以重视的问题，并激励全世界各国人民共同为预防和治疗肾病作出努力。

几种常见肾病的诱因

在我国，影响肾病发生的因素主要有两大类：原发性肾脏疾病和继发性肾脏疾病。原发性肾脏疾病包括：急、慢性肾小球肾炎，肾病综合征，尿路感染，多囊肾，肾结石等；继发性肾脏疾病包括：糖尿病、高血压病、系统性红斑狼疮、痛风、肿瘤、药物损害等。

随着人们生活水平不断改善，原发性肾脏疾病有逐步减少，而继发性肾脏疾病有逐步增加的趋势。因此，一旦患有糖尿病、高血压病、痛风等与肾脏损害相关的疾病，都应该高度注意对肾脏的保护。

另外，对于慢性肾病患者本人而言，也需要在日常生活中避免或远离以下危险诱因，保护自己的肾功能。

（1）不良的生活习惯。如长期的高盐高脂饮食、酗酒、过度劳累、肥胖、抽烟等。

（2）药物损害。特别是抗生素中的庆大霉素、氨基糖甙类等，解热镇痛药物、造影剂，中药雷公藤、木通、牵牛子、苍耳子等。

（3）感染。如呼吸系统、泌尿系统、皮肤感染等。

（4）尿路梗阻。结石、肿瘤，或腹腔内包块压迫引起的尿路梗阻。

（5）中毒。农药、重金属、鱼胆、蜂毒、蛇毒等。

日常生活怎样预防肾病

近年来，多项研究证实，年龄、吸烟、高血压、糖尿病、高尿酸血症、肥胖等均是导致慢性肾病的危险因素。国内有调查发现，慢性肾功能衰竭患者的原发病以原发性肾小球肾炎最为常见，其次是糖尿病性肾病和高血压性肾病。

随着社会的进步以及生活方式的调整，我国肥胖、高血压、糖尿病的患病率明显升高，由糖尿病、高血压等疾病继发的肾损害发生率也在不断升高。但是，由于慢性肾病的知晓率低，许多肾病患者就诊时已经到了肾功能不全甚至肾衰竭期，错过了疾病治疗的最佳时机，所以我们倡议全民参与防治肾病，加强防病护肾的知识，特别是有慢性肾病危险因素的患者，如老年、吸烟、高血压、糖尿病、肥胖、痛风等患者，更应积极参与其中，把肾损害遏制在最开始的时候。

人体每时每刻都在进行新陈代谢，肾脏将这些有害物质通过尿排出体外，以调节机体水、电解质和酸碱平衡，保持生命活动的正常进行。所以要保持健康、延缓衰老，日常生活就应该做到以下几方面。

（1）多饮水。适量多饮水能帮助人体将新陈代谢产生的废物排出，降低有毒物质在肾脏中的浓度，避免肾脏受损。人在生病发热时，因代谢增加，废物、有毒物质的产生也会增加，此时尤应适量多饮水，以助排泄。

（2）预防尿路感染。尿路感染的发病率随着年龄的增长而增高，老年人尤甚。这可能与老年人肾血流量不足，肾脏抵抗力降低有关。男性的前列腺增生、女性的盆腔疾病等都容易引起尿路感染，故应及时发现并积极治疗。临床中经常导尿或留置导尿管也易引起感染，故应尽可能避免使用。

（3）小心药物伤肾。对肾脏损害的药物不少，如磺胺类、卡那霉素、链霉素等，这些药物应慎用。若患病需要应用时，要在医生的指导下，选用对肾脏损害小的药物，用药期间还应注意多喝水。

（4）控制血压。老年人肾动脉常有内膜增厚现象，而高血压可加速这些病变的发生、发展，故应按时服药控制高血压。

（5）注意腰部保暖。初春季节，气温尚低，要注意腰部保暖，以免风寒侵袭，使肾脏受损而影响或降低肾脏功能。

呵护肾脏拒绝肥胖

肥胖可导致肾病已经被证实了，医学专家指出肥胖者患肾病的概率比一般人高50%。这是因为：一方面，肥胖者本身容易患肾病；另一方面，肥胖者患有高血压、糖尿病等慢性病的概率高，若这些慢性病得不到有效的治疗，会间接引发肾病。而体重较高的人群中，尤其是腰围粗的人要注意；这类人多为内脏性肥胖，更容易导致肾脏损害。

肥胖引起肾脏损伤的过程非常缓慢，而且发病症状也比较隐匿，因此常常被误诊，加上人们还没有对肥胖能引起肾病加以重视，所以两者之间的关联也往往被人们忽略了。

与肥胖相关的肾病常常表现为蛋白尿、高脂血症、高血压、肾脏肥大……后期可发展为肾衰竭。

那么肥胖相关性肾病是如何引发的呢？以下介绍一下肥胖相关性肾病的发病原因：

（1）肥胖者肾包膜下被脂肪紧紧包裹着，其中会有一部分脂肪向肾实质内渗透，对肾脏进行挤压，导致肾组织局部缺氧性损伤。

（2）肥胖者常有高血压、高脂血症及胰岛素抵抗等症状。这些症状都会影响肾脏血流动力学的改变，引起肾脏的高滤过、高灌注性的损伤。

肥胖相关性肾病是可以预防的，首先要控制自己的体重，同时调整不良的生活方式，比如适当运动，改变饮食习惯，多吃青菜、水果，少吃含糖的食物，不吃动物内脏。

小心高血脂是肾脏的杀手

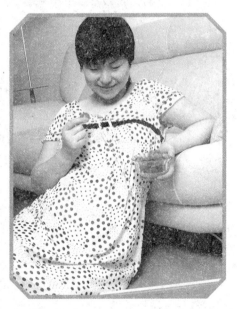

高脂血症是一种常见的疾病，它不仅能损害肾病患者的肾脏，还会对正常人的肾脏造成伤害。患高脂血症的最重要原因，就是食入了过多高脂肪食物。

研究表明，食用过多高脂肪食物会导致血脂升高、尿蛋白量增加、血清总胆固醇增高、低密度脂蛋白增高等，损伤肾脏。如果继续食用高脂肪食物，会导致体内一氧化氮的排泄量增加。一氧化氮与肾脏中的超氧离子反应，会生成过氧化亚硝酸盐。亚硝酸盐是一种有毒物质，对肾细胞具有毒害作用。另外，一氧化氮的增加，会使一氧化氮合成酶增加，导致肾小球硬化及肾小管间质受损。

肾健康要防血压升高

血压是指大动脉血压，通俗地说就是指大动脉内的血液对血管壁造成的压力。血压是保持心脑组织、冠状动脉和肾小球等正常运作的重要因素。血压升高是指大动脉的收缩压或舒张压在静息状态下出现的短暂升高，对心、脑、肾、视网膜等器官的正常运作有一定的影响。因此，经常性的血压升高会损害肾脏。

压力大是导致血压升高的一个重要原因，失眠是压力大的一个常见症状。出现这种症状的人群多为年轻人和中年男性。这部分人往往工作和生活压力大，晚上就出现了失眠的症状。长此以往，不仅对肾脏不利，也会影响整个身体的健康。

血压升高损害肾脏的问题，最好的解决方法是放松心情，减少加班熬夜，经常对血压进行测量，出现严重症状应及时就医。

常搓脚心可预防肾衰

中医理论认为，搓脚心有益于活血通络、强体健身。由于脚心穴位病理在人体上反射较多，如左脚掌心穴位病理反映有腹腔神经丛、肾上腺、肾、心、脾、胃、十二指肠等；右脚掌心穴位病理反映有腹腔神经丛、胆囊、肾上腺、肾、肝、胃等。

人的脚掌密布许多血管，故科学家把脚掌称为人的"第二心脏"，脚心的涌泉穴是足少阴肾经的起点。按摩这个穴位，有滋阴补肾、颐养五脏六腑的作用。经常按摩脚心，能活跃肾经内气，强壮身体，防止早衰，有利于健康长寿。老年人常按摩脚心，还能防止腿脚麻木，行动无力，脚心凉冷等现象。

脚心上有很多穴位，尤其是涌泉穴与肾脏有密切的联系。涌泉指体内肾经的经水由此外涌而出体表。此穴为肾经经脉的第一穴，它联通肾经的体内体表经脉，肾经体内经脉中的高温高压的水液由此外涌而出体表。涌泉穴是为全身腧穴的最下部，乃是肾经的首穴。为人体元气之所在，刺激此穴可使人恢复元气，滋阴补肾，颐养五脏六腑，预防各种肾脏疾病，健身长寿。

肾病的二级预防

肾病的二级预防是指已有肾病的患者，应积极配合医生治疗，尽力恢复受损肾脏。鉴于这类患者的特殊性，应采取特殊的防御措施。

患者必须坚持治疗，有不懂的问题应立即向医生咨询。有些患者在病情相对稳定时，就不再坚持治疗或用药了。这种做法是错的，病情平稳并不意味着痊愈，若不坚持治疗，很可能导致更严重的后果。肾病的并发症很多，患者必须从多方面注意，否则可能出现"捡了芝麻，丢了西瓜"的情况。肾病患者应该定期体检，随时掌握肾脏的情况，更好地配合医生治疗，提早预防能加重病情的危险因素，如高血压、高血脂、脱水、心力衰竭、肝衰竭、糖尿病等。

日常生活如何预防肾炎

（1）注意清洁卫生。经常沐浴，更换衣裤，避免或减少上呼吸道及皮肤感染，可大大降低急性肾炎的发病率。

（2）积极参加体育锻炼。选择适合自身的实际情况的运动项目，以增强体质，提高机体的抗病能力。

（3）若发生感染性疾病，应及时使用抗菌药物，对于慢性感染病灶，如扁桃体炎、咽炎、龋病（龋齿）及中耳炎等，应尽早彻底治疗。

（4）在链球菌感染流行时，可在医生的指导下，短期使用抗菌药物预防，以减少发病。

如何预防儿童肾病

急性肾炎患儿应积极预防和治疗感染，如上呼吸道感染、扁桃体炎、咽峡炎、腥红热、化脓性皮肤病等，避免寒冷刺激和潮湿的环境，增强体质、提高抗病能力。

紫癜性肾炎患儿用药要慎重，如对某些药物有过敏，不宜再用此类药物；食物过敏者，应避免再食用该类食物；驱除体内各种寄生虫；防治各种感染性疾病等。

预防乙肝性肾炎关键是对儿童接种乙肝疫苗。

肾衰竭患儿要积极预防和治疗原发病，如急性肾炎、慢性肾炎、肾病综合征、尿路感染、尿路梗阻以及脱水、失水、休克；禁用或慎用对肾脏有损害的药物。

如何预防尿毒症

尿毒症不是一个独立的疾病，而是各种晚期肾脏病共有的临床综合征，是进行性慢性肾功能衰竭的终末阶段。根据肾功能损害的程度不同，可将慢性肾功能衰竭分为4个阶段：肾功能不全代偿期，肾功能不全失代偿期，肾功能衰竭期，慢性肾功能衰竭的终末期也就是指尿毒症期。

那么，尿毒症是由哪些原因引起的呢？它们有原发性肾小球肾炎；糖尿病、药物引起的间质性肾炎、高血压、慢性肾盂肾炎、遗传性成人多囊肾、系统性红斑狼疮、其他疾病引起的肾衰竭，如痛风、多发性骨髓瘤等。

引起尿毒症的原因复杂多样，应该如何预防尿毒症呢？

1. 一般原则性的预防

治疗高血压，尤其是可以完全康复的继发性高血压；治疗各种可能发生的感染性疾病，如感冒、尿道炎等；治疗与饮食、生活习惯相关的疾病，如高血脂、高胆固醇、贫血等；避免滥用止痛药或显影剂检查；避免使用各种偏方或来路不明的药品，如减肥药等。

2. 对各种已知疾病的积极治疗

例如，严格地控制血糖，便可预防糖尿病引起的肾脏病变。据有关资料显示，如果能在糖尿病肾病的早期就进行饮食控制和服用相应的药物，疗效远比晚期治疗要好得多。

3. 对饮食的适当控制

当肾功能降至70%以下时，应采取低蛋白饮食，每天蛋白质的摄取量宜控制在0.8～1.1克/千克体重。以体重60千克的人为例，每天食用的肉不能超过100克，可适当补充低磷、钾奶粉。若伴有高血压，则应避免腌制、罐头食品，减少调味用的食盐（但不可使用低钠盐，因低钠盐含钾离子）。每日能量的摄取原则是，每千克体重126～146焦（30～35卡）。

如同高血压一样，尿毒症也有遗传与非遗传的，而它并非无法预防、无法控制。尿毒症的病因若是遗传性的，应通过专业的药物治疗并配合相应的饮食控制来治疗，以避免肾脏功能继续受损；如果是非遗传的，更应正确、积极地治疗原发病。同时要注意严格杜绝乱服药物、饮食不均衡等恶习，好好地保养肾脏这重要的解毒与排泄器官。

 ## 如何通过饮食预防肾结石

肾结石形成的最根本原因就是饮食不当，如饮食中嘌呤、蛋白质等过量，进入身体就会给肾脏带来负担，排不出去，就形成结石。肾结石按成分可分六类：草酸钙结石、磷酸钙结石、尿酸盐结石、磷酸铵镁结石、嘌呤结石和胱氨酸结石。

如果过多食用含草酸食物，很容易患肾结石。常见的含草酸量高的食物有葡萄、豆类、橘子、番茄、李子、豆类等。如果过多食用动物内脏、海产品等含嘌呤较多的食物，就会导致尿酸增多，从而促使草酸盐沉淀，易形成结石。而蛋白质过量，会使肾脏和尿液中钙、草酸和尿酸的成分升高而形成结石。过多食用高糖食物，会加速草酸钙的形成，进而形成草酸钙结石。另外，脂肪过量会导致体内脂肪增多，对草酸盐的吸收也增多，从而形成结石。

总之，预防肾结石，应养成良好的饮食习惯，不仅要注意营养，更要强调均衡。

正确睡姿预防肾结石

充足的睡眠有利于身体健康，也对肾脏有一定好处。正确的睡姿可以帮助预防肾结石。肾结石是尿中的代谢物堆积在肾脏血管中所致。长期侧睡，会导致血液循环不畅，其清除代谢废物的能力下降，使废弃物逐渐堆积，形成结石。因此，最好的预防肾结石的睡眠方法，就是仰睡和卧睡。

肾结石患者可采取改变睡姿的方法，辅助治疗肾结石。如果肾的一侧已经出现结石症状，可用反侧睡的方法，减少受损肾脏的压力。

IgA 肾病尿毒症的预防

在临床上，确诊 IgA 肾病的患者人数不少。由于多数的 IgA 肾病患者对此肾病认识不够，一部分的 IgA 肾病患者多在 10 年以后发生 IgA 肾病肾衰竭、IgA 肾病尿毒症。所以，对于 IgA 肾病尿毒症的预防和治疗越早越好。凡是内生肌酐清除率低于正常人的 IgA 肾病患者，就应该积极开始治疗 IgA 肾病，做到早治疗、早预防 IgA 肾病尿毒症，延缓病情的恶化。通过及早干预可以减少甚至是杜绝 IgA 肾病尿毒症的发生，治疗越及时的患者发展为 IgA 肾病尿毒症的机会越小，如果控制得当还可延长寿命。

1. 通过运动预防 IgA 肾病尿毒症的发生

早期尿毒症应将运动治疗列入日程，每天半小时左右，达到中等强度，即运动时每分钟心跳次数加年龄等于 170。刚开始时应循序渐进，运动种类以走路、慢跑、太极拳等比较适宜。最重要的是要改变观念，很多人认为尿毒症患者不宜运动，运动会加重病情：运动初期可能会出现病情的波动，但持之以恒的运动对改善体质，促进康复有利。

2. IgA 肾病尿毒症的预防应从病因着手

有很多到医院治疗的患者就是因为平时不注意那些可加重 IgA 肾病病情的外在因素而使病情反复、加重，本来是较轻的患者到后来却要依靠透析生存。下列这些因素是不可不防的：

（1）感冒。一是防止感冒的发生，如平时注意增强体质，根据气候的变化增减衣服，在感冒流行时少去公共场所；二是感冒以后要及时治疗，最好是到中医肾病专科用中药治疗，及时控制感冒对保护肾脏功能有重要意义。

（2）感染。尿毒症时常见的感染有呼吸道、消化道、泌尿道感染，发现感染后应首选中医中药进行系统治疗。如果用抗生素应注意避免使用有肾毒性的药物，并要注意调整用量。

（3）尿道梗阻。尿道结石、肿瘤、前列腺增生等可加剧肾功能损害程度，应及时解除这些诱因。

（4）肾毒性药物。对可能加重肾脏损伤的抗生素要按专业医生的指导适量应用，最常见的药物是氨基糖甙类抗生素，如庆大霉素、卡那霉素、链霉素等，其次为解热镇痛药及造影剂等。

如何预防肾积水的出现

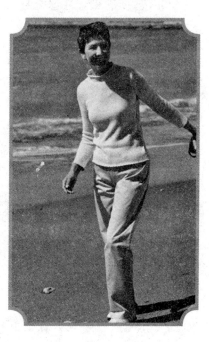

由于泌尿系统的梗阻导致肾盂与肾盏扩张，其中潴留尿液，统称为肾积水。肾积水的原因分先天性与后天性二种，以及泌尿系统外与下尿路病因造成的肾积水。

其主要临床表现有：原发病的症状，如结石有疼痛，肿瘤有血尿，尿道狭窄有排尿困难等；积水侧腰部胀痛；并发感染有畏寒、发热、脓尿；患侧腰部囊性包块；双侧梗阻出现慢性肾功能不全、尿毒症等。

肾积水一般不能通过药物治愈，但为了防止继发感染和保护肾功能，在未解除尿路梗阻治疗之前，可采用：

（1）抗菌药物。例如红霉素、先锋霉素等。

（2）中药治疗。可用清热解毒中药，例如柴胡、黄柏、黄芩、车前子等。

（3）饮食保健，增加热量摄入。但为了避免增加积水肾脏的负担，不宜过多进食含蛋白质丰富的食物。热量的摄入主要依靠碳水化合物及脂肪类食物。如单侧性肾积水，不必限制饮水量；如果双侧肾积水，有肾功能障碍现象，要限制每日的进水量。

如何预防肾下垂

（1）加强营养。身体瘦弱，机体脂肪组织减少是导致肾下垂的重要原因之一。应加强营养，多吃动物类高脂肪食物，增加体重。胃肠功能不良时，可适当调理脾胃，使用帮助消化的药物。

（2）体育锻炼。加强锻炼，提高身体素质，可长跑、散步、打太极拳等，尤其要注意腹肌锻炼，如俯卧撑、单杠、双杠等。

（3）预防感染。注意全身卫生。尤其要注意阴部卫生，防止继发感染，加重肾损害。

（4）节制生育。生育过多的妇女容易患肾下垂。实行计划生育、避免计划外怀孕和人工流产、节制生育是预防肾下垂的重要措施。身体虚弱或患肾下垂时，应适当节制性生活。

（5）劳逸结合。过于安逸，腹肌缺乏锻炼，不利于肾脏的固定；过于劳累，身体脂肪消耗过多，也不利于肾脏的固定。因此，应劳逸结合，不可过劳、过逸。

如何预防慢性肾病

（1）对于没有肾病的人群，要做好预防，具体预防措施 如下：

①减少盐的摄入，饮食宜清淡。

②平衡膳食。进食大量的动、植物蛋白质，最后的代谢物——尿酸、尿素氮等，都需要由肾脏负担排出，故暴饮暴食将增加肾脏负担。

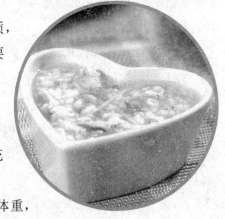

③适当多饮水，不憋尿。尿在膀胱里太久很容易引起细菌繁殖，导致肾病。每天充分喝水，随时排尿，肾脏不易产生结石。

④每天有计划地坚持体力活动，控制体重，避免感冒。

⑤当咽部或扁桃体等有炎症时，需采用抗生素彻底治疗，否则链球菌感染易诱发肾病。

⑥戒烟。饮酒要适量，避免酗酒。

⑦避免滥用药物，多种药物可导致肾脏受损。

⑧妇女怀孕前最好检查有无肾病及肾功能情况，若肾病明显，要与肾脏专科医师商讨，否则盲目怀孕，肾病可能恶化。

⑨每年定期检查尿常规及肾功能并做肾脏 B 超检查。了解家族史从而对肾病早期发现。

（2）对高危人群，如糖尿病、高血压病等人群进行及时、有效的治疗，防治慢性肾病的发生。除上述措施外，还要注意：

①积极控制危险因素（高血压、糖尿病、高尿酸、肥胖、高脂血症等）。

②合理饮食。坚持低盐、低糖、低嘌呤、低脂等饮食。

③密切观察自身的血压、血糖、血脂、血尿酸等指标，将这些指标严格控制在正常范围内。

④至少每半年做一次尿常规、尿微量白蛋白及肾功能检查，以便发现早期肾损害。

（3）对已有早期肾病的患者要给予及时、有效的治疗，重在延缓或逆转慢性肾病的进展，以期尽最大可能保护受损肾脏。

①积极治疗原发性肾脏疾病，控制蛋白尿水平。尿蛋白越多，对肾脏的损伤越大。

②低蛋白饮食。低蛋白饮食具有保护肾功能、减少蛋白尿等作用。通常每日每千克体重可摄入 0.6 ～ 0.8 克优质蛋白质。对肾功能受损严重者，每日蛋白质的摄入量限制应更严格，但同时也必须防止营养不良发生。

③避免或及时纠正使慢性肾病急性加重的危险因素。累及肾脏的疾病，如高血压、糖尿病、系统性红斑狼疮复发或加重；体内血容量不足，如低血压、脱水、休克等，组织创伤或大出血；严重感染等。肾毒性药物或其他理化因素致肾损伤；严重高血压未被控制或血压急剧波动；泌尿道梗阻；其他器官功能衰竭，严重营养不良等。

④积极治疗肾功能损害导致的并发症。如纠正贫血，纠正水电解质和酸中毒。

⑤坚持治疗和随访。每一位肾病患者不管病情如何，都要定期复查，以防不测。长期随访、认真治疗是保证慢性肾病疗效的关键。

 ## 如何预防肾病综合征的复发

反复发作是肾病综合征最大的问题。如何保证疾病不复发呢？对于肾病综合征患者来说，如果能长期保持疾病不复发，从一定意义上讲，就是痊愈了。患者一定要尽量避免受凉，不要感冒。另外，情绪对肾病患者也特别重要，如果肾病综合征患者疾病复发了，通常不是着凉了就是情绪不好，出现了紧张、生气、工作压力大等情况。

对于蛋白质，很多人都认为，既然有蛋白尿，身体肯定丢失了一定量的蛋白质，所以一定要补充蛋白质，多吃些高蛋白质食物。其实这是一个误区。如果把出现蛋白尿的肾比做一个漏水的水壶，越往里倒水，水壶漏得越厉害。肾也是一样，进食蛋白质越多，肾脏负担越重，如果限制蛋白质的摄入，则会减轻肾脏负担，逐渐恢复肾脏的功能。据测算，每个鸡蛋含蛋白质 7～8 克，250 毫升牛奶含蛋白质 7 克，50 克瘦肉含蛋白质 7 克。建议尽量不要吃肥肉，海鲜一定要新鲜，而且要限量。不吃生冷食物，像冰糕、生食，尤其是夏天，以免引起腹泻，导致肾病复发。辛辣食物最好少吃，如果引起咽炎，也会导致肾病复发。

生命在于运动，肾脏健康也在于运动，只有坚持运动，才真正有利于身体的恢复。只要身体允许，就要做一些力所能及的锻炼，生活应有规律，不能熬夜。

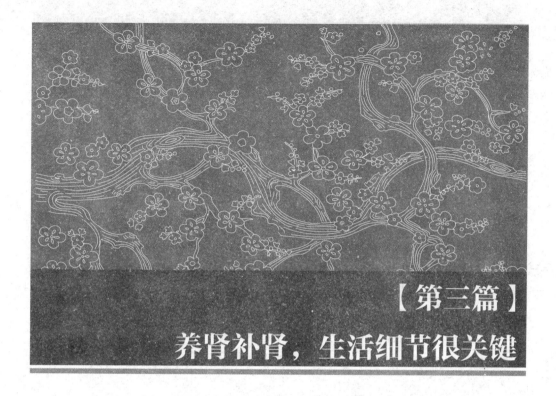

【第三篇】

养肾补肾，生活细节很关键

篇首语

随着社会的发展，生活节奏的加快，社会竞争的加剧，亚健康人群迅速增加，尤其是中青年人群，大多数都有疲劳、失眠、腰酸腿沉、头昏脑胀、力不从心等一系列不适的主诉。从中医的角度看，这些症状有很多都和肾脏有关系，因此，如何在日常生活中养肾补肾就变得很重要了。

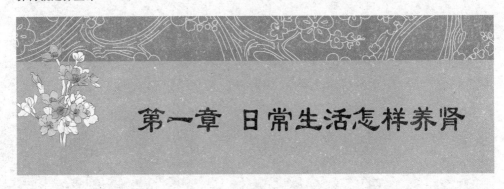

第一章 日常生活怎样养肾

 健康人的肾脏保健

人的肾脏非常娇嫩，对许多毒物都比较敏感，所以我们应该更加重视保护它。下面就介绍一些日常注意事项：

（1）在饮食上要特别注意，不要过多地进食高蛋白质、高钠食物，比如海鲜、动物内脏以及腌制食品等。蛋白质每日每千克体重在1.5～2克足够常人健康的需要。水也不要喝得太多，每日尿量保持在1500～2000毫升就可以了，提倡喝白开水。

（2）尽量不用或少用对肾毒性强的药物，如氨基糖甙类抗生素中的庆大霉素、丁胺卡那霉素等。避免或减少与肾毒性强的各种毒物接触，如鱼胆、蛇胆、毒蜂等。

（3）戒烟忌酒，少吃酸辣刺激性及烟熏烧烤食物。

（4）妇女在月经期、妊娠期、产褥期要注意个人卫生，预防尿道感染，养成勤排尿的习惯，不要憋尿。

（5）定期检查身体，特别是尿液化验，早期发现、及时治疗各种肾脏疾病。

（6）提倡健康的性生活，洁身自爱，预防性病危害肾脏。

（7）体格消瘦的人，要加强锻炼，提高腰腹肌收缩力，预防肾脏下垂。

（8）出现尿频、尿急、尿痛或血尿、水肿、腰痛等症状时，应及时到正规医院就诊，进行尿液常规或抽血检查，以便及时确诊、及早治疗。

作息规律有助健肾气

保持好的起居习惯，对补肾是大有裨益的。肾虚的原因很大一部分是因为熬夜、睡眠不充足、作息时间无规律，长期这样下去，不但对肾有很大的伤害，还会引发各种病症。但是，只要保证了充足的睡眠，并坚持有规律的作息，就会拥有强壮、健康的肾，拥有一个好身体。

人体的五脏六腑与肾都有着密切的关系，所以，在补肾的同时，也需要对其他器官进行维护与保养。而保证充足的睡眠时间，并进行有规律的作息，不止是对补肾有益，对于其他器官也是有好处的。

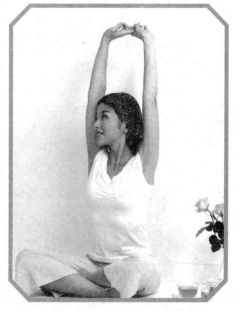

现在，我们就来具体地说一说，应该怎样来进行有规律的作息，并保证自己有充足的睡眠。

早晨 6 ～ 8 时，是维护与保养大肠的最佳时间。因为大肠的排毒时间就是早晨。此时如果不能进行排毒，不但对皮肤不好，还会增加患直肠癌的机会。所以，早上在7 点以前就要起床，并及时排便。如果便秘，就需要多吃富含粗纤维的食物，比如麦片、全麦面包等。或者配合经络按摩，用手多揉一揉肚子，这对大肠的养护有很好的功效。大肠健康了，就减轻了肾对于大肠排泄而产生的代谢功能负担，所以肾也就健康了。

胃是人体最大的消化器官，有储存、转运、消化食物的功能。日常饮食不规律、工作压力大等原因，使我们的胃变得越来越脆弱，早晨 8 ～ 10 点是维护与保养胃的最佳时间。所以，我们需要在此时进食早餐，而且还要吃一些对胃有好处的食物，比如苹果、胡萝卜、花生、核桃等。另外，还可以泡一些红茶或者蜂蜜水喝，以便对胃进行滋养。胃好了，就减轻了肾对于消化代谢的负担，所以肾也就健康了。

上午 10～12 时，是维护与保养脾脏的最佳时间。脾对于消化、吸收和传输营养物质到身体的各个器官起到了重要的作用。脾脏好的人，不但身体好，气色也不错，整个人看上去更加年轻漂亮。每天的这个时候，可以适当地进行腹部按摩，并暂时放下手头的工作，让大脑休息一下，因为大脑的活动会对此时的脾脏造成一定的影响。也可以听一会儿舒缓的音乐，这样可以缓减大脑的压力，对脾脏也会有较大益处。肾与脾，是外与里的关系，所以，脾好了，肾自然也就好了。

中午 12～下午 2 时，是维护与保养心脏的最佳时间。心脏是所有器官里的重中之重，是人体的核心部分。午餐可以吃一些补心的食物，比如波菜、桂圆等，这些食物可以起到补脾益心的作用。此时，也是心脏跳动速度最快的时候，所以，这时不宜进行剧烈运动，最好能够午睡半小时，这样对心脏会更加有利。心脏健康了，肾就减轻了负担。

下午 2～4 时，是维护与保养小肠的最佳时间。这时，可以吃些清淡的食物来适当地补充一些营养，比如喝碗小米粥、白米饭都可以。还需要做些简单的运动，比如踢腿、举手、转腰，都能够让小肠更好地进行蠕动。小肠健康了，肾就减轻了因小肠的蠕动功能而产生的代谢负担，所以肾也就健康了。

下午 4～6 时，是维护与保养膀胱的最佳时间。膀胱是人体最大的排毒通道，这时，就得多喝水，让体内的废物尽量排出去。同时，也可以对它进行按摩，这样也有助于膀胱排毒。只要将体内的毒素排掉了，肾也就健康了。

晚上 6～9 时，是维护与保养肾脏的最佳时间。肾脏永远是人体各脏腑的主角，但是一天中，最佳的养肾时间就是这个时候。这时可以适当进行运动，并在晚餐的时候，吃一些补肾养肾的食物，比如海带、黑木耳等。

晚上 9～12 时，是维护与保养肝的最佳时间。

凌晨 1～4 点，是维护与保养胆的最佳时间。

早晨 4～6 时，是维护与保养肺的最佳时间：肝、胆、肺的维护与保养，都需要在良好睡眠的前提下进行，所以保证充足的睡眠，就是在维护与保养自己的胆、肝、肺。由此可见，作息规律、睡眠充足，对人体的健康是多么重要。

补肾、养肾、护肾的区别

通常的情况下，人们会将补肾、养肾和护肾混为一谈，认为都是在补肾。其实，它们是有明显区别的。如果没能将它们区分开来，就会影响我们对肾的认识，从而错过了对肾的补、养、护的最佳时机。

对于补肾这个词，我们并不陌生，并且也都知道一些补肾的食物及药物。也就是说，补肾是需要药物和食物的，这里所说的药物不是西药，而是中药。但是，养肾和护肾就不同了。所谓的养，就是休养，让肾得到充分的休息；而护，则是保护，让肾不受伤害。

我们的日常生活离不开饮食、起居和适当的运动。保养肾脏，在这些方面都要有一定的讲究，比如清淡的饮食、有规律的起居、经常参加户外运动等，特别是经常活动腰部，能让腰部的气血循环畅通，使肾脏得到很好的滋养。即便知道自己的肾很健康，也需要护肾，比如热天不让背部外露。不少人在热天都有光膀子的习惯，这时，如果不注意护肾，就容易让肾着凉，如果有了肾虚的问题，就需要进补了。补肾是有讲究的。虽然补肾有时候离不开药物，但却不能乱服药，因为药物都有药性，一旦服错了药，不但起不到补肾的作用，还可能引发其他的疾病，从而影响健康。

常洗澡对肾有帮助

一般情况下，肾病患者的免疫力会下降，而皮肤是保护机体不受外界侵害的第一道防线。所以为了患者的健康，应该注重皮肤护理，勤洗澡。

从医学角度来看，让肾病患者勤洗澡，是一笔花钱少的健康投资。主要有以下几方面好处：

（1）勤洗澡，可使皮肤汗腺开口畅通，及时排出污垢，可以大大减少细菌的滋生。洗澡时如果能进行适当的擦洗，则可促进血液循环、消除疲劳，有助于睡眠。

（2）洗澡可以促进血液循环，保持血管畅通，减少血栓的形成，减少脑卒中或心肌梗塞的发病率，减少结石的形成。

（3）肾病患者一般食欲下降，洗澡会促进消化功能，增进患者的食欲。

（4）对于高血压患者，洗澡水的温度要适宜，不宜过高，也不能太低。水温过高，容易导致血压突然升高，影响患者的健康。

虽然洗澡很有益处，但洗澡时也要注意以下问题：

（1）洗澡时最好不要长时间站着，最好使用盆浴。因为站的时间长了，尤其是老年患者容易头晕，甚至摔倒。

（2）洗澡时，要调节好室内的温度，保证温度适中，防止患者感冒。

（3）不可空腹洗澡，空腹洗澡容易使患者体力消耗，从而导致头晕，甚至虚脱。

（4）饭后也不宜立刻洗澡，这是因为饭后大量血液流入消化系统，倘若此时洗澡不但会影响食物消化，还会使体表血流量增加，从而导致大脑供血不足，使患者晕厥。

（5）洗澡的时间不宜过长，盆浴20分钟，淋浴5分钟左右即可。长时间洗热水澡，人体会大量出汗，使血液变得黏稠、皮下血管扩张，容易导致血栓或心、脑等器官相对缺血。肾病患者洗澡时，身边最好有家属陪伴，以免发生意外。

长晒背，补肾经

日光，是天地间最精华的阳气，对人体生命活动有至关重要的作用。如《淮南子·天文》指出："火气之精为日。"《本草纲目》说："天非此火不能生物，人非此火不能自生。"人与天地相应，天之阳气可充实人体阳气，故《黄帝内经》强调养生防病应"无厌于日"，"必待日光"，即人体应充分接受阳光的沐浴。

民谚也有"冬日晒太阳，胜似喝参汤"之说，其实，不只是冬季，春、夏、秋三季也要晒一晒。阳虚体弱、禀赋不足的人群适当晒晒太阳对改善体质有很大帮助。

人体背部属阳，行于背部的督脉总督一身之阳经，故为阳脉之海，主持一身之阳气，所以古人认为日光"晒背"最好，可以直补督脉阳气，影响全身，尤其

对脑、髓、肾精肾阴亏损者的补阳效果最好。阳光
可使人体阳气得壮，气血和畅，阴寒得除。许
多阳虚体弱、风湿痹痛、跌打损伤患者，常在
春夏阳气升发旺盛时病情好转，也充分证明
了阳光的这一康复作用。

　　当然，晒太阳还必须讲科学，对时间的长
短和一天早晚各时段光线的强度必须有一定的
了解，并需根据季节的更替、气候的变化及不同
人群因时因地因人灵活调节晒法，才能有助于养生和治
疗疾病。

　　比如婴幼儿皮肤娇嫩，容易被灼伤，所以要选阳光不强时，并找个远离直射
的地方。春秋季为上午9～11时；夏季为上午9时前；冬季为正午前后。每天1次，
每次15～30分钟。晒完太阳后，最好给婴儿擦擦汗水，再喝点水。

　　少儿时期，是身体生长发育的关键时期，尤其是骨骼发育更需大量维生素D
来辅助身体吸收钙，缺乏维生素D会导致儿童生长缓慢。因此，要尽可能多地让
孩子在阳光下玩耍。但要避开正午12时至下午4时的阳光。

　　中青年阶段的人，新陈代谢能力较强，钙质流失较快，需补充较多的维生素
D。所以在有条件的情况下，应尽量多晒晒太阳。最好上午6～10时和下午4～6
时，每天晒1～2小时。老年人晒太阳有助于防治骨质疏松和抑郁。最好是在早
上10时前和下午4时后，每天2次，每次20～30分钟。这两个时间段阳光中
的紫外线增多，是储备体内维生素D的大好时间。但也不要晒得过多，如果被过
强紫外线照射，也可能诱发皮炎、白内障、老年斑等疾病。此外，患白内障的老
年人最好戴副防护镜，以防紫外线直接射入眼睛。

　　简而言之，晒太阳就是以天时的阳气补人体的阳气，无疑是最天然的"补药"。

临睡泡脚有益肾脏

　　为什么泡脚有如此之神效呢？中国有个说法叫"热水泡脚，赛吃人参"。我

国传统中医也早有"一年四季沐足:春天洗脚,升阳固脱;夏天洗脚,暑理可祛;秋天洗脚,肺润肠蠕;冬天洗脚,丹田湿灼"的记载。

从中医的观点来看,人体五脏六腑的功能在脚上都有相应的穴位。脚不仅是足三阴经的起始点,还是足三阳经的终止处。这6条经脉之根分别在脚上的6个穴位中。仅脚踝以下就有33个穴位,双脚穴位达66个,它们分别对应着人体的五脏六腑,占全身穴位的10%。经常泡脚就可刺激脚部的太冲、隐白、太溪、涌泉以及踝关节以下各穴位,从而起到滋补元气、壮腰强筋、调理脏腑、疏通经络、促进新陈代谢以及延缓衰老的功效,可以防治各脏腑功能紊乱、消化不良、便秘、脱发落发、耳鸣耳聋、头昏眼花、牙齿松动、失眠、关节麻木等症。不说包治百病,但也差不多了。

热水泡脚也要有讲究,最佳方法是:先取适量水于脚盆中,水温因人而异,以脚感温热为准;水深开始以刚没脚面为宜,先将双脚在盆水中浸泡5～10分钟,然后用手或毛巾反复搓揉足背、足心、足趾。为强化效果,可有意识地搓揉中部一些穴位,如位于足心的涌泉穴等;必要时,还可用手或毛巾上下反复搓揉小腿,直到腿上皮肤发红发热为止;为维持水温,需边搓洗边加热水,最后水可加到足踝以上;洗完后,用干毛巾反复搓揉干净。实践表明,晚上临睡前泡脚的养生效果最佳,每次以20～30分钟为宜,泡脚完毕最好在

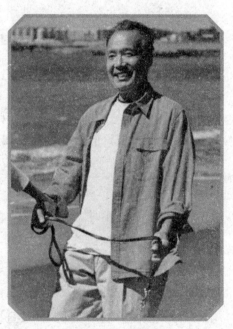

半小时内上床睡觉,这样才有利于阳气的生发,也不会太多地透支健康。

所以说,很多养生方法其实就在我们的生活中,很简单,也很方便,重要的是你是否有心,是否能够持之以恒。养生不是朝夕之间的事情,只有坚持一段时间以后,才能看到效果。

每天补充足量的水

几乎每个成年人都知道夏季要多饮水，而且也这样做了，从送水工异常忙碌的身影和自动售水机前排队的居民，便可窥见一斑。喝水，也是一门学问，尤其是对某些特殊人群而言，何时喝水，喝多少水颇有讲究。

我们先从人体调节水排泄的主要脏器肾脏说起。肾脏通过增加或减少尿液排泄量使得机体水分含量保持在相对稳定的水平。肾功能减退时，肾脏调节水排泄能力下降，容易发生水潴留或脱水。

另一方面，肾脏是排泄代谢废物、药物的主要场所，缺水时尿液浓缩，这些物质在尿中的浓度显著升高，容易引起肾脏损害。大量出汗时每天通过皮肤丢失的水分大大增加，可达 1000 毫升以上，如不及时补充水分，容易导致机体缺水和肾脏损害。所以，某些肾脏疾病患者要特别注意补充水分。

每天应该补充多少水分因人而异，总的原则是保持 24 小时尿量在 2000～3000 毫升。要讲究合理饮水，养成每日饮水的习惯，忌平时不饮，临时暴饮。饮水最佳的时间是两餐之间及晚上和清晨，避免在饭前半小时内和进食后立即饮大量水，以免稀释胃酸、影响食欲和消化。至于饮什么样的水最好，不必过分讲究，普通的饮用水就行。

但是，肾脏疾病患者如有无尿或少尿、急性肾炎或肾病综合征患者、合并心力衰竭的慢性肾脏疾病患者等，应限制水分摄入。

强力举重、久居湿处对肾脏的伤害

人们经常用"五劳七伤"来形容人身体虚弱，何谓"五劳七伤"？五劳：久视伤血，久卧伤气，久坐伤肉，久立伤骨，久行伤筋。七伤：大饱伤脾，大怒气逆伤肝，强力举重、久坐湿地伤肾，行寒饮冷伤肺，忧愁思虑伤心，风雨寒暑伤形，恐惧不解伤志。这些都是我们日常生活最平常的活动，可是如果不注意，却也是最无情的杀手。我们今天就来谈谈"强力举重、久居湿处伤肾"。

先来说说为什么强力举重伤肾？强力举重，就是超负荷运动。剧烈运动可引起肌肉损伤，使体内的肌红蛋白大量释放，并渗入到血液中。肾脏是人体解毒和代谢的"发电机"，会将肌红蛋白滤出，这样，尿液便出现酱油色。按照中医的解释，运动适量出汗出的是你身体的废气。如果运动过量，身体的废气都排泄完了，那汗就是你的元气！你的肾能好吗？很多人超负荷工作，到半夜了还在工作，这样也会伤肾。在这里想提醒大家，生命在于运动，但是人体对运动强度的承受需要一个循序渐进的过程。所以大家千万别只为了逞一时匹夫之勇，使身体受到不必要的伤害。

《黄帝内经》说"久处湿地伤肾"，这是由寒湿侵袭所造成的。中医认为：寒湿侵袭，滞留不去，肝气失疏、气血失布、宗筋挛缩而失濡不用，且寒湿伤及肾脏。因肝主领全身的经络宗筋，肾主藏先天之精。故俩者因寒湿而造成伤害，自然导致阳痿不举。

过度疲劳对肾损害大

如今社会竞争日趋激烈，生活压力越来越大，"劳累"已日益成为普遍现象。有医学专家曾说：人是有可能被累死的，许多疾病也是"累"出来的。当人类基本上控制了烈性传染病之后，因为过度疲劳而导致的体质下降与疾病就成为现代人的首要敌人了。人们因忽视"劳累"的严重后果而致酿成大患时，已悔之晚矣。

从临床接诊的急、慢性肾炎患者的情况来看，约有70%的肾炎患者发病原因与长期过度劳累有关。很多急、慢性肾炎患者就诊时都很难说清自己的病是从何时开始的，大多数人都会说最近一段时间感到特别累。

人在疲劳状态下工作，加上精神紧张，很容易导致腰酸腰痛。此时抵抗力也会下降，导致细菌入侵、病毒感染人体，引发肾脏损害。最令人担忧的是，上述表现不容易引起人们的重视，很多人自认为休息一下就好了，不去就医，往往拖到出现严重的水肿、血尿、血压高时才去医院看病，但为时已晚了。

因此对于工作紧张、易出现疲劳的人来说，要注意劳逸结合，注意早期预防、合理安排生活。如果出现感冒等病症，务必要重视，及时休息、及时治疗。平时工作紧张、劳累的人还要加强营养、适当锻炼，增强身体抵抗力，保持良好的生活习惯，定期对身体进行必要的检查，体检时最好检测一下尿常规及肾功能、尿蛋白和血肌酐，这是早期发现肾脏有无病变的最有效、最简便的方法。

睡眠充足肾脏安稳

俗话说得好："药补不如食补，食补不如觉补。"所以，睡眠也是补肾良药。一个人若是睡眠不足，或者睡眠质量不好，就会感到精神委靡不振、注意力不集中、头痛、眩晕等。一个人如果长期缺乏睡眠，处于过度疲劳当中，机体就会产生耗气伤血的病理变化，损及五脏。心劳则血损、肝劳则神损、脾劳则食损、肺劳则气损、肾劳则精损，所以，一定要睡眠充足。

失眠是一种中老年人较为普遍又十分痛苦的现象。不良的睡眠不仅会使生活、工作的乐趣大打折扣；同时，身体脏器无法得到休息，还会导致神经衰弱、内分泌紊乱、血压及血糖升高、性功能障碍，或产生抑郁症等症状，很容易发生器质性病变，如高血压、心脏病以及慢性肾病等。长期睡眠不足，会刺激人体释放更多的肾上腺皮质激素。这种激素过多，就很容易使人在腹部堆积脂肪，导致肥胖。由此可见，要保持健康的身体，必须保证充足的睡眠。

人的一生有1/3的时间在睡眠中度过，正确的睡眠方式与良好的睡眠状态，能补充能量、恢复精力，有"养阴培元"的功效。

要改变睡眠不足的状况，第一，要从建立良好的作息习惯做起。具体睡眠时间建议每晚21：00～23：00点休息，争取在23：00～1：00点入睡。中医认为，子时（即23：00～1：00）是阳气最弱、阴气最盛的时候，这个时候睡觉，最能养阴，睡眠质量也最好，可以达到事半功倍的养生效果。第二，为了让自己容易入睡，要保持卧室空气清新，温度不宜过高，还要保持一定的湿度。第三，经常进行体育锻炼可以改善睡眠的质量。但在入睡前3小时不要做剧烈运动。第四，从下午起就不要再喝含咖啡因的饮料，更不要在临睡前靠大量的酒精来帮助入睡。

经常梳头有益肾健康

经常梳头发，不仅可以起到按摩头部的效果，还能强肾健体。钢丝梳具有与中医针灸用具皮针、梅花针、七星针等相同的作用，肾病患者如果能用钢丝梳梳理头发，效果会更好。如果没有钢丝梳，用木梳梳头发，也可起到针灸、按摩补肾的目的。梳头时通过对神经末梢的刺激，可使头颈部毛细血管扩张，加速血液循环，通经活络，缓解肌肉痉挛，促进新陈代谢，从而利于肾脏的正常运作。

选择大型木梳梳头，对头、颈、腹、背、腰部，都有较好的按摩作用。患者可用木梳梳齿尖接触头皮，用力要适当，从前发际至后颈部梳，梳遍头皮。也可左手梳左侧，右手梳右侧，并梳过颈部，以刺激风府穴、风池穴、哑门穴、大椎穴。这种梳头法可促进头、颈部血液循环，还可缓解患者头晕、失眠、神经衰弱症状。

房事把握好度保肾健康

我们知道，虽然房事能够给人带来精神与肉体上的快乐，但是也不能过度。不管身体多么强壮，过度的房事都会造成对身体的伤害。轻则使人神疲力倦，重则患上阳痿等症。更重要的是，还会引发肾脏方面的疾病。近年来，因房事而引发诸多疾病的人群有年轻化的趋势。一些20多岁的年轻人，就因房事过度而患上了阳痿、早泄等症。

比如蜜月期的新婚燕尔，常常因为兴奋而出现房事过度的情况。男女双方都会感到心悸气短、疲劳、头晕头昏、精神不振、四肢无力、食欲减退、腰酸背痛等。如果出现了上述情况，就说明性生活已经过度，应该及时节制。

一般的情况下，人们都较少谈及房事，因为这是一件私密的事。殊不知，如果不懂得正确地进行房事，特别是控制好房事的度，是会对身体造成伤害的。房事与人体的各个脏腑，特别是与肾的关系密切。

总之，合理、适度的房事，能让身心健康，但过度则有伤身心健康。因此一旦过度，就得进行调养，让身心恢复健康。

 性生活和谐肾才健康

性生活是人们正常生活的一个重要组成部分，这一点，是无论什么圣贤都否定不了的，古人孔子直言不讳地说："食、色，性也。"《礼记·礼运》又说："饮食男女，人之大欲存焉。"可见圣人也要承认性生活是人们所必须的。

那些中年丧妻或丧夫的人，阴阳不能相交，反而会导致疾病，甚至还会损伤年寿。古代的养生书《三元延寿参赞》说："黄帝曰：一阴一阳之谓道，偏阴偏阳之谓疾。又曰：两者不知，若春无秋，若冬无夏，因而和之，是谓圣度。圣人不绝和合之道，但贵于闭密以守天真也。"意思是说，阴阳的对立统一是自然界的普遍规律，在一般情况下，阴阳是平衡的，人体也必须维持平衡才能保证健康。如果出现阴阳偏盛偏衰，就会生病。适度的性生活，正是调和阴阳的手段。人的肾精受到后天水谷的营养而不断生发。当肾精充足上济心火时，则会"欲火中烧"而产生性要求。因此，房事既不可缺少，也不能过频，若能适当，则有益于健康。《素女心经》中也曾这样记载道："天地有合，阴阳有施化，人法阴阳、随四时。今欲不交接，神气不宣布。阴阳闭隔，何以自补？"意思就是人要顺应自然的法则，遵循自身的生理规律才行。停止性交，身体和精神的欲望都不能得到很好的宣泄。两性的阴阳之气被闭隔，怎么能做到男女自补呢？这样也就违背了自然的发展规律。

中年丧妻或丧夫的人大多不能长寿的原因就是，长期禁欲可致"经血瘀阻、宗筋失养"，从而可"萎弱不用"。说明长期禁欲的结果将会使其永远丧失性功能。因为禁欲破坏了阴阳平衡，压抑了人的性本能，人体聚集的性欲得不到释放，反而会给人的精神和肉体带来危害。因此禁欲不利于健康，也不利于长寿。国外报道，长期禁欲的人，其衰老与死亡率比正常过性生活者高30%以上。来自俄罗斯和日本的调查资料表明：一些长寿者，他们的配偶大多数都健在。而丧偶者则短命者多。因此，健康、长寿并不属于那些禁欲者。只要保持正常的性生活，对你的身体是有利无害的。

 ## 肾虚引起亚健康的调理

现代人，特别是久坐办公室的人，不少人虽然看上去没有明显的病症，但却处于亚健康状态。大多都是因肾虚引起的。

如果说一个人老是感觉到疲劳，那么就需要针对由肾引起的脾虚体弱来进行调理。中医认为，疲劳与五脏失调有关，比如腰腿酸软多与肾相连，不耐劳多与肝有关，神疲多与心有关，肢体疲劳多与脾有关。因此，治疗亚健康的疲劳症，应以调节五脏为主。而五脏里，又以肾为首，所以调五脏又应以补肾为主。

如果一个人老是失眠，就得根据失眠的症状来进行调理。中医认为，失眠属于"不寐"和"不得眠"的范畴，原因多为七情所伤，即由恼怒、忧思、悲恐等因素造成心肾不和、肝郁化火等症状。而通过刮痧，就能够达到养心安神、疏肝解郁、放松身心等目的，从而改善失眠的症状。

还有的人老是感到颈肩酸痛，中医认为，颈肩酸痛是由颈肩部位的气血瘀滞造成的，尽管它与肾虚没有直接联系，但也是由体虚所引起的，而体虚多因肾虚所致，所以归根结底还是要补肾。在这里，通过刮痧疗法，可以达到舒筋通络、活血化瘀的目的，还能促进人体局部的新陈代谢，使原本僵硬的肌肉得到放松，最终能够调整亚健康的状态，让人拥有一个健康的身体。

以上情况都可以通过刮痧来进行调理，而且效果还很不错。具体操作方法如下：

首先，以直线刮法，从风府穴到身柱穴，顺着一个方向刮8～10次，可以将重点放在大椎穴上。在刮背部时，也可以用直线法，刮拭脊柱两侧的膀胱经，可以将重点放在心俞穴、脾俞穴、胃俞穴、肾俞穴等穴位上，在每一侧的这些穴位上，刮拭8～10次。我们还可以刮四肢：还是以直线法，顺着同一个方向刮拭前臂的外侧，也就是大肠经循行的区域及合谷穴、曲池穴、手三里穴，也可以用点压法、按揉法进行施治，效果不错。

老年人护肾要有耐心

近年来，很多患有心脑血管疾病、糖尿病的老年人因为肾病病危或者病故的案例逐年增加。科学调查显示，在住院的重症患者中约有1/3有不同程度的肾功能减退或衰竭，在死亡病例中，合并发生肾功能衰竭者高达80％以上。

因此，科学呵护肾脏，应当成为老年人健康教育的重要议题。

"心肾相关"早已成为中西医生的共识。中医认为，心肾不交是疾病的重要病机。现代医学认为，血管紧张素系统是心肾联系的桥梁。

人体肾功能减退约从40岁开始，随年龄增长而加重，表现为血尿素氮及血肌酐水平逐渐增高。60～75岁减退速度增快，75岁以后的高龄者，肾功能减退的速度和程度达到高峰，临床称做增龄性（老年性或衰老性）肾功能减退。此时，肾脏的储备功能殆尽，对体内外损害因素的抵御力和代偿力很小，故极易发生急性肾衰，进而发展成为老年性多脏器功能衰竭。

临床常可见到手术顺利成功、重病抢救得力，但因并发急性肾衰而以死亡告终的病例。所以，老年人，尤其是七八十岁的高龄者，在各种慢性病的治疗过程中，应特别注意肾功能的保护。

临床经验表明，患者血压偏低、循环血容量较少和接受过量肾毒物质是急性肾衰发病的三个重要条件。因此，老年人平素应注意做到"三防"（防低压、防低容、防肾毒）。

（1）防低压。高血压患者服用降压药切勿过量，避免出现收缩压和舒张压过低，对于严重动脉硬化伴多脏器缺血的高龄老人，以及平时舒张压过低者，药物降压的力度应适当减小，一般收缩压降至140～150毫米汞柱即可，否则会加重心脑肾缺血。

（2）防低容。老年人由于渴感迟钝，水钠调控机制老化，经常处于缺水低钠状态，一旦患者饮水不足，利尿药过量，呕吐、腹泻，饥饿少食，就会出现脱水、急性肾衰竭。

（3）防肾毒。肾脏是人体的排毒器官，当毒物过量时，就会导致肾小管上皮细胞坏死，并堵塞管腔，出现少尿、闭尿，使毒物在血中蓄积，很快发展为酸中毒、氮质血症、高钾血症，危及生命。幸存者只能靠血液透析闯过难关。所以，老年患者一定要从饮食、药物方面远离肾毒。临床可见到老年患者因 X 线造影、CT 强化使用静脉造影剂引起的急性肾衰竭。

总之，心肾相关，两者互动，应该把保肾的措施看做是既保护心血管又保护机体抗病能力的一块重要基石。

上班族的"肾"保健

我国流行病学调查显示，被调查人群慢性肾病的发病率达 10%左右，其中终末期肾病尿毒症率达 0.1%。这意味着 10 名成年人中，就有 1 人患有慢性肾病。令人遗憾的是，由于多数人对肾病的早期防治重视不够，往往发展成尿毒症。

要么没日没夜地工作，忙得连水都顾不上喝一口；要么没完没了地应酬，大吃大喝。这是时下很多上班族的生活、工作状态，他们慢慢地把肾脏"累"坏了。如果起床后眼睑水肿，腰酸乏力，那你就应该引起警觉了，因为这很可能就是肾病初期的信号。

尽管肾病早期症状不明显，但如果用心去"感觉"，还是可以发现一些征兆的，如小便红、小便时泡沫较多且泡沫持续时间长，四肢、脸上、身上的皮肤出现较多的红点或红斑，四肢关节酸痛，发热等。

如果你有以上症状，那就要去医院做尿常规检查，只需 10 多元。如果尿常规异常，则应在医生的指导下做进一步检查，如肾功能、肾脏 B 超等。

如果出现全身水肿、尿量减少、夜尿增多、视物模糊、皮肤和口唇苍白等，则说明病情已比较严重了，应尽早去医院治疗。

引起肾病的原因有很多，除原发性肾炎外，现代生活节奏加快、劳累过度、滥用药物、不健康的饮食和生活方式等，正日益成为肾脏"杀手"。

有些人因工作忙，会长时间憋尿，或干脆整天不喝水，这会导致尿路感染和肾盂肾炎，反复发作会导致慢性感染，还可能发展为尿毒症。而临床常见的肾结石、肾积水等，也都和长时间不喝水密切相关。

药物滥用引起的肾脏损害近年来也呈明显上升趋势。约 25%的肾衰竭患者与

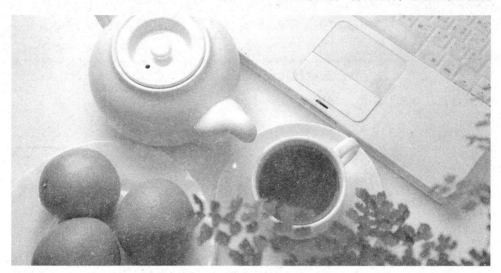

使用肾毒性药物有关。如常用药中的消炎止痛药（包括一些感冒药，医学上称为非类固醇抗炎药），如布洛芬、保泰松、炎痛喜康、阿司匹林、扑热息痛等，长期大量服用可导致肾功能不全。

　　事业是每个人一生中最大的奋斗目标，有的人会有小成就，有的人会有大成就，也有的人会一事无成。但一个人无论是喜是悲都不应忘了健康。在此，提醒那些为了生活不停劳累奔波的人多关注一下自己的身体，多关注一下自己的肾。

肾病患者外出旅游注意事项

　　肾病患者只要病情稳定，避免疲劳，是可以外出旅游的，尤其对有不良情绪的患者，旅游是有好处的。但是，肾病处于急性活动期，或病情没有稳定，或有严重并发症时，旅游是不合适的。

　　肾病患者如适宜外出旅游，要注意以下事项。

　　（1）准备充分。旅游前，必须告知医生相关行程和行期，了解旅游期间的用药知识，并配足备齐需用的药物。如果中药煎剂不便，可暂时换用效果相近的中成药。

　　（2）选择好旅游的时间和地点。肾病并发高血压的患者，不应去寒冷险要的地方旅游，以免升高血压。与花粉有关的过敏性紫癜肾炎患者，不应在春天去花草丛中游玩，以免引起过敏反应。狼疮性肾炎患者，不应在夏日去海边旅游，以免受到烈日的刺激。

（3）合理安排行程。旅游行程安排要合理，时间要宽松。事先要了解清楚旅游景点的规模和路线。联系好住宿和交通工具，安排好旅游时间，游览每处景点中途应有充分的休息时间，做到劳逸结合。

（4）按时服药。旅游中许多人玩兴很高，忘了疾病，也忘了吃药。陪同旅游的家人应注意提醒患者按时服药。

（5）其他。血液透析患者外出旅游，应事先联系好沿途做透析的医院，并将自己的病情、透析方法、透析时间等预先告知对方，使对方有所准备，保证透析的连续性。

水肿患者的日常护理

（1）饮食与营养。依据水肿的程度分别给予低盐、无盐饮食。轻度水肿者须限制吃咸菜；中、重度水肿者必须按标准限制钠盐的入量。营养一般以 8368 千焦左右为宜，营养不良性水肿者可提高至 12552 千焦左右，肾性水肿者必须限制蛋白量，给低蛋白饮食。

（2）进出水量。水肿患者必须适当限制进入水量，保持出入水量大体平衡。出量小于进量会加剧水肿；出量大于进量会使患者水肿减轻。记录进食量、饮食量、尿量、粪便量、呕吐物、渗出液、漏出量、脓液量、其他分泌物量等，汗液量一般估计计算，排出量中以尿量为最重要。

（3）注意休息。水肿患者应适当休息，轻度水肿者，以减轻活动量为主，可从事一般工作和自理生活；中度水肿者，根据病因决定是否需要住院或在家中休息，减轻工作；重度水肿者，住院休息治疗，由他人帮助做一些生活料理。

（4）应用利尿药。需要注意观察服药后尿量的变化，如是保钾利尿剂，防止血钾过高；如为排钾利尿，问患者有否心悸、无力，经常测数脉搏，检查肌张力，特别是腓肠肌的张力。

（5）防止皮肤感染。水肿患者皮肤抵抗力下降，很容易引起感染，要防止皮肤烫伤、刺伤，保持皮肤的清洁，睡眠时适当抬高下肢，不要使下肢受压。

（6）如水肿伴有胸水、腹水，应定期测量胸围和腹围，观察胸水、腹水的进展情况，特别在穿刺治疗后更要注意。

（7）女性不明原因的水肿，需注意观察与月经周期的关系，经前期由于黄体素水平的改变，容易造成钠盐蓄积而水肿。

（8）可用艾条灸足三里。

（9）谨慎选用药物，以预防伤害脏器，使病情加重。

肾病患者日常的消毒

在肾病的治疗和保健过程中，我们经常强调消毒杀菌、讲究卫生的好习惯，这对免疫力较弱的肾病患者来说是非常必要的。那么在我们日常生活中，有没有简单易行的方法来做这些事情呢？或许可以参考以下几种方式：

（1）煮沸消毒。将患者的餐具、茶具、玩具、耐热的物品和小件布料衣物浸没清水中，加盖煮沸，约1分钟就可使甲、乙两型肝炎病毒失去传染性，煮沸15～20分钟（从水沸后计算）可杀灭肝炎病毒。

（2）蒸汽消毒。家用大一点的高压锅或做饭用的大蒸锅、蒸笼，适用于金属、玻璃、陶瓷器、餐具、茶具、钱及书报的消毒，消毒时间为水沸冒气后20～30分钟。

（3）过氧乙酸消毒。适用于室内表面、患者用品，餐具和洗手消毒。对污染物品用0.05%的浓度浸泡2小时，室内表面用0.5%～0.8%气溶胶雾每平方米30毫升，密闭1小时。用浓度0.05%～0.2%的浓度浸洗手后用肥皂流水冲洗，也可达到杀毒的效果。

（4）漂白粉消毒。用3%的漂白粉澄清液对居室、白墙喷洒，关闭2小时，对患者呕吐物、分泌物及粪便用漂白粉消毒后再冲走，污染容器可放在3%漂白粉澄清液中浸泡2小时。

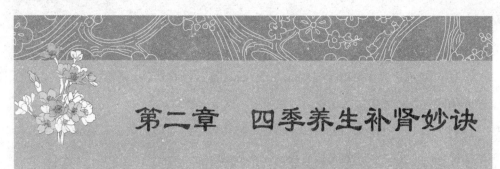

第二章 四季养生补肾妙诀

 ## 补肾也讲究时机

我们明白了补肾的重要性之后，还得明白什么时间补肾最有效果。补肾可不是一年四季的每一天、每一时都能补的，如果选错了补肾的时间，不但达不到效果，严重者还会适得其反。

那么，什么时候才是补肾的最佳时机呢？这得根据每个人的具体情况来定，因为每个人的肾虚程度与种类是不相同的，只有做到有的放矢，对症下药，才能高效又快速地补肾：如果是肾阴虚的话，则春季是最佳的补肾时机；如果是肾阳虚的话，那么最佳的补肾时机应该是冬季。

俗话说，一年之计在于春，因为春季正好是万物复苏之际，如果在此时能够加强营养，就会起到很好的补肾作用。当然，还得配合适当的锻炼，以便于巩固肾这个"先天之本"。另外，肾阴虚者与春季季节之气有相合之势，所以春季这个最佳的补肾时机不容错过。中医认为，肾藏有"先天之精"，为脏腑阴阳之本、生命之源。春季的季节之气与人体先天之气相结合，能够相互促进、相互和谐。所以，春季补肾，是一个非常重要的健身祛病之法。对于季节我们已经掌握了，但每天的具体时间也很重要。具体到每天的时间，以早、晚最为适宜。如果选择在春季每天的早晚时间补肾，对于肾阴虚者，一定能起到事半功倍的效果。

因为肾同时又通于冬气，冬季不可缺阳，所以对于肾阳虚者来说，冬季便是最佳的补肾季节。冬天多晒太阳，不但给身体补充了钙质，而且对肾也起到了一个很好的补养作用。但冬季也不是每天每时都是最佳补肾时机，只有在太阳快落山的时候，才是最佳的药食补肾时机。因为人在晒了一天的太阳之后，最易吸收食物精华，肾也是一样。古人认为每天的酉时，也就是下午的 5 ～ 7 时，对于肾阳虚者来说，就是最佳的补肾时机。

只要明白了自己的肾虚程度与种类，选准了最佳的补肾时机，并合理补养，那么，肾也就会一天天变得强壮起来。

酉时补肾最适宜

酉时相当于现在 24 小时制的 17:00 ～ 19:00 时，也就是下午的 5:00 ～ 7:00 时。

如果一个单位需要 24 小时值班，12 个人排班则是每人 2 小时，就是一个时辰，肾排在什么时间呢，就是酉时。肾在酉时进入储藏精华阶段，由于在此时是一天工作完毕需要休息之时，因此不宜过于劳累，否则会伤气伤血。

酉时找肾经是最方便的，也是最可靠的，补肾当然也是酉时最好了。凡是服补肾药物、针灸补肾穴位，都是酉时疗效最好。

"元气"强肾健体

说到气，在诸多的中医之"气"中，不得不提的就是"元气"。元气，也叫原气，受之于先天，而需要靠后天荣养。所谓的先天，从一定意义上我们可以理解为是由父母精血化生，而从脱离母体的角度来看，元气则发源于肾（包括命门），藏于丹田，借三焦之道，通达全身，推动五脏六腑等一切器官组织的活动，为生化动力的源泉。所谓的靠后天荣养，就是说元气需要在人出生后，通过饮食起居、生活习惯、修身养性等进行调护和滋养。因此，一些人更为直接地将元气称为肾气，也有人将元气和肾合而为一称为"肾元"。

所以，作为人体精气之源的肾气，就成为了人体生命依存的重要物质。自然，肾足则人体健康，延年益寿。反之，则百病丛生，短命早衰。肾中所藏的"肾精"充盈与否，直接影响人体的强弱和寿命的长短，人体的生长发育衰老过程，就是由于肾精之盛衰决定的。肾与人们的体力、智力、寿命都有着密切的关系。

春天补肾重补阳气

　　春天是四季的开始，人世间的万事万物都呈现出生机勃勃的景象，使得春天阳气萌动。春天人体内的阳气也自然而然地向上向外疏发。因此，我们在春天可以感受到自身气血的翻腾、手脚心发热等，冬天那些厚的衣服再也穿不住了。《黄帝内经》说："人体阳气根植于肾精，发源于命门。"

　　因此，春季养生必须掌握春令之气升发舒畅的特点，注意保卫体内的阳气，使之不断充沛、逐渐旺盛起来，凡有耗伤阳气及阻碍阳气的情况皆应避免，所谓"春夏养阳"就是这个意思。因此"养阳"就成为春季养生的原则之一。

　　春季怎么养阳呢？《黄帝内经》中这样写道："春三月，此为发陈。天地俱生，万物以荣，夜卧早起，广步于庭，被发缓形，以使志生，生而勿杀，予而勿夺，赏而勿罚，此春气之应，养生之道也。"这句话，简单地告诉我们春季养阳的事项。

　　首先要"夜卧早起"。动为阳，静为阴，春天重在阳气的生发，不能总睡觉来阻碍身体气机的生发，所以要顺应自然，适当地少睡，早点起床。其次是"广步于庭"，就是起床之后在庭院里面舒展地活动，来适应并促成阳气的生发；另外一层意思就是春天要多做户外活动，然后是"被发缓形"。"被发"意味着不要做把头发扎起来的，最好披散着头发，让身体阳气缓慢生发；"缓形"就是对身体也不要有约束，最好穿着宽松的衣服，这样也有助于阳气的生发。

　　做到这三点，就是为了达到一个目的："以使志生"。中医里"志"是肾所藏的"神"。所以春天要好好保养肾精使其正常地生发变化，这样不但能强身健体，还可以让自己的志向变得高远，心胸开阔，因此能成就一番事业。

春捂下身更养肾

春天，身体里的阳气要升发，气血就要从里面向外走，毛孔是从闭合向开放走。这时候多穿一点衣服的话，有助于毛孔的张开。如果衣服穿得少，毛孔本来张开一点，一冻又闭合回去了，不利于气血从里面向外面走。这里教大家一个缩小毛孔的好方法。每天洗脸时，先用热水洗脸，让毛孔充分地张开，里面的脏东西自然会出来，然后用冷水洗脸，使毛孔缩小，每天坚持效果很好。既然这样，那春天我们就捂着好了，把自己全身捂得严严实实的，于是，有时妈妈怕宝宝冷了，经常给宝宝穿得很厚，结果呢？宝宝出疹子了。这是为什么呢？这样穿衣不符合春天的特点，因为春天毕竟是阳气生发的季节，穿着太厚，不利于身体的阳气生发，一味地捂着，身体当然要出问题。

春天万物生发，植物中所有的营养是从根部向枝叶走，所以树一到春天的时候就发芽。为什么发芽？因为里面的营养、气血往外生发，但是外面还没有准备好，所以就会出现一个芽尖，初春的落叶树的枝条上，都是向外吐着一个含羞待放的尖芽儿。古代的养生学家又很注重"天人合一"的理论，所以《千金要方》主张春季是由阴向阳的过渡阶段，阳气逐渐上升，阴气回落，而阴气多自下而起，所以这个时候穿衣，最好是"下厚上薄"，上薄有利于春季阳气的散发，下厚防止阳气散发过多，导致阴气侵袭。

早春的特点又是乍暖还寒，通常人体的下半部血液循环要比上半部差，很容易受到风寒的侵袭，因此也就多是"寒自脚下生"。如果春季不注意下半身保暖，天一热就急忙减衣服，稍不注意就会着凉、感冒、发热，甚至还会在上了年纪之后出现膝关节疼痛，逐渐发展为膝关节骨质增生，重者还会出现膝关节积水、肿胀以及伸不直等病症。所以我们穿春衣时，也要学习树木的生长方式，最好采取上薄下厚的方法。

春捂重下身，还要加强下半身的锻炼，以促进血液循环。可以采取干洗脚等方法进行锻炼。具体方法是：双手紧抱一侧大腿根，稍用力从大腿根向下按摩直到足踝，再从足踝往回按摩至大腿根。同样办法再按摩另一条腿，重复10～15遍。此外，还可采用甩腿、揉腿肚、扭膝、搓脚、暖足等方法来"捂"下身。

夏季养肾应注意什么

夏季气温骤升，是一个细菌容易繁殖的季节，再加上人体运动量增大，新陈代谢加快，机体的免疫力会随之下降。如果这时候对肾脏的保养不当，很容易使肾脏受到损害。因此，补肾千万不能忽略夏季。

（1）适当饮水。夏季人体不断出汗，对水分的消耗特别大，因此夏季人们的饮水量要大大增加。但面部水肿的人饮水时一定要适量，在水肿消除后才可以适量增加饮水。

（2）注意饮食。夏季气温高，食物如果保存不好很容易变质，因此夏天人们必须妥善保管食物，变质、发霉的食物一定不要吃，否则会引起肠炎等肠道疾病，进而加大肾脏的负担。

（3）清凉适度。冰镇西瓜、饮料、雪糕……凡是清凉的食物都受到夏天里人们的宠爱，可大量食用过于凉的食物，会伤脾胃，而肾脏的营养都是从脾胃中吸收的，如果脾胃受到损伤，就会伤及肾。因此，夏季补肾，可要当心过度清凉的饮食伤及脾胃。

（4）游泳时应注意卫生。火热的夏天，人们都喜欢通过游泳解暑，可当你沉浸在解暑的快乐中时，不知不觉也给肾脏功能带来了隐患。因为游泳池里是不动水，再加上游泳的人多，水中有很多细菌，很容易把细菌带入我们的尿道，引起感染，从而引起肾盂肾炎。尤其是女性，受感染的概率更大。所以喜欢游泳者，在选择游泳地点时一定要注意，既不可在不活动的水中嬉戏，更不可去有污染的江、河中游泳。

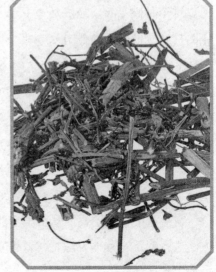

（5）慎用补药。一般情况下，大多数补肾药都含有燥热成分。夏季肾脏容易上火，进而损伤气血，如果服用了含有燥热成分的补品，则会加速肾精亏损。因此夏季人们在选择补肾药品的时候，一定要以平和的补药为主，这样才能起到补肾的效果。

 ## 夏季如何做护肾运动

适当的体育运动对疾病的恢复有益，如散步、打太极拳等。但应注意锻炼的时间，以早晨及傍晚为宜，切不可在中午或阳光强烈时锻炼。游泳是夏季运动的好项目，但由于游泳需要消耗大量的体力，以及游泳场地的卫生得不到保证，建议肾病患者不要游泳。

肾病患者夏季的卫生应包括两方面内容：一是饮食卫生，不可吃酸腐、霉变或过夜不洁的食物，以免发生胃肠道疾病，影响康复。再者是个人卫生，衣物要勤洗勤换，以宽松、绵软为宜，要常洗澡，清洁皮肤以免痔、疗感染使疾病复发或加重。还要注意避免蚊蝇及其他夏季昆虫叮咬使皮肤感染。

 ## 夏季心肾调养莫贪凉

进入夏季气温不断攀升，天气炎热降雨量十分可观，因此这也是大多数植物疯狂生长的最佳时机。夏季属火，又因火气通于心，心性为阳，所以夏季的炎热最容易干扰心神，使心神烦乱，致使心跳加快，加重心脏的负担，诱发疾病。夏季炎热带来的出汗过多、体液减少会伤津，出现尿黄心烦、口干舌燥等现象。长时间伤及脾胃，会影响到肾脏的活力，导致伤肾。夏季养护心肾，要做到以下几点：

（1）要确保睡眠时间。比如中午的时候总感觉昏昏欲睡、萎靡不振，这时就应该创造条件尽量小睡片刻，以消除身体上的疲劳感，保证自己的精力。

（2）要确保自身营养的供给。由于夏季炎热，气压偏低，人们的食欲下降，吃得少，给身体提供的营养补充就不足。而且昼长夜短，人们处于忙碌状态的时间变长，就带来了睡眠不足的问题。因此这时候更应该注意养自己的身体，增加营养，多吃绿叶蔬菜和瓜果。

（3）要确保及时给机体补充水分。在夏季喝水要注意不能以饮料代替水饮用。其实白开水对人体是最无害、最健康的，不能因为自己的喜好便试图用饮料代替饮水，因为市面上出售的所有饮料中都含有糖分，糖分进入人体内部会造成渗透压增高，很不容易被人体吸收，因此更容易引起体内缺水。

（4）要修身养性保静心。夏天炎热容易让人心烦气躁，特别是在气温高、无风、早晚温差不大时，更容易感到心胸憋闷，不知不觉中烦躁情绪就产生了，长此以往便很容易因此而诱发心理方面的疾病。临床病例证明，炎夏是心脏疾病多发的季节，因心脏乃为五脏之主，人内心产生气恼郁闷之情自然会伤及心脏，进而诱发心脏疾病。因此，我们在夏季养生中要特别注意养心，而养心的第一要务便是做到心静，多欲则多事，多事则心烦，因此，一个清心寡欲之人不但能拥有健康的身体，还能长命百岁。闭目养神也是一种养心的绝妙办法，因为闭目养神可以帮助我们消除内心的各种杂念。

（5）不能因为暑热难当，便用尽各种办法去贪凉，这一点最应引起大家的重视。

大热天时吃冷饮、穿露脐装、在露天乘凉过夜、用凉水冲洗手脚或身体，这些感觉很过瘾的事，其实，容易导致中气内虚，暑热或风寒之类的外邪便乘虚而入。

秋季养肾淡为主

《管子》指出："秋者阴气始下，故万物收。"意思是秋季因为阳光照射逐渐转弱，致使阴气生长，万物成熟，该是收获的季节。短短几个字，囊括了秋季万象。从秋季的气候特点来看，天气由热转寒，使得阳消阴长。因此为了适应这种气候特点，人们的养生总则也应该由夏季的"夏长"转化为秋季的"秋收"。也就是说秋季一定要把保养阴气作为首要任务。正如《黄帝内经》中所说的"秋冬养阴"，以适应自然界阴气渐生而旺的规律，为来年的阳气生发做足准备。不应耗损精气而伤阴，我们知道人体的精气是由肾供养的，这个时候若不养肾，导致精气不足，反而伤阴。

那么在秋季该怎样养阴而不损耗精气呢？《黄帝内经》曰："秋三月，此谓容平。天气以急，地气以明，早卧早起，与鸡俱兴，使志安宁，以缓秋刑，收敛神气，使秋气平，无外其志，使肺气清，此秋气之应，养收之道也。"什么意思呢？秋天的三个月，正是万物平定的时候。天上的风气劲疾，地上的物色清明。每天要早睡早起，起居时间和鸡的作息时间保持一致；要使意志安宁，用以缓和秋天的肃杀之气；收敛神气，使秋天肃杀的气息平静；不要使神志外露，要让肺气清肃，这是顺应了秋天容平的气质，培育收敛的秘诀。

秋季正是因为天高气爽、物色清明、风气劲疾，到处弥漫着燥，所以秋季养阴先应除燥，可以从饮食上做一个缓解之用。"秋燥"其气清肃，其性干燥。燥邪伤人，容易耗人津液，所谓"燥胜则干"，津液既耗，所以口干、唇干、鼻干、咽干，舌干少津、大便干结、皮肤干燥成为普遍现象。燥邪犯肺，容易发生咳嗽或干咳无痰、口舌干燥等症。故在饮食调养上要以防燥护阴、滋阴润肺为准则。故应尽量少吃辛辣之品。所以《饮膳正要》中说："秋气燥，宜食麻以润其燥。"事实证明，多食芝麻、核桃、蜂蜜、乌鸡等食物，可以起到滋阴的作用。

秋天冷浴有益肾脏

所谓冷浴，就是用 10～20℃ 的冷水洗澡，秋季的自然水温多是在这一范围内。根据热胀冷缩的原理，我们很容易理解冷水的收敛之质，在顺应"养收"的时候，冷水浴很难说像其他运动那样会大汗淋漓，但这并非说温度和时间没有限度，从原则上说，冷水浴也并非是越冷越地道，洗的时间越长越保健。要根据个人的体质和燥气的升降变化进行适度的调节。当然，从时间上来看，为了保证阴精的内敛，不使阳

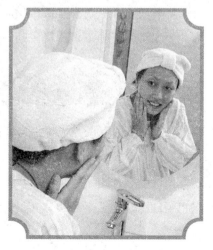

气外耗，冷水浴最好坚持不间断。

这里需要说明的一点是，冷水浴必须采取循序渐进的方法。所谓的循序渐进在这里有四个基本的意思：一是人体对寒冷和冷水的适应要随天气温度的下降逐渐向前推进；二是洗浴的部位要"由局部到全身"；三是水温要"由高渐低"；四是洗浴的时间要"由短渐长"。必须要说明的是，冷水浴并非对每个人都适合。有些人的皮肤对冷水敏感，遇到冷水就会产生过敏症状，这类特异体质的人就不能进行冷水浴。此外，患有严重高血压、冠心病、风湿病、空洞性肺结核、坐骨神经痛以及高热患者都不可进行冷水淋浴。

秋季护肾运动

秋天不算太冷，空气品质较佳，不妨多接近自然，多运动，吸收天地精华。尤其伸展动作，可帮助拉身，维持身体灵活度，强化循环。从呼吸带动循环系统、消化系统到内分泌系统，一路顺畅，气血循环自然活络。要注意的是，早、晚较冷时，不要在外面运动，建议在室内运动，如太极拳、八段锦或瑜伽等。

肾病患者可以根据自身体质情况或病情缓解程度选择缓步走或快步走，有利增强心肺功能。

每人可根据自己的具体情况选择适度运动使气血通畅。锻炼应以小运动量为主，如散步、打太极拳等。

夏季慢性肾脏病患者血压相对较低，而进入秋季后血压会不同程度地升高，因此要在医生指导下调整降压药，选择能够延缓慢性肾病进展的降压药物。

冬季养肾要诀

《素问·四气调神大论篇》说："冬三月，此谓闭藏，水冰地坼，无扰乎阳，早卧晚起，必待日光，使志若伏若匿，若有私意，若已有得，去寒就温，无泄皮肤，使气亟夺，此冬气之应，养藏之道也。逆之则伤肾，春为痿厥，奉生者少。"这里说的意思是，之所以《黄帝内经》在谈到冬季养生的时候要"闭藏"，是因为春天的生发之气所必需，所以冬天要关闭所有的气机进行收藏。而且农历的冬季，始于立冬。所谓的立就是创建，开始之意；冬，通终，即万物收藏。不仅从立冬这一节气的字面上看出一些端倪，《黄帝内经》也以一种"天人相应"的大道告诉我们，对于养生，大自然其实给了我们太多的暗示，如本来无孔不入的水现在也不流动成为了冰，开始了闭藏；大地的闭藏更是到了极限，都到了闭藏丰盈以至于开裂的境地。

所以，这个阶段，人也要顾及阳气的闭藏。因此，在四季中，只有冬季出现了"早卧晚起"之说，晚起是为了"无扰乎阳"而"必待日光"，就是要等到太阳出来阳气日渐升腾的时候再起床。阳气闭藏好了，身体就能够保持温暖，阳气也就可以尽收丹田，还可以帮助我们去消化一些"冬补"之食。所以，冬天人体气血都归附于身体，故而可以吃一些味厚之品，我国明代著名医家张景岳有句名言："善补阳者，必于阴中求阳；善补阴者，必于阳中求阴。"对于肾之阴精渐衰的人，冬天可配食乌龟、甲鱼、枸杞子等护阴之品。

其实，冬季养阳保肾的办法还有很多。比如冬天养肾可以经常叩齿，肾"在液为唾"，冬日以舌抵上腭，待唾液满口后，慢慢咽下，能够滋养肾精；冬季人处于"阴盛阳衰"状态，宜进行"日光浴"，以助肾中阳气升发；冬天怕冷的人可以穿件棉或毛的背心。这是为什么呢？肾与膀胱，一脏一腑，互为表里，"肝胆相照"，膀胱经脉行于背部，寒邪入侵，首当其冲，故冬天应注意背部保暖，以保肾阳。冬夜睡前最好用热水泡脚，并按揉脚心。

冬天护肾宜温补

我国有一个重要的节气，那就是冬至。中医学认为，冬至是人体养生的最佳时机，主要是因为"气始于冬至"，此时生命活动开始由盛转衰、由动转静。所以，自冬至日起，人们就应该以更科学的方法来运用养生之道，对人体进行适当的调理，以达到健康长寿的目的。

民谚里还有"三九补一冬，来年无病痛；今年冬令补，明年可打虎"的说法。因为冬至以后"阴极阳生"，在这个时候，人体内的阳气会越来越旺盛，并且最容易吸收那些来自外面的营养，令其发挥出滋补的功效。

俗话说："药补不如食补。"如果在冬至之后，多吃一些温补性的食物，而少吃一些或者是不吃那些寒凉的食物，就会起到平衡人体阴阳、增强抵抗力的作用。

中医学还认为，在饮食调养方面，特别要注意"三多三少"，也就是说，多吃蛋白质、维生素、纤维素含量高的食物，少吃糖类、脂肪、盐分含量高的食物。在饮食方面，适宜多样化，比如谷、果、肉、蔬菜，都是需要进行合理搭配的，还可以适当地选用一些高钙食品。

总之，宜食清淡，不宜浓浊、肥腻和过咸及太过辛辣刺激的食品。因冬天阳气日衰，脾喜温不喜冷，所以，最好吃一些温热食品来保护脾肾，吃饭也以少量多餐为佳。

冬季如何做护肾运动

适当运动，健肾强身。肢体功能活动，包括关节、筋等组织运动，由肝肾所支配，因而有肝肾同源之说。善养生者，在冬季更应注重锻炼身体，以取得养筋健骨、舒筋活络、畅通血脉、增强自身抵抗力之效。锻炼时运动量要适当，散步、慢跑、做健身操、练拳舞剑、打太极拳等运动方式，只要持之以恒，定能达到健肾强体之目的。冬季锻炼还要注意保暖，特别是年老体弱者，锻炼出汗停止运动时，一定要及时穿上衣服，有条件者换去汗湿的内衣，以防感冒。

坚持按摩可护肾健体，按摩可采用以下方法。

（1）搓擦腰眼。两手搓热后紧按腰部，用力搓30次。"腰为肾之府"，搓擦腰眼可疏通筋脉，增强肾脏功能。

（2）揉按丹田。两手搓热，在腹部丹田处按摩30～50次。丹田乃人之真气、真精凝聚之所，为人体生命之本。常用此法，可增强人体的免疫功能，提高人体的抵抗力，从而达到强肾固本之目的，有利于延年益寿。

在无风晴朗的冬日，适着衣帽，到户外晒晒太阳、做做操，适当活动、呼吸室外的新鲜空气，能振奋人的精神，增强体质，不易患伤风感冒。

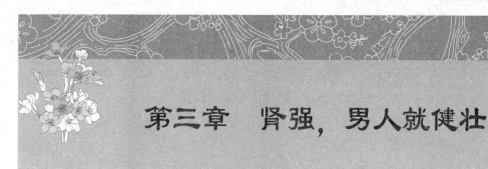

第三章　肾强，男人就健壮

 男人，你肾虚了吗

怎样知道自己是不是肾虚了呢？下面是几道针对男性肾虚与否的测试题或许能帮助我们快速了解自己的情况。

（1）每天抽烟在一包以上，喝酒在两杯以上。

（2）长期久坐，不挪动，久坐一次为2小时以上。

（3）每天都要面对电脑工作，或者打游戏。

（4）晚上总是想上厕所，一晚能达到4次以上。

（5）经常喝咖啡，或者浓茶。

（6）几乎每天都要吃辛辣食品。

（7）头发脱落较为严重，并伴有较多的头屑。

（8）早晨起床的时候阴茎很少勃起，或者从不勃起。

（9）每周性生活的次数在4次，或者以上。

（10）长期不参加体育运动，每周连一次户外活动都没有。

（11）晚上睡不踏实，白天老打瞌睡。

（12）常常会感到腰酸或者腿软，哪怕是爬到三楼也感到吃力。

如果以上您一项都没有占到，或者只占到了1～2项，那么恭喜您，您肯定不存在肾虚的问题。

如果占了其中的3～5项，测试的结果为轻度（一级）。凡是轻度肾虚患者，都是不需要吃药的，只需要通过改善饮食和生活习惯来进行调理就可以了；另外，还要适当加大运动量，增加室外活动的时间；再就是戒烟，少喝酒。

如果占了其中的6～9项，那么就可能到了中度（二级）。中度肾虚患者，可以适当选择一些药物进行治疗，但是一定要选对药，并且明白自己患的是"阴虚"还是"阳虚"，再进行食补，食补也不能过度。当然，保持一个好的心态更加重要。

如果占了10～12项，那么就到了重度（三级）。这表明肾虚已经非常严重了，这时就得赶紧就医，以便于接受全面的检查和治疗。

男性肾虚在年龄上的区别

肾虚主要表现为疲劳困乏、健忘、脱发、怕冷、耳鸣、盗汗等症状。如果出现肾虚症状，应及时就医，切不可乱用补药，以免对肾脏造成更大的损害。

不同年龄段的男性，肾虚的表现症状是不同的。而立之年的男性，工作压力大，容易出现脱发、疲劳困乏、健忘、免疫力下降等症状。45岁左右的男性，家庭的压力最大，容易出现白发增多、腰膝酸软、体弱多病、性功能力不从心等症状。花甲之年的男性，身体各项功能退化，常伴随失眠多梦、夜尿频繁、四肢无力等症状。

男人健肾该怎么做

现代社会由于环境污染、高科技产品的辐射、化学污染物增多，生活节奏加快、压力过大及饮食不节等原因，使人体肾功能超负荷运转，导致肾脏细胞瘀毒积聚，肾功能下降。

肾功能好的人，精神好、脚步轻快、睡眠好、耳聪目明。相反，肾功能差的人，夜尿多，常常头昏眼花，腰痛腿软，眼圈发黑，容易脱发。以下几个方法是为男性准备的健肾方法，希望男性可以永远保持肾脏健康。

（1）均衡营养。六大类饮食不可少，金字塔饮食原则要遵守，果、蔬、奶、蛋、杂粮、肉齐全才有效。

（2）食用能增强体力的食品。酌量增加腰果、全麦面包、鸡蛋、豆腐的摄取量，有助于增强体力。可以用何首乌、人参、冬虫夏草等做药膳服用，但是切记要针对个人体质。想要换口味，来点大蒜醉虾、白酒生蚝也不错，但是一定要选用新鲜卫生的海产品。

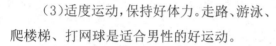

（3）适度运动，保持好体力。走路、游泳、爬楼梯、打网球是适合男性的好运动。

（4）增强自信心。好好调适自我，才能够把最好的自己献给另一半。

（5）戒烟限酒。阴茎上有许多极细的微血管，这些微血管负责阴茎的正常生理功能。烟酒一多，微血管循环就会受伤。

（6）定期体检，与医师密切合作。很多药品会让男性性欲尽失，所以有问题时，请速向男性门诊报到。与此同时，在选择药物前，一定不要忘记咨询医生。

（7）安全选择男性壮阳产品。对于男性产品的选择一定要注意两点：第一，要安全，无不良反应；第二，效果要显著。

为防止未老先衰，现代人尤其是白领一族应当加强身体锻炼并及时对症滋补，改善肾虚、衰老症状。如果不是极度虚弱的人群，补肾应以平和为主，而且要因时、因人、因地而异。根据不同的季节、体质和气候，选择不同的补肾方法，这些需要在医生的指导下进行。总之，男性补肾一定要认准病情，对症下药。

男性养肾五要素

肾脏的重要性不言而喻，人体每时每刻都在进行新陈代谢，肾脏将这些有害物质通过尿排出体外，以调节机体水、电解质和酸碱平衡，保证生命活动的正常进行。所以要保持健康、延缓衰老，就应该保护好肾脏。

科学调查表明，肾病一般喜欢"纠缠"频繁抽烟、喝酒的人，生活和饮食常无规律的人，工作繁忙、精神紧张的人，喝浓茶的人，长时间操作电脑的人，康复中的患者，长时间久坐的人，性生活频繁的人，常吃速效壮阳药的男性以及老年人。相信看到这里的时候，男性应该知道该如何取舍，该如何保护自己的肾了。

除了这些，还有五要素需要注意：

（1）多饮水。多饮水能帮助人体将新陈代谢产生的废物排出，降低有毒物质在肾脏中的浓度，避免肾脏受损。人在生病发热时，因代谢增加，废物、有毒物质的产生也会增加，此时尤应多饮水，以助排泄。

（2）预防尿路感染。尿路感染的发病率随着年龄的增长而增高，老年人尤甚。这可能与老年人肾血流量不足，肾脏抵抗力降低有关。男性的前列腺增生，女性的盆腔疾病等都容易引起尿路感染，故应及时发现并积极治疗。临床中经常导尿或留置导尿管也易引起感染，故应尽可能避免使用。

（3）小心药物伤肾。对肾脏损害的药物不少，如磺胺类、卡那霉素、链霉素等，这些药物应慎用。若患病需要应用时，要在医生的指导下，选用对肾脏损害小的药物，用药期间还应注意多喝水。

（4）控制血压。老年人肾动脉常有内膜增厚现象，而高血压可加速这些病变的发生、发展，故应按时服药控制血压升高。

（5）注意腰部保暖。天冷时注意保暖。寒冷季节，要注意腰部保暖，以免风寒侵袭，使肾脏受损而影响或降低肾脏功能。

肾精不足易耳鸣、耳背

耳鸣是一种常见的临床症状，它并不是一种疾病。耳鸣通常是指在无任何外界相应的声源或电刺激时耳内或头部产生声音的主观感觉，即主观性耳鸣，简称耳鸣。耳鸣可分为耳源性耳鸣和非耳源性疾病。非耳源性疾病是源自于听觉系统以外的疾病，如贫血、高血压、甲亢、肾病等。

引发耳背的原因有很多种，主要包括：遗传性因素，烟酒过度，有全身性疾病，如高血压、动脉硬化、糖尿病等，不良的饮食习惯，长期接触噪声，如工业、农业、建筑、娱乐中的噪声。

《灵枢·口问篇》说："耳者宗脉之所聚也。"耳为全身经络分布最密的地方，十二经脉、三百六十五络的别气都走于耳，此外还有许多经脉注于耳。耳朵上有 260 个穴位，前面 200 个穴位，耳背 60 个穴位。中医学认为，人的耳朵就像一个倒置的胎儿，人体的每一个器官和部位在耳朵上都有相应的代表点。所以耳和全身的关系非常密切，耳的衰退也就是全身器官的衰退。耳好全身好，延年又益寿。

平常很多人都曾有过类似的感觉，身体很健康，但突然听力下降，老觉得耳朵里吱吱乱叫，对外界的声音也无法进行正常的接收和判断，究其原因就是肾气不足。

肾为人体的先天之本，肾阴、肾阳是全身各个器官的阴阳之本，所以补肾也就是增加全身器官的"能源"。《素问·阴阳应象大论》"肾开窍于耳"，《灵枢》也有"肾肾气通于耳，肾和则耳能闻五音矣"之说，所以一个人的听觉灵敏与否，与肾精气的盛衰有密切关系。肾精充足，就会耳聪目明；反之，若肾精不足，则听力减退。从这个角度来说，要想耳鸣、耳背得到缓解，就要使耳朵多获得一些气血"救济"，归根到底就要使肾功能更强大。耳鸣、耳背患者日常生活需注意以下几方面：可以每天坚持读报纸，延缓语言中枢的退化，也能起到锻炼听力的作用；慢跑、散步等可以促进全身血液循环，达到改善内耳血液供应的目的。

久坐男性如何做好肾保健

人体的前列腺对温度十分敏感，在寒冷的刺激下，可导致盆底肌肉痉挛而诱发前列腺炎。而另一方面，人体的睾丸又很怕热，只要温度高于 35℃，就会降低精子的活力，甚至影响人正常的生殖功能。因此男性一定要注意保暖，尤其冬天在户外活动的时候，千万不要直接坐在冰冷的石板上，最好随身带一块坐垫。而在夏天，或者在淋浴室、桑拿房这种高热的地方，男性也要注意，不要让睾丸长时间受热。

由于长时间坐着，所以臀下座位的温度与软硬等，也是有所讲究的。软硬要适度才能坐得更舒适，太硬的板凳会使盆腔器官受挤压的程度加大，时间一长就会引发盆底肌肉功能异常以及前列腺充血，进而就可能导致前列腺炎。尤其是经常骑自行车的男性，要调整好车座的高度，可以给车座加上套垫来降低车座的硬度，以避免前列腺受到损害。

太软的沙发也对身体健康不利。因为如果沙发太软就会使整个臀部都陷入沙发中，男性的阴囊就会被包围而受到挤压，就不能正常调节温度，以致睾丸的温度升高，从而使生殖功能受到影响。所以如果沙发太软，最好垫上稍硬的坐垫。尽管如此，长时间久坐不动的，比如像办公室一族、出租车司机，最好每隔40分钟就能起来活动一下。

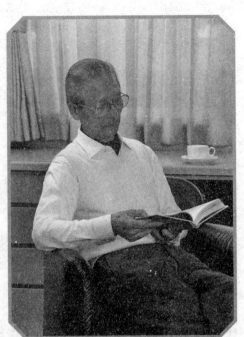

久坐的男性腰部最容易疲劳，下面介绍几种锻炼腰部的体操，不妨经常练习一下。

（1）背手挺胸。两腿分立与肩同宽，两手体后十指交叉握紧，两臂向后伸直尽量上举，两肩胛骨用力后锁，挺胸立腰，慢数两个数然后还原。共做16次。

（2）扩胸运动。两腿分立与肩同宽，两臂向前平举，然后两臂用力向两侧分开扩胸，迅速还原，如此反复练习20次。要求扩胸时抬头、挺胸、收腹。

（3）爬行运动。两手和两脚尖都要着地，像婴儿一样爬行。可以直线爬或者转圈爬，距离从短到长，速度从慢到快，每日爬行两次，每次15分钟。

（4）挺胸转体。两脚自然站立，挺胸抬头、两手叉腰，身体用力先向左转，再用力向右转，反复做40次。

（5）俯卧撑。手脚同时触地，曲肘推臂，将头、颈和身体撑起。身体要挺直不着地，上下运动，反复30次。

（6）扶墙压腰。距墙一步站立，两臂上举扶墙，上体尽量向前，挺胸塌腰，胸贴住墙，慢数四个数再还原，注意脚不能前移。

（7）拱背仰卧。仰面平卧于床，两臂于体侧伸直贴在床面，背部离床至最高点，用力向上挺胸，注意脖子不要放松，保持 2 秒后还原，反复做 10 次。

男性护肾先护腰

中医认为，"腰为肾之府"。"腰不好"就等同于"肾不好"。按西医解剖学的理论，肾在腰的两侧，在这一位置出现腰酸等症状，首先就是考虑肾虚、肾气不足。只是中医的肾是一个比较大的功能群体，包括西医的内分泌、泌尿、生殖系统，甚至还有一部分血管神经系统功能，因此其生理作用相当广泛，可谓牵一发而动全身。所以，对男性来说，护腰就是保护男性的根本。

生活中，就有一些男性因为腰部外伤，而影响到性功能和生育能力。男性生育是两个问题：一是要有性生活，腰部有很多交感神经和副交感神经，一旦出现劳损或受伤，疼痛感都可能影响正常的性生活，有时候甚至是不能进行性生活。二是生育需要排精，如果腰椎受伤严重，或者是从腰椎前部进行手术，就可能会伤害到一些关键神经，导致男性性功能障碍、排精障碍等，从而影响生育。

所以，男性一定要重视腰部健康，一旦出现持续性腰痛，或者伴随咳嗽、喷嚏和排便等使腹压升高的动作，出现腰痛和腿的放射痛，或者活动时疼痛加剧，休息后减轻，这些都可能是在提示你：你的腰出问题了。只要有上述症状出现，男性就应该及时到医院检查，以便尽早发现尽早治疗和恢复。

那如何才能更好地保护好腰呢？可以从三方面入手。

（1）调整自己的生活方式，这也是最重要的一点。平时注意预防肾脏亏虚，比如不能熬夜、不能久坐。在寒冷的季节要避免腰部受风、寒、湿邪的侵袭，在炎热的夏季也不要使腰部着凉，以避免肾脏受损而影响或降低肾脏的功能。

（2）要注意合理饮食。男性可以根据自己的体质状况，选择一些补益肾脏的饮食。如多吃一些黏滑的食品，如海参、墨鱼、雪蛤、泥鳅等。

（3）要加强锻炼。

（4）控制体重也能有效保护腰部。特别是那些有啤酒肚的男性，肥胖的肚子就像在腰上挂了一个大沙包，使得身体的重心向前倾，大大增加了腰部的负担。所以，这类男性要想护腰，就要减掉啤酒肚。

少精男性要补肾

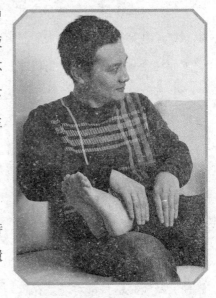

少精是一种较常见的男性不育的病症。中医认为肾主骨髓，主藏精，肾气虚弱，故精液少，此病症由先天不足、肾功能失常或房事不节所致。如果男性的精子过少，那么势必对下一代的影响非常大，如果男性不注意自己的生活习惯，对自己的身体造成损害也是很大的。出现少精的症状，及时的治疗是非常关键的，否则很容易发展为男性不育症。

精子的产生是男性发育成熟的标志，它持续于整个成年期，也是繁衍后代不可缺少的遗传物质。如果能坚持良好的生活习惯，少精、弱精症是完全可以预防和避免的。要养成良好的个人卫生习惯，以预防各种危害男性生育能力的传染病，如流行性腮腺炎、性传播疾病等。

改变不良习惯，戒烟戒酒；不要吃过于油腻的食物；还要注意避免接触日常生活中的有毒物品。要掌握一定的性知识，了解男性生理特征和保健知识。补锌预防少精，日常生活中要多补充鳝鱼、泥鳅、鱿鱼、带鱼、鳗鱼、海参、墨鱼、蜗牛等食物，其次有山药、银杏、冻豆腐、豆腐皮。因这些食物中含赖氨酸高，是精子形成的必要成分。体内缺锌亦可使性欲降低，精子减少。

在少精症的治疗方面，中医的治疗效果要明显优于西医。中医讲究在预防的基础上，还要对肾脏进行进补滋养。只有肾功能正常，才能确保肾气充足，继而肾精才能旺盛。

中老年男性如何护肾

中老年男性护肾，可从饮食和运动两方面着手。

（1）饮食疗法。苦寒、冰凉食品易伤肾。男性食用过多豆制品会伤肾，因为豆制品大多性偏寒，含有大量植物蛋白质，过多食用，会导致体内含氮废物增多，加重肾脏负担。另外，大豆中所含的大豆异黄酮，是一种植物雌激素，可帮助中老年男性预防骨质疏松和前列腺疾病，但会影响青年男性的第二性征发育，导致精子质量下降，造成生育障碍。

（2）运动疗法。适当运动可以提高免疫力，强肾健体。但运动量不宜过大，否则很容易拉伤肌肉，使肌肉里的肌红蛋白进入肾脏，损伤肾脏。因此，老年男性在锻炼身体时，可采用慢跑、快步走、散步等运动量较小的方法。

肾强性能力就强

对于很多男人来说，性能力似乎就是其雄性力量的象征，也就成为一些男性的自尊心和自信心最充分的体现，所以阳痿让大多数的男人心生恐惧。其实这大可不必，因为很多由于肾气衰弱而造成的阳痿，只要注意补肾就能得到改善。男人大可不必谈"痿"色变，补肾可以帮助你摆脱难言之痛。

有人认为身体差或者人老了才会阳痿，其实不然。如果过度行房纵欲，也会导致男人肾精亏损而造成阳痿。《黄帝内经》说："入房太甚，宗筋弛纵，发为筋痿。"意思是说，男性如果房事过频，就会使宗筋弛纵不用，而发生阳痿等情况。所以由于过度纵欲而导致的阳痿，就应该节制欲望、分床而居，避免刺激、保证休息，可以避免肾精的过度损耗。如果是过度疲劳，或者身体虚弱、睡眠不足而造成的阳痿，还有用脑过度而引起的阳痿，也同样都要注意多加休息，合理安排自己的生活。

男性在行房时，某些时候往往心理压力会很大，尤其偶尔有过阳痿的尴尬经历的男性，一旦受到刺激就会更加紧张。其实很多阳痿都是暂时性的，大可不必大惊小怪。下面就介绍两个行之有效的补肾方法，能够帮助男性补肾固阳、防治阳痿。

一是按摩肚脐以下、生殖器以上的小腹部位。临睡前或早晨起床的时候仰卧在床，双手交叠，顺时针按揉整个小腹，直到温热为止。经常这样按摩，就能够很好地补肾固精。

二是按揉会阴穴。这个穴位在肛门和生殖器中间的位置，经常按摩此穴，对改善阳痿的帮助很大。每天临睡前或早晨起床时，在床上取仰卧位，用手指点按会阴穴 3 分钟，直到感觉酸胀。也可用手掌包住睾丸来按摩这个穴位，使睾丸温热。经常按摩此穴，也能有效改善阳痿，迅速提高男性的性功能。一定要注意，按摩这个穴位宜轻、宜柔，不可过度用力。

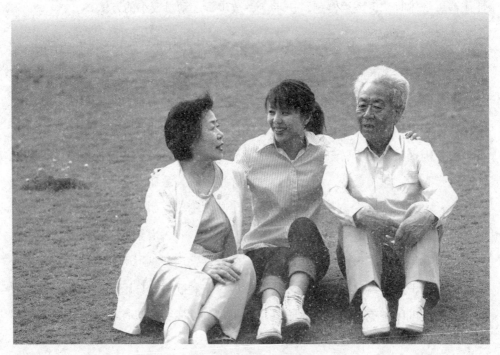

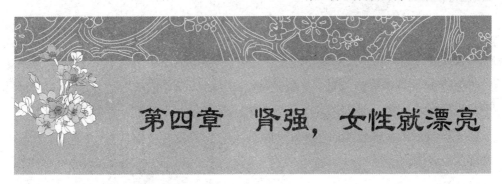

 女性肾虚自测

对照下面症状，你可以测出自己是不是肾虚。如果你有 2 个以上方面出现问题，应及早去医院检查。

1. 全身方面：全身倦怠、头脑不清醒、注意力不集中、记忆力减退等。

表现：

（1）工作效率明显下降，上司已明显表达了对你的不满。

（2）无精打采。上班仅仅 1 小时，就胸闷气短，盼望早早回家休息，但上床后又睡不着。

（3）记忆力下降。昨天想好的事情，今天怎么也记不起来。

2. 神经肌肉方面：经常失眠、头晕脑胀、腰酸背痛、下肢乏力等。

表现：

（1）经常感到很困倦，却无法熟睡，多梦、易惊醒。

（2）体重有明显的增加或下降趋势。

（3）早上起来，发现腹部肌肉松弛无力，苍白无血色。

（4）没有风湿或外伤，却背部不适、胸部有紧缩感、腰背痛、不定位的肌肉痛和关节痛。

（5）不提重物，走到 3 楼就两腿无力；坐在椅子上看电视，超过 2 小时就感到腰酸。

3.心血管方面：心悸气喘、胸闷、水肿等。

表现：

（1）晨起或劳累后足踝及小腿肿胀，下眼睑肿胀、下垂。

（2）月经到来前两三天，四肢发胀、胸部胀满、胸部串痛。

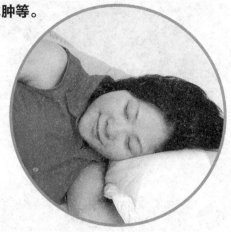

4.胃肠道方面：食欲不振、恶心、胃痛、腹痛腹泻、便秘等。

表现：

（1）尿频，在正常饮水情况下，夜尿在3次以上；小便无力，淋漓不尽，大便黏滞不畅。

（2）食生冷干硬食物常感胃部不适、口中粘滞不爽、吐之为快。

（3）一日三餐，进食甚少。排除天气因素，即使口味非常适合自己的菜，也感觉无味。

5.五官方面：视觉疲劳、鼻塞、眩晕、耳鸣、咽喉不舒服等。

表现：

（1）容易感冒，感冒后就会出现鼻塞、流鼻涕、咽干、咽痛、喉咙有紧缩感等症状。

（2）坐、蹲的时间稍微长些，直立后会感到两眼发黑、头晕耳鸣。

（3）用电脑办公或看书二三十分钟就感到眼睛干涩、胀痛。

6.其他方面："性趣"减退、抑郁、焦虑、恐惧等。

表现：

（1）不再像以前那样热衷于朋友的聚会，有种强打精神、勉强应酬的感觉。

（2）工作情绪始终无法高涨，最令自己不解的是无名的火气很大，但又没有精力发作。

（3）月经不调、性欲降低，过性生活时感到疲惫不堪。

 ## 白领女性肾虚的症状

白领由于工作原因导致他们长期对着电脑久坐，这是导致肾虚的根本原因之一，要改善其症状，必须从生活细节开始。

（1）脱发增多。你是否曾经拥有一头人见人爱的乌黑长发，可是在最近它是否渐渐干枯稀疏并且失去光泽？最好的洗发护发用品，一星期一次的专业护理，挽救不了你头顶的尴尬局面。那么你就要考虑一下自己的问题是不是与肾功能减退有关了。

（2）变胖。食量并没有增大，生活也一切如常，可是体重却在不停上升。即使你每天运动一两个小时，效果也不尽理想。尽管很少人会把肥胖和肾虚联系到一起，但事实却是，你发胖的主要原因就是肾虚。

（3）怕冷。在办公室里别人觉得合适的温度是否总让你直打哆嗦，使得你与同事在空调温度问题上难以达成一致。还有你穿的衣服是否总是比别人多，你是否一受凉就拉肚子。中医认为这些都是肾阳虚（肾虚）造成的。

（4）眼睑水肿。在早晨起床时，眼睛干涩，或许你会认为是前一天在电脑前工作太久的缘故，且慢，仔细观察一下，你的下眼睑是否浮肿得厉害？小心，这些可是肾虚的信号，说明肾脏不能够借助尿液的生成及时排出体内的毒素，功能正在减退中。

中年女性为何容易肾虚

提及中年女性，就很容易让人联想起更年期，这是中年女性必经的一个时期。女性更年期是指卵巢功能由盛至衰的一个时期，包括绝经前后的一段时间。随着更年期的到来，中年女性的身体和心理都会出现很大的变化。

处于更年期的中年女性，其身体的各器官会慢慢衰老。其中，肾脏是最容易受影响的器官，它会导致肾脏负担加重，危害其健康。因此，更年期女性，大多数都会出现肾虚的症状，而且经常情绪不稳定、注意力不集中、敏感、健忘。中年女性肾虚患者，可采用多种疗法，如食疗、运动等方法。

女性肾虚让更年期早现身

这是所有女性最关注的问题。所谓更年期，无须更多解释，是谁都无法改变的女性生理过渡时期。一般女性在 50 岁左右出现更年期，而"肾虚"女性则早早表现出闭经、性欲低下、烦躁、焦虑、多疑等更年期症状。

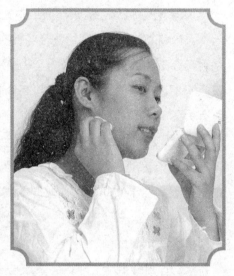

中医认为，虚证的本质就是衰老。久劳伤肾的肾虚之人衰老速度较快。现代流行病学调查也发现老年人多见肾虚症状。说到这里就明白了：肾为先天之本，肾虚的人生理年龄迅速增大，提早出现更年期症状。

休息非常重要，当然还应该多运动。不是叫你去做消耗巨大能量的无氧运动，也不是叫你去做考验耐力的有氧练习，而是平缓的、夹带着安逸平和的传统运动方式——太极拳。这项运动以腰部为枢纽，因为肾位于腰部，所以非常适合肾虚者锻炼。

女性应该警惕的三种肾病

医院泌尿内科门诊最常见的是尿路感染，已婚女性发病率是男性 2 倍。还有狼疮性肾炎，有 90％ 为女性。非感染性尿频排尿不适综合征患者几乎都是女性，且近年发病率呈上升趋势。

专家认为，这是由女性的解剖结构、生理特征和心理特点所决定的。

1. 尿路感染

尿路感染是女性的常见病，我国疾病谱调查显示，有30％以上女性在一生中出现过一次以上的尿路感染。这是因为女性尿道短而且距阴道和肛门较近，正常的性生活就可以把细菌带入尿道。年轻的职业女性长时间过度紧张、过度疲劳，又缺乏运动，可导致免疫力下降。加之饮水过少，长时间憋尿，月经期使用护垫，都容易使细菌从尿道口进入尿道，发生膀胱炎、输尿管炎，或肾盂肾炎。

调理：对于年轻女性来说，千万不要忽视尿路感染这个小病，一旦发病，就要彻底治疗。所谓彻底，就是停用抗生素后连续3周尿培养检查没有细菌。减少泌尿系统再次感染的方法是：多饮水，每天喝1500毫升水；不要憋尿；同房后排尿1次。同时，还要适度锻炼，提高机体免疫力。注意外阴卫生，包括每天用温水清洗、勤换内裤等。

2. 非感染性尿频排尿不适综合征

得这种病的人几乎都是工作紧张的知识女性，如教师、医生、护士等，所以说该病是女性的"专利"。患者经常出现尿频、尿急症状，感到小腹憋胀，一会儿一上厕所。越紧张劳累，跑厕所的次数越勤。但与泌尿系统感染不同的是，该病没有尿痛症状，反复尿培养没有细菌生长。

这种病属于心因性疾病，发病原因与职业和工作环境、个人心理承受能力有关。女性的心理敏感性比男性要高，承受各种压力的能力相对较弱，激烈的竞争和复杂的人际关系纠纷，很容易诱发此病。

调理：对付心因性疾病，使用抗生素治疗无效。作为知识女性，可以通过读书、听音乐、郊游、与朋友聚会等方式放松自己。工作中合理分配时间，把每天要做的事一一罗列出来，分主次去做。对待人际关系，相信"一笑泯千仇"，开心过好每一天。

3. 狼疮性肾炎

系统性红斑狼疮多见于女性，该病90％会侵犯肾脏，即罹患狼疮性肾炎。狼疮性肾炎绝大多数发生在15～40岁的中青年女性，很少见于男性。这是为什么呢？狼疮性肾炎发病机制目前不甚明白，但已经清楚的一点就是，该病的发生与体内雌激素水平有关，往往"偷袭"雌激素水平较高的女性。由于该病缺乏预防办法，治疗关键在于早期发现，做好生活调理。

 ## 为何女性容易患肾盂肾炎

肾盂肾炎大多是由泌尿系统感染引起。大肠埃希菌为主要致病菌。原因有以下几个方面：

（1）大肠埃希菌感染尿道。由于女性尿道短，细菌容易侵入，感染机会多，故女性发病率比男性高 8～10 倍。性交往往是引起感染的重要原因。

（2）膀胱炎上行。妊娠妇女雌激素分泌增多，输尿管张力降低，蠕动减弱，导致尿路不畅，尿液反流的发生率较高，故妊娠期的尿路感染多数为肾盂肾炎。肾盂肾炎多由膀胱炎上行感染所致，尤其膀胱—输尿管反流，是上行感染的重要原因。膀胱炎如未能及时或充分治疗，有 30%～50%可上行引起肾盂肾炎。

（3）尿路梗阻。尿路梗阻易导致尿流不畅，局部抗菌能力降低，有利于感染及压力增高，是肾盂肾炎的重要诱因。尿路梗阻者约 60%并发肾盂肾炎。

（4）肾实质病变。肾实质病变，如肾小球肾炎、肾囊肿、肾肿瘤及慢性肾小管间质性疾病，可使肾脏局部抗菌能力减退，易并发肾盂肾炎。

（5）全身性因素。糖尿病、高血压、长期低血钾、心力衰竭及许多慢性消耗性疾病易并发肾盂肾炎。

女性补肾按摩法

随着年龄的增长，女性也会出现肾功能失常的现象。面对这种情况，女性不必过于担心，只要持之以恒地进行肾脏的保养，就可以拥有健康的肾脏。下面就来介绍两种补肾按摩法：

（1）将两脚分开向前伸直坐好，轻轻闭上眼睛。右手压在左手上，左手掌按摩左大腿内侧 3 分钟左右，再将左手压在右手上，右手掌按摩右大腿内侧 3 分钟左右。按摩大腿内侧时，应从膝关节往大腿根部向上推，此方法早晚各1次，一天3次为宜。

（2）还可采用颤肌按摩法进行肾脏保健。身体站直，两脚间距比肩膀略宽，左手的小指和无名指指腹贴于腹股沟，颤动肌肉般上下方向按摩2分钟。换右手做同样的动作，左右手交替进行，做5分钟为宜。此方法可缓解更年期障碍，还可改善肾功能失常现象。

女性肾虚腰痛的治疗

腰痛的病因多为感受外邪、肾虚精亏、年老多病、闪挫跌扑、气血瘀滞所致。临床表现为：寒湿型有腰部冷痛，酸胀重痛，转侧不利，阴雨天加剧等特征。湿热型有口苦烦热，小便短赤，伴有灼热感，气候湿热时更甚。瘀血型痛有定处，如锥如刺，俯仰不利，伴有血尿，日轻夜重。肾虚型则酸软重痛，喜揉喜按，劳后痛甚，卧则减轻，面色苍白，心烦口干，喜暖怕冷，手足不温。

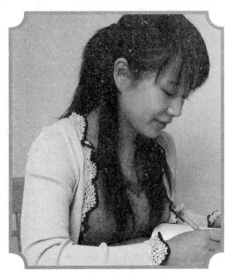

女性腰痛的发病率往往高于男性，常常听到许多妇女抱怨腰酸腰痛。这种腰痛大多位置较低，除脊柱两侧外，常常涉及尾骶部，下腹部。痛感不强，多为酸胀或坠胀，可伴腰膝无力。往往呈周期性，或与月经、生产有关，许多人还有白带的改变。

中医认为，"腰为肾之府"，肾虚则可反映为腰酸痛。腰痛患者素体禀赋不足，或长期患有慢性病，以致肾脏精血亏损，无以滋养经脉，出现腰腿疼痛，酸重无力，缠绵数年，时轻时重。属肾阳虚者，伴有畏寒肢冷，面色浮白，尿后余沥甚则不禁，气喘；属肾阴虚者，多有头晕目眩，耳鸣耳聋，面部潮红，口干咽燥，五心烦热等。

对于腰痛的治疗，应从进补肾脏、巩固肾精入手。这里给大家介绍一款有效治疗腰痛，并能够完成对肾脏滋补的食疗佳品——牛肉。

牛肉蛋白质含量高，而脂肪含量低，所以味道鲜美，受人喜爱，享有"肉中骄子"的美称。寒冬食牛肉，有暖胃作用，为寒冬补益佳品。中医认为：牛肉有补中益气、滋养脾胃、强健筋骨、化痰熄风、止渴止涎的功效。适用于中气下陷、气短体虚，筋骨酸软和贫血久病及面黄目眩之人食用。

肾阳虚衰女性要防性冷淡

有人说习惯会让性高潮变成性低潮，意思是说大家习惯怎么做爱之后都不去改变，一成不变的性，自然让性欲慢慢降低。尤其是女性。有这样一个触目惊心的数字：女性性冷淡的发生率为30%～40%。

也就是说，每三个女性就有一个性冷淡。女性对性生活缺乏快感，甚至淡漠、厌恶，中医称为"阴冷"。这种情况的出现，原因是多方面的。情绪抑郁、恐惧、性生活不协调或卵巢功能不足、肾上腺皮质和脑垂体等内分泌功能失调，均是本病的原因。而大多数女子则是由于情绪抑郁、恐惧、性生活不协调等心理因素造成的。

中医学认为，该病多因为下元虚冷、寒气凝结，或肾阳虚衰、风冷之邪乘虚侵入，冷气郁于阴部所引起。此病的治疗，主要是消除女方对性生活的紧张和厌恶情绪，正确了解性生活知识和有关的生理解剖知识，并且要互相理解彼此配合。女子性欲冷淡，除了心理治疗外，配以适当的饮食疗法，对改善性功能、提高性欲有较好的效果。

女性肾虚如何调理

在讲述女性如何补肾之前，我们先了解一些中医对肾虚的看法。

中医认为，肾虚是人体元气不足、身体机能减退所致。女性在日常生活中，应注意补肾。女性肾虚患者有个好心情很重要，学会给自己减压，要学会调整自己的情绪，要保持一颗平常心。女性患者每天要保证 8 小时的睡眠时间，并且要保证质量。不仅如此，还要养成运动的好习惯，例如晨跑、散步、打太极拳等。

此外，女性患者还要改掉不良的饮食习惯，蔬菜、水果、肉类、蛋、奶等应合理搭配食用，且不能在睡前饮水，否则会使身体水肿。

另外，女性应注意保暖，不能总是美丽"冻"人。

女性肾虚的食补方法

女性一旦肾虚，很快出现精神疲惫、反应低下、腰酸腿软、皮肤颜色枯槁、下眼睑颜色暗淡、耳郭颜色焦枯、骨骼脆弱等，所以女性总是青春短暂、红颜易老，原因之一就是肾虚。

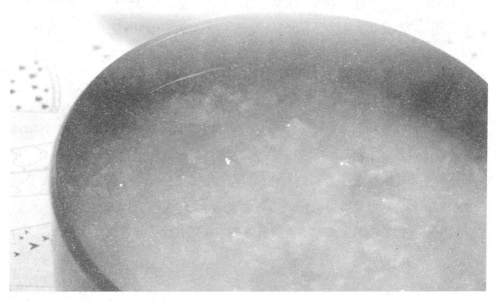

以下给大家介绍几种调节女性肾虚的最佳食物，肾虚的女性不防试试，效果不错的。

（1）黑芝麻糖粉：黑芝麻、桑椹各 160 克，黄精 70 克，共碾为粉，加糖日服 2 次，每次服 5 克。

（2）黑豆桂圆粥：黑豆 100 克、桂圆肉 15 克、大枣 30 克、米适量，共煮粥食之。

（3）山药枣仁粥：怀山药 30 克、酸枣仁 15 克、米适量，共煮粥食之。

（4）莲肉首乌粥：首乌 50 克、莲子 30 克、糯米适量，共煮粥加红糖食之。

（5）核桃黑豆粥：枸杞子 30 克、核桃仁 5 个、黑豆 150 克、米适量，共煮粥加糖食之。

肾强对女性的意义

40 岁的女性当然还没有进入更年期。肾虚原是中老年病，但职场中的女性由于压力大、生活不规律、办公室密不通风的空调环境等都会导致女性自身免疫力降低，出现肾虚的比例比较高。

肾是女性健康与美丽的发源地，女性的年龄就刻在自己的腰部两侧。肾脏的健康使人体生长、发育、生殖系统有活力。如果肾虚了，就会出现一系列衰老的现象，如记忆力减退、注意力不集中、情绪不稳定等；还会出现闭经、性欲低下、烦躁、焦虑、多疑等女性更年期症状。所以部分女性未进入更年期，却总感到浑身不舒服。

其实，女性一生中的各个阶段都可能出现肾虚，幼儿期肾虚可导致发育迟缓；青春期肾虚可导致初潮延迟，月经稀少；成年期肾虚则可导致不孕不育、性欲淡漠，提前绝经；更年期易发生骨质疏松、心脏病变等。

肾脏是女性的宝贝，特别是在怀孕准备生产的时候，短短的 40 周，如果你不重视它，就会衰老得特别快。

肾脏是我们生命的先天之本，美丽的根本，只有保养好肾脏，女性才能青春永驻。

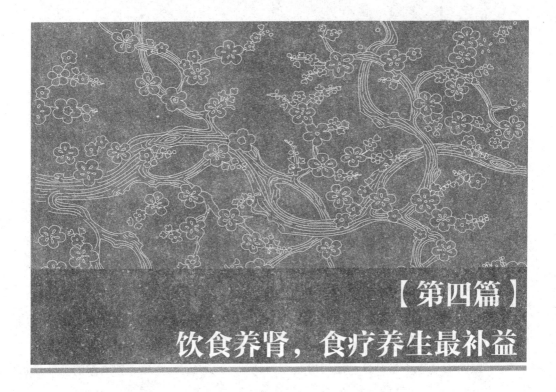

【第四篇】

饮食养肾，食疗养生最补益

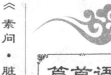

篇首语

《素问·脏气法时论》中说：“毒药攻邪，五谷为养，五果为助，五畜为益，五菜为充，气味合而服之，以补益精气。”这说明“五谷”“五果”“五畜”“五菜”及“五味”等合理调配，才能保证营养均衡，也才是最健康的。

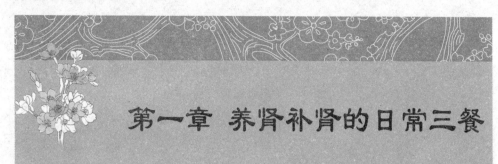

第一章 养肾补肾的日常三餐

养肾，药补不如食补

中医常讲"药补不如食补"，我们常吃的食品有些就有补肾的功能，比如猪腰花、牡蛎、核桃等。猪腰花和牡蛎含有大量的锌，对补肾很有好处，核桃还有润肺的作用，生食或者用50克核桃仁配500毫升白酒浸泡1个月，每晚少量饮用，也能达到补肾的效果。

民间还有"东北人参，江南海马"的说法。这就是说，海马和人参的滋补功效是齐名的，中医里有用海马煲汤来补肾的方子。当然，如果怀疑自己肾虚，还需要专家确诊方能开始药补，这是最为保险的办法。

补肾气多吃温暖的食物

现在很多30多岁的年轻人肾脏都处于亚健康状态，尤其是男性，每天朝九晚五的工作，生活压力大，每天上下班路上的时间就要三四个小时，没有太多时间运动，时间一长就会出现腰膝酸软、失眠、神经衰弱、手脚冰冷等问题。这都是我们身体内的肾气不足造成的。

气是由先天之精华、水谷之精气和吸入的自然界的清气组成的，它是构成人体和保持人体生命活动的最基本物质，它是人体五脏六腑、四肢百骸的营养所在，也是人的精神状态的基础或反映。

一个人气血充足、阳气足，那么它抵御外邪的能力就强。

有没有简单的方法来补足肾气呢？其实，我们身边的食物就是最简单、最方便的突破口。食物有温、热、寒、凉、平几个属性，只要我们按其属性灵活运用，就可以补足我们的气血。

肾气不足、阳气虚弱的人平时要多吃温热食物。

平时贪饮凉啤酒、凉饮料，经常使用空调的男性，多数属于寒凉体质。体内的毒

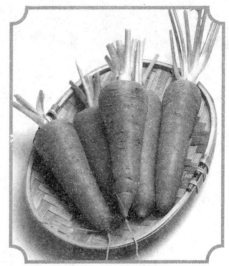

气重就会造成气血两亏，进而导致阳气虚弱，这时要多吃温热性质的食物，如牛肉、羊肉、韭菜、洋葱、生姜、荔枝、榴莲等，这样会加足火力，使身体运转正常。

当然，对于那些身体内热大、精力旺盛的男性来说，吃多了温热食物会上火，这时就要适当地选用一些寒凉的食物，如鸭肉、蟹、小米、菠菜、黄瓜、西瓜、梨进行平衡。

正常情况下，我们应该在天气寒冷时选择一些温热食物来吃，这样可以补足肾气，祛寒保暖，但是现在我们生活的环境里，暖气、空调样样齐全，根本不惧寒冷。因此，温热食物要适当吃，也可吃一些寒凉的食物，保持平衡。

咸味食物善养肾

《素问·五脏生成篇》中说："色味当五脏……黑当肾，咸。"《素问·阴阳应象大论》中说："其在天为寒……在脏为肾……在味为咸。"以上都说明咸为肾之味。酸、苦、甘、辛、咸五味与五行的配属为：酸属木，苦属心，甘属脾，辛属金，咸属水。五脏之中，肾亦属水，故咸与肾同类相属。五味中的咸和五脏中的肾具有特殊的亲和性，凡是咸味的食物都入肾，具有补肾的作用。

说到咸味的食物，人们最先想到的就是盐。"开门七件事，柴米油盐酱醋茶。"人们的生活，没有一天能够离开盐。盐作为咸味的代表，除了可以调味外，还有补肾、引火下行、润燥祛风、清热渗湿、明目的功效。李时珍说："盐为百病之主，百病无不用之。故服补肾药用盐汤者，咸归肾，乃药气入本脏也。"肾有调节水液代谢作用，而咸味食物能调节人体细胞和血液渗透压平衡及水盐代谢，可增强体力和食欲，防止痉挛。因此，在呕吐、腹泻及大汗后，适量喝点儿淡盐水，可补充体内盐分缺失。

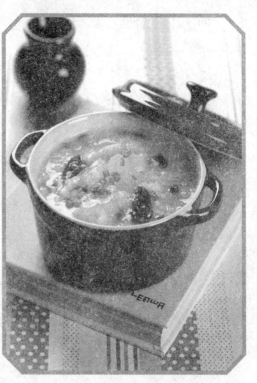

具有咸味的食物，多为海产品及某些肉类，如海带、紫菜、海藻、海蜇、墨鱼、猪肉等。

咸味归肾经，适当食用能补肾强腰，强壮骨骼，使身体有劲儿，充满活力，但吃了过多的咸味食物也会伤肾。咸味食物多大寒，久食大寒食物不但伤肾，降肾火，同时也损伤脾胃，所以食用咸味食物也应适度。

如何掌握盐的摄入量

肾病患者限盐可分为两种情况。

（1）无盐饮食。患者有明显水肿或血压升高时，应该禁盐。就连含盐的食物（如碱发馒头、咸糕点）、小苏打、酱油等都在禁忌之列。这种情况见于急性肾炎初期、慢性肾炎急性发作期、肾病综合征。慢性肾衰竭伴有中、重度高血压及水肿患者，也应禁盐。无盐饮食可能影响患者的食欲，可以用无盐酱油或糖、醋、姜、蒜等调味品以增进食欲。禁盐时间的长短应根据具体情况而定。无盐饮食的标准是明显的水肿和高血压，若患者这两个症状不太明显或基本消失，则可改为低盐饮食。

（2）低盐饮食。适合于轻微水肿、高血压以及水肿、高血压消退后的患者。急性肾炎、慢性肾炎及肾病综合征恢复期，慢性肾衰无水肿、高血压者都可用低盐饮食。低盐饮食要求每日钠盐摄入量为 3～5 克。患者也可食用低钠盐。在低盐饮食期间，不要吃咸肉、咸鸭蛋、咸菜等。

若患者未出现过水肿、高血压，或者水肿及高血压消失，没有反复者，则不必严格限盐，但食盐量也不宜过多，饮食以清淡为宜，多吃新鲜蔬菜、水果。对于应用利尿剂的患者，要注意查血清钠，血钠低时也不应严格限盐。

合理摄入膳食中的钾盐含量

钾代谢紊乱在肾脏疾病中极为常见，必须及时纠正，否则会导致严重后果：一般而言，血钾低时应酌情补充钾盐，血钾高时应严格控制钾盐的摄入量；血清钾的正常值为 3.5～5.5 毫摩／升，<3.5 毫摩／升为低血钾，>5.5 毫摩／升为高血钾。当血钾正常，24 小时尿量在 1000 毫升以上时，不必控制膳食中含钾量；若血钾升高尿量 <1000 毫升／日，则应注意适当控制膳食中的钾盐含量，一般全日不得 >1700 毫克。除掉必须食用的优质蛋白质食品中的含钾量外，其他食品中的含钾量应 <1500 毫克／日。当患者血钾降低，每日尿量大于 1500 毫升时，还须酌情补充钾盐。

过度食肉易导致脱发

通常情况下，脱发与肾虚是有关系的，也就是说，适度补肾可以防止脱发。

为什么说脱发与肾虚有关呢？中医认为，肾主骨，骨生髓，其华在发。所以，从一个人的头发就能看出他的肾健康与否，头发生长与脱落的过程直接反映了肾中精气的盛衰。我们可以看到，那些肾气盛的人，不但头发茂密，而且还很有光泽；而那些肾气不足的人，不但头发易落，而且会变得干枯。一些老年人，因为体内气血不足而造成脱发。但如果年纪轻轻就有脱发的现象，那就不正常了。

有的人虽然年纪轻轻，但却已秃顶，这便是肾虚与血虚的信号，主要原因可能是主食摄入太少。如今许多人在就餐时，只喝酒或者吃菜，很少吃饭。中医提倡，补肾的关键所在是"五谷为充，五果为养"。可见，蔬菜水果与五谷杂粮是人体基本的需求，是对人体有益的，在主食摄入过少时，肯定会多吃肉类，而肉类食用过多就会引发肾虚症，因为肉类会加重肾的代谢负担，所以食肉过多是造成脱发的原因之一。

有人只要脱发就去补肾，并且全是一些补肾、滋阴类的中药，如当归、天麻、白芍、何首乌、熟地黄等，一股脑儿地吃下去，结果又出现了过度补肾的现象。因为这类药物食用过量会影响其他食物的吸收。并不是说这些药物不好，在正常的、适量的情况下使用，也是很有必要的。而过量则不但对防治脱发无益，对肾也会造成伤害。

正确的补肾防脱发的做法是，在多摄入主食的情况下，尽量少吃药物，而应以食补为主。一个成年人每日的主食摄入量应该在 400 克左右，在此基础上，再适当吃些可以益肾、养血、生发的食物，如核桃仁、黑芝麻、枸杞子、桂圆肉、大枣等，这对于防治脱发是大有好处的。

那些经常脱发的人，特别是年轻人，其体内肯定缺铁。而铁质丰富的食物就是补肾的首选了，这类食物有黑豆、黄豆、虾、菠菜、熟花生、蛋类、带鱼、鲤鱼、胡萝卜、马铃薯、香蕉等。

　　另外，除了肾的原因之外，造成脱发及头发变黄的因素还有其他几种，一种是血液中的酸性毒素过多，也有可能是过度疲劳，使精神与身体经常处于紧张的状态，并且食用了过多的纯糖类和脂肪类食物。所以说，对于肝类、肉类、洋葱等食品，应尽量少食，因为这些食物中的酸性物质较多，很容易引起血液中酸性有毒物质的增加。

　　总之，再好的东西也不是吃得越多越好，只有在适量、得当的情况下，才是最好的。补肾不可过度，否则不只对防治脱发没有好处，还可能对其他器官造成伤害。

 ## 养肾不可忽视的饮食疗法

　　人类在对世界的探究过程中，通过"尝百草"的方式，在众多植物中选择出一些最有营养的作为维持日常生活所必需的食物，五谷蔬果。同时，人们还发现许多植物有一定的治病功效，于是人们根据它们的药性将其加以区分，这就是我们所说的中药。

　　很多中草药，既可作为治疗疾病的药物，同时也是很好的食品。如我们日常生活中的很多蔬菜、水果常常也都同时具有食用和药用两方面的性能。

　　我们所说的"饮食疗法"就是以中医的"药食同源"为理论基础，应用具有药理作用的食物来防治疾病、保健强身的一种方法。它是我国传统食养经验在不断吸取新的知识、不断进行临床实践、不断提高的基础上，逐步形成的一门专门的科学。

　　饮食疗法既可预防疾病、延年益寿，又可对疾病起治疗作用。它不仅可以提供人体生理所必需的营养素，还能够调节免疫功能的平衡，维持身体内部环境相对恒定以及调整物质代谢，纠正人体的病理状态，起到良好的养生作用。药用食物不但治疗安全，而且能滋补身体。还有很重要的一点就是能避免化学药物给人体带来的不良反应。所以，饮食疗法很容易被人们所接受，也普遍受到欢迎。

　　饮食疗法具有安全有效、取材方便、进食可口等特点，下面介绍饮食疗法的主要种类：

（1）单纯采用食物。用食物或食物的鲜汁制成饮料、羹汤、酿制品、蜜饯、糖果以及米饭、粥类和菜等。

（2）食物加药物。把食物和药物经过烹饪或加工后制成食品，这也就是我们常说的药膳。

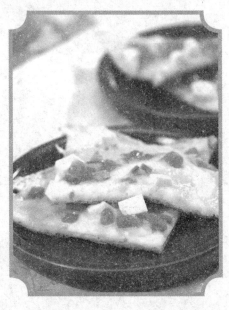

（3）食物加营养素。在食物中加入维生素类、无机盐以及微量元素等，这种方法主要是加强某一方面的营养或起到辅助治疗的作用，从而防治疾病。用这种方法制成的食物，一般又称为"强化食品"。

大多数肾脏疾病都属于慢性病，临床治愈后还需要长期的调养。所以，肾脏疾病更需要加强饮食调养，加强自我保健，治养并重，防患未然。很多食物在针对肾病的治疗中都起着极其关键的作用。肾病患者除了用药物治疗外，如果再辅助以饮食治疗，不仅能够加快疾病的治愈，并且对日后的预防、良好生活习惯的养成都有很大的帮助。

养肾益肾的烹调原则

食盐是我们日常生活中必不可缺的。没有食盐不仅会感到饮食无味，而且会严重影响人体的生理功能。长期严格限盐，可以出现低钠血症，患者表现出身倦乏力、精神不振等。但过多的钠盐摄入同样也是不符合生理要求的，它是导致高血压的重要因素。对于肾病患者来说，适当地掌握盐的摄入量显得更为重要。

有人觉得每天不吃点咸的东西难免会寡淡无味，因此而影响食欲的话，健康不是也不能保障了吗？下面几种方式或许可以帮助你解决因饮食清淡而食欲不振的问题。

（1）多利用材料和食品本身原有的风味。选用有季节性的新鲜材料，并多利用材料本身原有的风味。不论是鱼类、蔬菜或水果，在该季节出产的都比较新鲜，同样的烹调方法味道却又不同。

（2）善用酸味与香味。柑橘类的酸与香味，可当做醋做成沙拉。材料新鲜的话，即使少点盐，也非常美味。在菜肴中加些柠檬、柚子、柑橘、柳橙的汁，所含有的酸味和香味，将使烹调出的菜肴更加可口。

（3）使用香辛料调味。可以在菜肴中加些咖喱粉、胡椒、姜、芥菜、辣椒等，除可使菜肴更美味外，还可增加餐桌上的气氛。

（4）使用植物油。蔬菜、鱼、炸肉、油炸食品、炒菜等，都可列入菜单中。菜肴中未加盐时，只需加少许柠檬汁，味道便迥然不同。油应选用植物油。

（5）可增加煎物的焦味。将食品煎成稍许发焦的金黄色，可增加食欲。另外，饭团也都可以煎烤，风味极佳。

肾病患者的饮食误区

健康的身体从饮食开始。那么，肾病患者到底应该吃什么？怎么吃才算健康呢？专家通过调查分析，总结了肾病患者四大饮食误区：

误区一：不了解食物中的糖类。

在饮食中存在着两种糖类：一种是简单的糖类，如糖、蜂蜜、果酱、普通汽水和一些含酒精的饮料；另一种是复杂的糖类，如粮食、豆类、土豆、白薯、嫩玉米以及一些新鲜水果和包括瓜子在内的干果。我们饮食的一半由糖类组成，在这些糖类中，只有将近10％是糖分。在人们选择复杂糖类食品的时候，经常犯这样的错误：大多数人习惯选择米饭和白面包而不选择全麦面包。殊不知全麦面包具有很多优点，它们含有纤维和植物化学成分，可以预防一些疾病，如癌症、心脏病和糖尿病等。

误区二：强调营养，饮食单一。

绝大多数肾病患者在饮食上单一强调营养，而缺乏对饮食上合理搭配的重视。事实上，肾病饮食可应用各种颜色搭配。这种饮食搭配可以平衡提供各种营养，如抗氧化的维生素、叶酸（特别是深绿色蔬菜含有这种成分），矿物质、纤维和植物化学成分等。肾病患者应每天吃5份蔬菜和水果，尽量减少烹饪时间，这样对预防癌症、糖尿病、高血压、高胆固醇、骨质疏松、便秘和结肠病变非常有帮助。

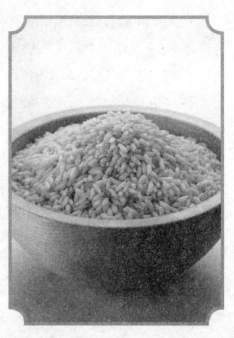

误区三：饮食中破坏了有益脂肪。

一方面，植物油中含有高比例的不饱和脂肪（有益脂肪），不含胆固醇，是维生素E的重要来源之一。特别是橄榄油还含有预防心血管疾病的物质。但人们在面包上抹油的时候，习惯于涂抹动物油、人造黄油或者在烹饪时不使用植物油，都是错误的。另一方面，植物油经过高温就变成饱和脂肪，或者分解后失去它的优点。所以，烹调时油温不要太高，也不要过多食用油炸食品。

误区四：不了解食物中的盐。

人们都知道食盐过量会增加患病的危险，如高血压、动脉硬化、冠心病、脑出血和骨质疏松等。肾病患者更应深知限盐对自身健康的重要性，所以在日常的烹调过程中也要做到尽量少用食盐。其实，钠除了存在于日常烹饪所使用的调味盐以外，还存在于许多食品中，因为它被用作防腐剂。因此，最好食用未经过加工的天然食品或含盐量低的食品，如蔬菜、水果、粮食和豆类等。少食用卤制品、肉肠、罐头、干面条等含盐量高的食品。

纠正"黑色入肾"的饮食误区

中医的确有"黑色入肾"的理论，但不能理解为所有黑色食物都对肾脏有好处，以及食用黑色的食物就一定能补肾，这些说法都是缺乏科学依据的。事实上，中医通常所指的肾和西医所指的肾不完全对应，不能把中医理论加之于西医身上。我们不能简单地理解"黑色入肾"，并不是所有的黑色食物对患肾脏疾病患者都是有益的，起码急性肾炎、肾功能低下患者要严格限制大豆类食物的摄入。

黑豆是黑色食物，同时也是豆类食物。患有急性肾炎、肾功能低下的患者都应少食。因为这部分患者肾脏排泄蛋白质废物的能力受损，如果再食用黑豆等黑色食物，就会加重肾脏的负担。

补肾宜少吃动物肾脏

在中医学里面，有"以脏养脏"的说法，民间也有"吃什么补什么"的传统观念，即食用动物的肾脏以补肾益精。因为动物的肾脏含有丰富的蛋白质、脂肪、多种维生素和一些微量元素，有些男性为了达到滋补和强健肾脏的效果，通常喜欢吃各式各样的动物肾脏（比如猪腰、鸡肾等）。

诚然，动物肾脏有着上述食用价值，但也有着不少危害人体的因素。

（1）动物肾脏饱含脂肪和大量胆固醇，这些物质可使血管变窄，影响血液的输送。特别是男性吃多了动物肾脏，会导致阴茎的血管供血不足，而不能充分发挥"威力"，影响夫妻生活。

（2）吃多了动物肾脏还会影响生育。因为动物内脏含有大量脂肪，吃后容易上火，而男性怕热，过热便会影响精子的质量。加上猪、牛、羊的内脏里都含有不等的微量元素镉，镉被人体吸收多了就会损伤精子，使精子的和数量下降，从而导致不育。因此，人们在食用动物肾脏来进行补肾的时候，应该尽量控制它的量，每周食一次。特别是男性，更应该少食动物肾脏，否则不但达不到补肾的效果，还会使肾脏受损。

另外，女性也是不宜多吃动物肾脏的，否则特别容易引发心血管等疾病。

 ## 高脂饮食有害肾脏吗

高脂饮食不仅会加重肾病患者已有的肾损害，也会导致健康人的肾脏受损。临床实践中，很多肾脏病，如肾病综合征、慢性肾衰竭、尿毒症和相当部分慢性肾炎患者都有脂质异常。这与高脂饮食有一定关系。

专家提醒，凡是有肾损害的患者，出现高脂血症时一定要接受降脂治疗，更要控制饮食，要根据肾损害的原因进行饮食调节。一般来说，肾病患者尽量清淡饮食，少食高脂类食物，这对缓解肾损害有益。

少吃宵夜肾脏健康

现在一些白领和中青年工作量都比较大，忙了一整天，到夜里总会犒劳一下自己，于是吃夜宵便成了一种习惯。另外一些人喜欢过夜生活，自然肚子饿了也离不开夜宵。这类人总以为吃了夜宵就会对自己的身体有好处，有些人甚至认为夜宵可以补"阴液"。可事实上，夜宵补的并不是"阴液"，而是"痰湿"。

痰湿，其实也就是痰液。痰液是水谷精微在代谢过程中的半成品，即没有被成功转化的口水，由呼吸道排出。

正常情况下，胃里面的表层组织都由胃黏膜覆盖着，由不同的分泌腺体组成，是一个比较复杂的分泌器官。由于胃黏膜上皮细胞的寿命很短，一般2～3天就要更新再生一次，而这种再生的修复过程，多数都是在夜间胃肠道休息的时候进行的；如果经常吃夜宵，胃肠道在这段时间就会得不到很好的休息与调整，胃黏膜的再生和修复便不能正常地进行。

因此，一些营养液就不能圆满地转化成口水为人体利用，而成了痰液。再就是，吃过夜宵后就睡眠，食物便要在胃内停留较长时间，其间可促进胃液的大量分泌，对胃黏膜造成长时间的刺激，时间久了，还会导致黏膜糜烂、溃疡，抵抗能力减弱。伤了胃，脾就会虚。脾是生痰之源，也就是说，痰液的源头是在脾胃。由于熬夜、吃夜宵、吃得过饱，没有好好保护脾胃，使脾胃变得很虚，没有足够的动力对食物进行消化，这时便会产生痰湿；久而久之也就成了"痰湿"的体质。

通常，痰湿体质的特征是：痰湿凝聚、形体肥胖、腹部肥满、口黏苔腻等，常见面部皮肤油脂较多，容易出汗，胸闷痰多，对肥腻甜黏食物情有独钟，一到梅雨天或湿气比较重的天气抵抗能力就比较差。

因此，当身体发出不良的信号时，就要引起注意，尽量将夜生活的习惯改掉，再就是在遵守清淡的原则上，吃一些祛湿养脾胃的食物，如绿豆、赤小豆、绿豆芽、小米等。

 ## 素食对肾脏有益吗

食物的新陈代谢都需要肾脏的帮忙，才能将多余或有毒的成分排出体外，在患肾病的情况下，肾脏处理这些物质的能力逐渐不足。以往的观念认为，肾病患者的食物最好大部分是含必需氨基酸比较多的动物性蛋白质如鱼、肉、蛋和奶等。可是目前经过更深入的研究后认为这些看法值可商榷。

近年有许多报道证实高蛋白质饮食形成蛋白质过剩负荷，造成肾小球毒害。临床研究显示用植物性蛋白质来取代动物性蛋白质（但总量不要超标）不一定会加速肾病的进展，所以素食对肾病是有益无害的。

 ## 养肾饮食少吃寒凉冰冷之物

夏天的时候，很多人都喜欢买一大堆雪糕放在冰箱里，有时一天能吃上好几根。还有一些人喜欢喝冰啤酒，感觉冰凉舒爽。殊不知，即便是炎热的夏天，吃冷饮多了，对身体伤害也是很大的。因为我们胃的温度通常是保持温暖的，它一遇到冰冷的食物就会收缩，并减少胃液的分泌，导致消化不良。这时，不要以为只伤及胃，其实，长期食用冰冷的食物，还会伤及脾阳，进而损及肾阳，最终的结果就是脾肾阳虚。其最主要的症状便是面色惨淡无光，腰膝或小腹发出一阵阵冷痛，稍稍变天就会感冒，还经常腹泻。

当然，也不是说冰冷的食物就完全不能吃，这要视自己的体质而论，偶而为之也无大碍，但是不能敞开肚子大吃。倘若夏天出了大量的汗，酷暑难当，可适量吃些大寒的西瓜。因为西瓜性寒，能够祛除燥热，为人体补充足量的水分和糖分，起到协调、补血的作用。反之，冬天最好不要吃西瓜。

另外，不少人喜欢吃螃蟹，螃蟹不仅营养好，对补肾也有好处。但是螃蟹性寒，吃多了会伤及脾胃和肾气，很容易导致腹泻。其实，螃蟹如果配上温热的生姜，中和一下蟹的寒凉，不但不会伤及身体。还有利于蟹肉的消化与吸收。还有黑木耳、海带、紫菜，虽然这些东西都是补肾的佳品，但是因其性寒，夏天可以多吃些，冬天却少吃为宜。任何东西补还是不补，都要先看看它们的属性，性平、性温的食物，一年四季都可以吃，也能起到补益的作用；性凉、性寒的食物，除了夏天，其他季节尽量不要吃。即便夏天，体质比较弱的人也要少吃，不然就会伤胃又伤肾。

如果其他季节非要吃一些性寒的食物，就必须搭配一些温热的东西，如花椒、胡椒、辣椒、生姜等，如此一配，既能摄取那些性寒食物的营养，又能保证不伤肾伤胃。

水肿患者饮食方案

对于大多数成人急慢性肾炎、肾病综合征患者，血容量负荷增大，限制盐的摄入是水肿治疗的基础。轻度水肿者盐摄入量3～6克／日；严重水肿应该控制在3克／日以下，甚至无盐饮食。

对于肾病综合征患者，低盐饮食尤为重要，许多患者表现为"难治性水肿"，可能的原因就是没有按医嘱严格控制盐的摄入；在水肿消退阶段可适当增加盐的摄入，以免大量利尿造成循环血容量不足和严重低血钾。

急性肾炎患者还要限制钾的摄入，酱油中含钾较高，应避免食用。肾病综合征患者可能存在低血钾，特别是在服用激素时，应该在限制钠盐的同时，适当增加钾的摄入，如饮用一些果汁等。

肾结石患者的饮食注意事项

肾结石的成因很多，与感染、营养代谢紊乱、泌尿系统异物、尿淤积以及地理气候因素有关。肾结石有若干种类，根据结石成分的不同，可分为草酸钙结石、磷酸钙结石、尿酸（尿酸盐）结石、磷酸铵镁结石、胱氨酸结石及嘌呤结石六类。结石的主要成分来自日常饮食，所以改变饮食和生活习惯是预防肾结石的最好方法。肾结石患者饮食应注意。

（1）控制钙的摄取量。结石的成分80％以上由钙或含钙的物质形成，因此钙质的摄取要适当，要检查每天高钙食物的摄取量，包括牛奶、干酪、奶油及其他乳制品，牛奶及抗酸剂可能产生肾结石。

（2）勿吃富含草酸盐的食物。草酸钙结石是最常见的肾结石，因此，应限量摄取富含草酸的食物，包括豆类、甜菜、芹菜、巧克力、葡萄、青椒、香菜、菠菜、草莓及甘蓝菜科的蔬菜有些蔬菜可用水焯一下，去除大部分草酸后适量食用。也应避免大量食用含酒精、咖啡因的饮品以及茶、巧克力、无花果干、羊肉、红茶等。

（3）注意蛋白质的摄取。肾结石与蛋白质的摄取量有直接的关联。蛋白质容易使尿液里出现尿酸、钙及磷，导致结石的形成。肾结石尤其是尿酸过高或胱胺酸结石患者，应适当限制高蛋白质食物，包括各种肉类、干酪等。

（4）限制维生素C的用量。一天超过3～4毫克维生素C，可能增加草酸的制造。草酸钙结石患者应限制维生素C

的用量，勿摄取高效力的维生素 C 补充物，适当减少摄取富含维生素 C 的食物。

肾结石患者喝茶有讲究

结石患者应喝水，但喝茶则必须要有所节制，茶有助长结石形成的可能，如果实在难以改变喝茶的习惯，就应该少喝一点、泡淡一些，而且不要在空腹时喝茶。

尿结石的成分中，约 80% 属草酸钙结晶，而自饮食中吸收的草酸与钙质的量，是影响尿中草酸钙结石的重要因素。患者除了大量喝水，以减少草酸钙在尿道中形成结晶的机会外，也要避免摄取含钙及草酸的食物，以预防结石再生。茶叶成分中富含草酸，有尿结石病史及家族史者，要特别注意喝茶的量与方式。

爱喝茶者或许认为喝茶会摄取大量水分，一方面可以减少结石，又会形成排出结石的力量，但两相比较，形成草酸钙结石的机会，喝茶还是比喝水要高，因此尿道结石患者应以喝水取代喝茶。

肾结石患者如果无法戒除喝茶习惯，则须避免整天喝茶或是泡淡一些，降低茶叶的浓度，才可助长水的分量，使草酸的浓度相对降低。空腹喝茶时，会有较大量的草酸吸收进入体内，形成结石的机会比较高。

此外，饭后喝茶，将使食物中的钙与茶中的草酸形成草酸钙结晶，不易经由肠道吸收进入体内，而是很快随粪便排出体外，也就不会有结石产生。除了茶叶之外，高草酸的食物还包括菠菜、芹菜及可可等。

肾功能不全患者的饮食原则

饮食治疗是治疗慢性肾功能不全的重要措施之一，若饮食恰当不但可以减轻患者的症状，并可减缓疾病的进展速度，以下是肾功能不全患者的饮食主要原则。

（1）热量。应选择糖类食物为热量的主要来源，并给予适量的脂肪，优质蛋白质，以及矿物质和维生素。

（2）蛋白质。选用优质蛋白质，一般不超过每日 20～40 克。根据肾功能情况及在治疗过程中酌情增减。低蛋白质饮食能减轻慢性肾衰竭的进程，但却会出现机体蛋白质缺乏和营养不良，故宜将两者恰当地进行调整。

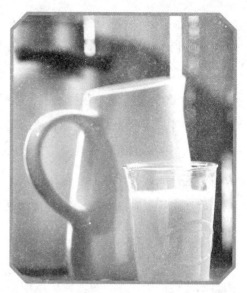

（3）电解质和维生素。盐的摄入量应按患者肾脏对钠保留和排出能力以及是否伴有高血压、心功能不全、水肿等而定，并应增加维生素的摄入。此外，近年的研究表明，慢性肾功能衰竭时导致机体磷的排泄障碍，而磷的储留可使肾功能进一步减退，造成病情恶化。因此食物中的磷亦需加以限制。

总的原则是：二低（低蛋白质、低磷），二高（高热量、高必需氨基酸），二适当（适当的维生素和适当的矿物质和微量元素）。

肾功能不全者最好少吃含植物蛋白质高的蔬菜，如豆类（包括四季豆、豌豆、蚕豆、扁豆等）、花生、冬菇、木耳等。

血钾偏高者或服用保钾利尿剂螺内酯、血管紧张素转换酶抑制剂（卡托普利、贝那普利等）容易出现高钾血症者，不宜吃含钾较高的蔬菜，如菠菜、蘑菇、榨菜、辣椒、笋等。

蔬菜在煮、炒以前必须洗净，有条件者最好能吃绿色无污染蔬菜。

如何增进慢性肾炎患者的食欲

（1）进食环境要清洁整齐。在良好清洁整齐的环境中进餐，往往会感到轻松、舒适，有利于增强食欲。进食前应使环境清洁整齐，空气新鲜，室温要适宜，另外要注意进食前应避免治疗，提前大小便。

（2）调节心理情绪，忌辛辣烟酒油腻。慢性肾炎患者不要惧怕疾病，丧失信心，而应当乐观开朗，坦然无忧，要了解疾病，正确对待疾病，不因暂时好转而得意，也不因病程漫长而忧虑。保持平和的心态，乐观豁达，这样就能增加食欲。同时应避免烟酒刺激，少食辛辣、油腻的食品，这也是增进食欲的好办法。

（3）饮食要清淡，花样要多变。慢性肾炎不宜食用咸味食物，如咸蛋、咸鱼、酱菜等，要以食用酸甜和香鲜来增强口味，如西瓜汁、绿豆汤、红薯粥、赤小豆粥、鱼汤等，多食新鲜蔬菜，食物经常变化尽量不要重复；主食也要根据个人口味选择如馒头、花卷、包子、米饭、包子、烙饼等；适当食用豆腐脑、豆腐丝、鲜豆腐等豆制品。烹调后使食物既有营养，又保持色、香、味俱全，以增强患者的食欲。

（4）注重食疗与药疗相结合。对于慢性肾炎患者，采用食疗与药疗相结合的方法是有益的，其不断地变化可增强食欲、补充营养，如砂仁薏苡仁小豆粥等。

肾病综合征如何饮食

肾病综合征患者要控制水量。因为水太多，喝进去排不出来，留在人体内加重水肿，也易加重高血压，此时水入量以尿量加 500 毫升为宜。尿量增多后入水量可放宽些。鱼、虾、蛋、肉类食物含丰富的动物蛋白质，是人体细胞、组织主要的构造材料，对人体十分重要，进食含蛋白质食物后肝脏分解、肾脏排泄，所以当肾脏功能下降时，要适当减少蛋白质入量，以既满足人体代谢营养需要，又不增加肾脏负担为原则。在肾病综合征的治疗过程中不要暴饮暴食，不食用不洁食物。

肾病综合征患者应限制对肾脏有刺激作用的食物，如辣椒、芥末等，是在日常饮食中特别需要注意。宜选用高热量富含维生素 A、维生素 C 的食物。还要限制膳食中的饱和脂肪酸的含量，在伴有贫血的时候，可以补充含维生素 B_{12}、叶酸、铁的一些食物的摄入，如菠菜、木耳等。总之，肾病综合征患者的饮食应该以清淡为主，正确摄入蛋白质，养成良好的饮食习惯。除此之外，还要保持居室空气新鲜，不到人群密集的场所，保持皮肤清洁，预防皮肤损伤，预防感染，有感染要及时诊治。注意身体，劳逸结合，增强机体免疫力，注意锻炼身体，定期复查尿常规、肾功能。

五型人养肾饮食法则

中医根据体质特点把人分为木型、火型、土型、金型、水型等五行人，各种体质人对季节的耐受性不同，故木、火、土、金、水五型人养肾要从自身的体质特点出发才能调养得当。

1. 火型人

火型人的皮肤多为赤色，肩背宽厚，脸形瘦尖，头稍小，身材匀称，手足小，步履稳重，

对事物理解敏捷，走路时肩背摇动。其性格易生气、轻财、缺乏信心、多虑，认识事物清楚，

爱漂亮、性情急。这种人对于时令的适应，大多耐春夏不耐秋冬，感受秋冬寒冷之气侵袭时易生病。

火型人调养肾脏可多吃具有益气养阴、补益肝肾的食物，如山药、扁豆、百合、枸杞子、乌鱼、鸡肉、鸭肉等。

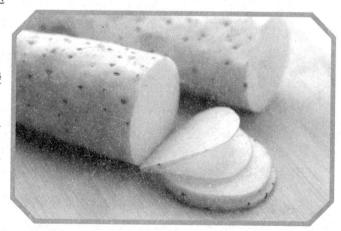

2. 土型人

土型人的皮肤多为黄色，面圆，头大，肩背丰厚，腹大，腿部壮实，手足不大，肌肉丰满，身材匀称，步履稳重。他们内心安定，喜助人为乐，不喜依附权

势，而爱结交朋友。

这种人对于时令的适应，大多耐秋冬不耐春夏，感受春夏之气侵袭时易生病。

土型人补益肾脏在饮食上可多食用芋头、土豆、粟米、高粱、牛肉、羊肉、鸡肉、枸杞子、巴戟天等，具有补益肝肾、理肺益胃的功效。

3. 木型人

木型人多是肤色苍白，头小，面长，肩宽，背直，身体瘦弱，手足灵活，有才能，勤劳。

但体力不强，多忧虑。这种人对于时令的适应，大多耐春夏不耐秋冬，感受秋冬寒冷之气侵袭时易生病，肾脏也比较脆弱。

木型人补益肾脏不妨多吃具有润肺益肾、补益肝肾的食物，如牛肉、羊肉、糯米、高粱、枸杞子、百合、女贞子、芡实、桑椹等。

4. 水型人

水型人的肤色多偏黑，头较大，腮部较宽，腰臀稍大，手指短，发密而黑，体形较胖，偏矮，腹部较大，怕寒喜暖。他们机智，灵巧，善辩，喜动，富于灵感，好幻想，喜自由，多疑，嫉妒，心胸较狭窄。这种人对于时令的适应，大多耐秋冬不耐春夏，感受春夏之气侵袭时易生病。

水型人可多吃具有补益肝肾、温养脾胃、养阴功效的食物，如牛肉、当归、胡萝卜、百合、山药、女贞子、桑椹等。

5. 金型人

金型人肤色较白，方脸，鼻直口阔，体形比较瘦小，但肩背较宽，四肢瘦，动作敏捷，呼吸平缓，心胸宽广，富有远见，稳重自持，组织力强，为人敦厚，做事认真。这种人对于时令的适应，大多耐秋冬不耐春夏，感受春夏之气侵袭时易生病。

金型人补益肾脏在饮食上可多吃有益气健脾、补益肺肾功效的山药、玉米、松子、核桃仁、枸杞子、北黄芪、冬虫夏草、百合、菟丝子等。

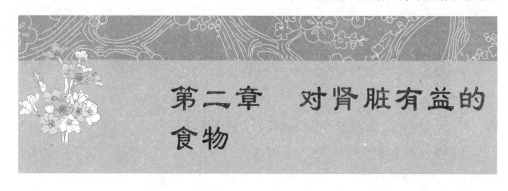

第二章　对肾脏有益的食物

 小米，益气养肾保健米

【**性味归经**】性凉，味甘、咸；归肾、脾、胃经。

【**营养组成**】现代营养研究分析，小米富含蛋白质、脂肪、糖类、维生素 B_2、烟酸和钙、磷、铁等营养成分。

【**补肾功效**】中医认为小米有滋养肾气、清虚热、利小便、治烦渴等功效。《名医别录》中称："主养肾气，去胃脾中热，益气。"

【**宜忌人群**】适宜体质虚弱、消化不良、神经衰弱、睡眠不佳患者和产妇食用；素体虚寒、小便清长、气滞者忌食。

【**食用宜忌**】小米粥不宜熬得太稀薄，这样不利于小米中营养素的吸收；睡前服用小米粥容易入睡。

【**搭配建议**】

小米＋桂圆：两者同食具有补血养颜、安神益智的功效，适用于心脾虚损、气血不足、失眠健忘、惊悸等症。

小米＋肉类：小米宜与肉类搭配在一起食用，因为小米中的氨基酸缺乏赖氨酸，而肉类的氨基酸中富含赖氨酸，可弥补小米中缺乏赖氨酸的不足。

黑米，滋补肾气

【性味归经】性温，味甘；归胃、大肠经。

【营养组成】黑米含有丰富的蛋白质、碳水化合物、脂肪、B族维生素、钙、磷、铁、锌等物质，而且营养价值远高于普通稻米。

【补肾功效】黑色入肾，黑米具有滋阴、补肾气、健身暖胃、明目的作用，补充人体需要的蛋白质、锰、锌等多种矿物质，对腰膝酸软、小便不利、肾虚水肿有很好的补养作用。

【宜忌人群】适宜肥胖、贫血、白发、肾虚、肺燥咳嗽、癌症患者及妇女产后虚弱者食用；消化能力弱者忌食。

【食用宜忌】黑米必须熬煮至烂熟方可食用，因为黑米外部是一层较坚韧的种皮，如不煮烂很难被胃酸和消化酶分解消化，容易引起消化不良。

【搭配建议】

黑米＋莲子：黑米和莲子搭配具有养血安神、健脾养肝、养肾补精等功效，还有防癌的作用。

黑豆，补肾谷物

【性味归经】性平，味甘；归脾、肾经。

【营养组成】黑豆含蛋白质、不饱和脂肪酸、必需脂肪酸、糖类、B族维生素、维生素E、叶酸、膳食纤维、类胡萝卜素、钾、钙、磷、铁，还有异黄酮类、大豆异黄酮、染料木素、皂苷、胆碱等。

【补肾功效】黑豆有祛风除湿、调中下气、解毒利尿作用，可有效缓解尿频、腰酸等症状，很适合肾虚的人食用。《本草纲目》中就说："黑豆入肾，能治水、消肿、下气，制风热解毒。"

【宜忌人群】适合体虚、脾虚水肿、脚气、水肿患者，盗汗、自汗、肾虚耳聋者食用；小儿忌食。

【食用宜忌】黑豆不适宜生吃，胃肠功道能差者尤应注意；但加热后，黑豆的部分营养成分又易被高温分解；黑豆忌与蓖麻子、厚朴同食。

【搭配建议】

黑豆+甘草：两者煎汁饮用，适宜各种食物或药物中毒之人，营养丰富，具有很好的解毒作用。

红豆，减轻肾水肿

【性味归经】性平，味甘、酸；归心、小肠经。

【营养组成】红豆含有蛋白质、脂肪、碳水化物、粗纤维、钙、磷、镁、铁、维生素 B_1、维生素 B_2、硫胺素、核黄素、尼克酸、叶酸、皂苷等。

【补肾功效】《本草纲目》称红豆具有"利小便、消胀、除肿、补肾"的功效。现代医学证明，红豆富含维生素 B_1、维生素 B^2、蛋白质及多种矿物质，多吃可预防及治疗脚肿，有减肥的功效。红豆所含的石碱成分可增加肠胃蠕动、减少便秘、促进排泄，消除心脏或者肾病所引起的水肿。

【宜忌人群】适宜肥胖、贫血、心脏病、高血压、各类水肿及产后缺奶者食用；尿多之人忌食。

【食用宜忌】煮红豆时最好不要去皮，否则会失去利尿的作用；红豆不宜与茶叶同食，因为茶叶含有单宁酸，红豆富含铁，单宁酸和铁结合成难溶物，所以二者同食会造成营养流失。

【搭配建议】

红豆+鸡肉：红豆和鸡肉同食具有滋阴补肾、补血明目、祛风解毒的功效。

红豆+红枣：两者均富含铁，女性长期食用可达到滋补养颜的目的。

山药，补肾珍品

【**性味归经**】性温，味甘、辛；归肺、胃、大肠经。

【**营养组成**】山药含有蛋白质、糖类、维生素、脂肪、胆碱、淀粉酶等成分，还含有碘、钙、铁、磷等人体不可缺少的无机盐和微量元素。

【**补肾功效**】山药含有多种营养素，有强身健体。滋肾益精的作用。大凡肾亏遗精，妇女白带多、小便频数等症，皆可服之。

【**宜忌人群**】适宜消化不良、腹胀、长期腹泻、慢性肾炎、糖尿病及病后虚弱者食用；感冒、大便燥结者及肠胃积滞者忌食。

【**食用宜忌**】山药切后要立即浸泡在盐水中，以防止氧化发黑，新鲜山药切开时会有黏液，极易滑刀伤手，可用清水加少许醋洗，可减少黏液。

【**搭配建议**】

山药＋鸭肉：山药和鸭肉搭配，可滋阴补肾、清热止咳，山药还可消除鸭肉的油腻，适合虚劳咳嗽的患者食用。

山药＋黑芝麻：黑芝麻是补钙佳品，山药可以促进钙的吸收，两者搭配，补钙效果会更佳。

冬瓜，利尿护肾

【**性味归经**】性凉，味甘；归肺、大肠、小肠、膀胱经。

【**营养组成**】冬瓜含有蛋白质、碳水化合物、膳食纤维、钾、钠、磷、镁、铁、抗坏血酸、胡芦巴碱、核黄素等。

【**补肾功效**】具有利尿消肿、清热解暑的功效。冬瓜中所特有的丙醇二酸可抑制糖类转化为脂肪，帮助肾病患者预防动脉粥样硬化、高血压等疾病。冬瓜中含有一定量的维生素 B_1，能抑制食物中的淀粉转化为脂肪，可减少肾病患者体内脂肪过多的负担。

【**宜忌人群**】心烦气躁、热病口干烦渴、小便不利者以及糖尿病、高血压、高脂血症患者宜经常食用冬瓜。但脾胃虚弱、肾脏虚寒、久病滑泄、阳虚肢冷者不宜常食冬瓜。

【食用宜忌】冬瓜具有利尿功效，煮汤时连皮一起效果更佳。

【搭配建议】

冬瓜+菠菜：菠菜含有大量膳食纤维，利于毒素排出，冬瓜具有利尿、消炎的作用，两者搭配具有美容养颜的功效。

冬瓜+薏米：两者均具有清热排毒、渗湿的功效，搭配食用，非常适合痤疮、雀斑、肾炎水肿患者食用。

丝瓜，改善排尿

【性味归经】性凉，味甘；归肺、胃经。

【营养组成】丝瓜富含皂苷、黏液、木聚糖、脂肪、蛋白质、维生素 C、B 族维生素。

【补肾功效】丝瓜清凉，具有清热、解毒、凉血止血、通经络、行血脉、美容、抗癌等功效，食用丝瓜可有效改善肾病患者的排尿状况。

【宜忌人群】高血压、糖尿病、肥胖患者以及皮肤粗糙等患者，月经不调者，身体疲乏、痰喘咳嗽、产后乳汁不通的妇女均可常食丝瓜；但体虚内寒、腹泻者不宜食用。但腹泻、体虚内寒的肾病患者，应少食丝瓜。

【食用宜忌】丝瓜不宜生吃，可烹食，煎汤服。丝瓜汁水丰富，宜现切现做，以免营养成分随汁水流走。烹制丝瓜时应注意尽量保持清淡，油要少用，可勾稀芡，用味精或胡椒粉提味，这样才能显示丝瓜香嫩爽口的特点。

【搭配建议】

丝瓜+鸡蛋：鸡蛋滋阴润燥、养血，丝瓜清凉解暑、润燥养颜，两者搭配同食，具有清热解毒、滋阴润燥等功效。

丝瓜 + 枸杞子：枸杞子有补肾生精、养肝明目的功效，丝瓜有养容美白、延缓衰老的功效，两者同食，不仅营养丰富，而且赏心悦目，非常适宜老年人和爱美的女性食用。

芝麻，补肝又养肾

【性味归经】性寒，味甘、酸；归肺经。

【营养组成】芝麻富含蛋白质、脂肪、糖、纤维素，还有钙、磷、铁、磷、维生素 B_2、维生素 E、叶酸、甾醇、芝麻素、芝麻林素、芝麻酚等。

【补肾功效】中医认为，黑芝麻有滋补肝肾、养血明目等功效，最适宜于肾虚之人腰酸腿软、头昏耳鸣、发枯发落及早年白发、大便燥结者食之。常用于治疗肝肾不足，身体虚弱，虚风眩晕，病后体虚，津液不足，风痹瘫痪，须发早白，四肢无力，腰膝疼痛，大便干燥。

【宜忌人群】适宜妇女产后乳汁缺乏、身体虚弱、贫血、高脂血症、高血压病、肺结核及习惯性便秘的人食用；患有慢性肠炎、便溏腹泻者忌食；男子阳痿、遗精者忌食。

【食用宜忌】芝麻宜研磨或加入面食、做凉拌菜的作料。

【搭配建议】

芝麻 + 乌梅：芝麻和乌梅同食具有养肝益肾、止咳去火的功效。

芝麻 + 海带：芝麻搭配海带具有美容养颜、抗衰老的功效。

韭菜，起阳草

【**性味归经**】性温，味甘、辛；归肝、肾经。

【**营养组成**】韭菜含有蛋白质、糖类、脂肪、碳水化合物、维生素C、胡萝卜素、抗坏血酸、钙、钾、等营养成分。

【**补肾功效**】韭菜具有补肾助阳、温中开胃的作用。夏季食用韭菜，可开胃补肾。冬季食用韭菜，可温肾壮阳。另外，研究发现，韭菜还有调血脂、防治心血管疾病的作用。中医治疗跌打损伤、反胃、肠炎、阳痿等也用韭菜入药。

【**宜忌人群**】一般人都可食用。阴虚火旺、胃肠虚弱和有眼病的人不宜多食。

【**食用宜忌**】熟韭菜隔夜后不宜再吃。韭菜食用过多会上火且不易消化。服用维生素K时不能吃韭菜，否则会降低药效。

【**搭配建议**】

韭菜 + 鸡蛋：韭菜炒鸡蛋这道菜家喻户晓，两者更是绝配。韭菜壮阳补肾，鸡蛋滋阴养血，两者相配，既补肾又养血，同时韭菜中含有大量膳食纤维，可促进肠胃排空，减少鸡蛋中胆固醇的吸收，正是保证营养的减肥佳品。

韭菜 + 绿豆芽：韭菜和绿豆芽搭配，色泽诱人，营养价值高，还具有减肥功效，韭菜炒绿豆芽还是很好的抗癌防癌菜。

番茄，男人的补肾佳品

【**性味归经**】性微寒，味酸、甘；归脾、胃经。

【**营养组成**】番茄含有苹果酸、柠檬酸、胡萝卜素、维生素 B_1、维生素 B_2、维生素C、维生素P、烟酸等。

【补肾功效】中医认为，番茄具有生津止渴、健胃消食、清热解毒、凉血平肝、补血养血和补益肾气的功效。男性平日里工作过于劳累，生活、工作压力难以释放，长时间身体消耗，得不到休息和营养能量的补充，尤其肾脏、肝脏、胃很易虚弱。因此男性更应注意食疗来补充身体所需，多吃西红柿等维生素丰富的水果或蔬菜。尤其西红柿作为蔬菜之王，含有丰富的红色素、胡萝卜素等营养物质，可以很好地补充身体微量营养物质。

【宜忌人群】适宜食欲不振、牙龈出血、头晕、贫血、发热、高血压、慢性肾炎、肝炎患者食用；溃疡、急性肠炎、菌痢患者忌食。

【食用宜忌】未熟的番茄不宜吃，因为含有生物碱甙，食用后轻则口腔感到苦涩，重时还会有中毒现象；空腹时不宜吃番茄，番茄中含有大量可溶性收敛剂等成分，与胃酸发生反应，凝结成不溶解的块状物，容易引起胃肠胀满、疼痛等不适症状。还有一点值得注意的是不宜长久加热烹制，长久烹制后会失去番茄原有的营养与味道。

【搭配建议】

番茄＋牛肉：番茄和牛肉是经典的搭配，更是营养绝配，具有补中益气、滋养脾胃、强健筋骨的功效。

番茄＋鸡蛋：两者搭配是营养素互补的很好实例，营养丰富，常吃具有滋补、美容、抗衰老的功效。

板栗，补肾"铁杆庄稼"

【性味归经】性温，味甘、平；归脾、胃、肾经。

【营养组成】栗子含有丰富的蛋白质、脂肪、维生素C、B族维生素、胡萝卜素以及钙、磷、铁、钾等无机盐等多种营养成分。

【补肾功效】栗子富含蛋白质、脂肪、糖类维生素C、胡萝卜素及多种矿物元素，具有养胃健脾、补肾强筋的作用，还有防治高血压及动脉硬化的功效。肾虚患者食用栗子，胜过喝"肾宝"。但应注意，脾胃虚寒、肾虚者忌食生栗子。

【补肾功效】板栗形似肾，按照以形补形的理论，板栗对肾有着很好的补益作用。所以建议人们要经常食用板栗。这一观点，早在唐朝医药学家孙思邈就说板栗是"肾之果也，肾病宜食之"。值得注意的是，孙思邈强调"生吃"这一用法，他在《千金方》中介绍说："生食之，甚治腰脚不遂。"

【宜忌人群】适宜高血压、老年人肾虚、腰酸腰痛、腿脚无力、气管炎咳喘、内寒泄泻者食用；脾胃虚弱消化不好或患有风湿病的人不宜食用。

【食用宜忌】板栗不宜生食；也不要吃腐烂变质的板栗，否则会出现中毒的症状。

【搭配建议】

板栗＋鸡肉：板栗和鸡肉搭配，荤素相宜，具有养胃、健脾、补肾、壮腰、强筋、活血等功效，适合身体赢弱者食用。

板栗＋糯米：板栗与糯米煮粥同食具有健脾胃、强筋骨、益血气的功效，适合老年人功能退化所致的胃纳不佳，以及腰膝酸软无力者服食。

核桃，补肾填精

【性味归经】性温，味甘；归肺、肾经。

【营养组成】核桃含丰富的卵磷脂、不饱和脂肪酸外，还含有人体必需的钙、磷、铁等多种微量元素和矿物质，以及胡萝卜素、核黄素等多种维生素。

【补肾功效】中医认为，核桃有补血养气、补肾填精、止咳平喘、润燥通便等功效，适用于虚寒喘嗽、腰痛脚弱、阳痿、遗精、须发早白、尿路结石、小便频数、大便燥结等症。核桃还含有大量维生素E，经常食用有滋润肌肤、乌黑须发、补肾、抗衰老的作用。

【宜忌人群】适宜肾虚、肺虚、神经衰弱、气血不足、癌症患者及青少年和脑力劳动者食用；腹泻、阴虚火旺、痰热咳嗽、便溏腹泻、素有内热盛及痰湿重者忌食。

【食用宜忌】核桃仁含有较多脂肪，一次不宜吃太多，否则会影响胃肠道消化功能。核桃温热，食多易生痰、动风、助火。

【搭配建议】

核桃＋芹菜：芹菜有利尿、降压、明目的功效，核桃营养十分丰富，两者搭配适用于高血压和产后便秘。

核桃＋百合：两者同食具有润肺益肾、止咳平喘，适用于干咳少痰、面目苍白、头晕目眩者食用。

驴肉，地上补肾佳品

【性味归经】性平，味甘；归心、肝经。

【营养组成】驴肉有"两高两低"：高蛋白，低脂肪；高氨基酸，低胆固醇。驴肉含有蛋白质、脂肪、碳水化合物、钙、磷、铁、硒、钾等，还含有多种维生素及微量元素。

【补肾功效】中医认为，驴肉有补益气血、滋补肝肾、安神去烦的功效，可以改善由肝肾不足引起的腰膝酸软、阳痿不举等症状。

【宜忌人群】适宜气血亏虚、短气乏力、食欲不振、心悸及功能性子宫出血和出血性紫癜患者食用；脾胃虚寒、慢性肠炎、腹泻者及孕妇忌食。

【食用宜忌】吃驴肉后不宜立即饮茶。还有就是吃酱驴肉食用时最好佐以蒜汁、姜末，既调味又杀菌。用驴肉做菜时，可用少量苏打水调和，这样可以去除驴肉的腥味。吃驴肉后不宜立即饮茶。忌与猪肉同食，否则易致腹泻。

【搭配建议】

驴肉＋土豆：土豆富含叶酸，驴肉富含粗纤维和蛋白质，两者同食有利于人体对营养的吸收还可很好的保护胃黏膜。

驴肉＋山药：驴肉有补气血、益脏腑之功效，山药有强健脾胃、滋肾固精、补益肺气等功效，两者搭配可有效地增强人体免疫力，增强体质，尤其适用于工作压力过重者食用。

鲫鱼，温补肾脏能手

【性味归经】味甘、性平，归胃、肾经。

【营养组成】鲤鱼富含蛋白质、脂肪、碳水化合物、维生素A、维生素E、核黄素、尼克酸及钙、磷、钾、镁、锌、硒等。

【补肾功效】鲫鱼能补虚、温中下气、利水消肿，清蒸能治胃肠道出血和呕吐反胃。鲫鱼外用还有解毒消炎的作用。对肾气虚弱、水肿也有很好的滋补食疗作用。

【宜忌人群】一般人群均可食用。适宜慢性肾炎水肿、肝硬化腹水、孕妇产后乳汁缺少、脾胃虚弱者食用；恶性肿瘤、淋巴结核、红斑系统狼疮、支气管哮喘、小儿疳腮、荨麻疹、皮肤湿疹患者忌食。

【食用宜忌】鲫鱼的鱼子胆固醇含量高，高血脂患者不宜食用。

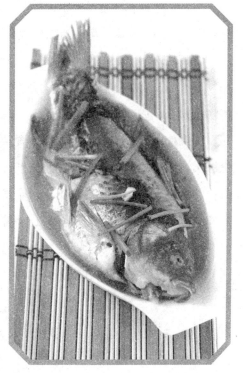

【搭配建议】

鲫鱼＋山药：鲫鱼有滋阴调理、补虚、养身调理、消除身体水肿以及调理肾脏的功能，与山药一起蒸煮，更可以帮助男性补阳壮气。

鲫鱼＋莼菜：鲫鱼搭配莼菜具有和胃调中、止呕止痛、补虚利水、消炎解毒等功能，还有防治慢性胃炎和胃溃疡癌变的作用。

甲鱼，补阳之上品

【**性味归经**】性凉，味甘；归肾经。

【**营养组成**】甲鱼含有胶原蛋白、卵磷脂、锌、铁、钙、磷、钾、钠、维生素 A、维生素 B_1、维生素 D 等营养成分。

【**补肾功效**】中医认为，甲鱼有滋阴凉血、补益调中、滋补肝肾、散结消痞等作用。《随息居饮食谱》中记载：鳖肉能"滋肝肾之阴，清虚劳之热，主脱肛，崩带"。此外，甲鱼还可以清除血液内的杂质，调节人体免疫力，提高抗病能力。

【**宜忌人群**】适宜体质衰弱、肝肾阴虚、糖尿病、慢性肝炎、高血压、高血脂、冠心病及脚气患者食用；食欲不振、消化不良、腹泻、脾胃虚弱、慢性肠炎、慢性痢疾及孕妇或产后虚寒者忌食。

【**食用宜忌**】吃甲鱼一定要宰食活的，不能吃死的，因为甲鱼体内含较多的组胺酸，死后极易腐败变质，组胺酸可分解产生有毒的组胺物质，食后会引起中毒；将甲鱼自身的胆汁涂抹于甲鱼全身，稍待片刻，用清水漂洗干净，可去掉甲鱼难以去除的腥味，而且胆汁经过冲洗不会影响甲鱼的味道。

【**搭配建议**】

枸杞子＋甲鱼：两者都有滋补肝肾的功效，两者搭配食用，滋补效果更强，可改善；头晕气短、盗汗心惊、贫血等症状。

甲鱼＋冬瓜：甲鱼有润肤明目的功效，而冬瓜具有生津止渴、除湿利尿、散热解毒的功效，两者搭配食用，不但使营养更加全面合理，而且兼具美容瘦身的效果。

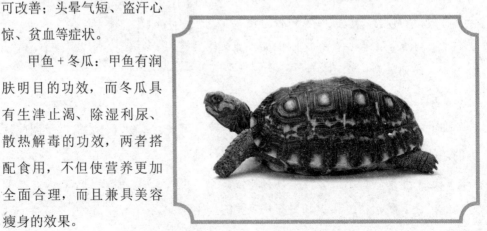

黄鳝，祛寒暖肾

【性味归经】性平，味甘；归肝、脾、肾经。

【营养组成】黄鳝含有蛋白质、脂肪、碳水化合物、维生素 A、维生素 B_1、维生素 B_2、维生素 C、维生素 P 及钙、磷、铁、锌、镁、硒等微量元素。

【补肾功效】黄鳝肉质细嫩，营养丰富。中医理论认为，黄鳝肉味甘、归肝、脾、肾经，为温补强壮剂，具有补中益气、养血固脱、温阳益脾、强精止血、滋补肝肾、祛风通络之功效，民间用以入药，可治疗虚劳、阳痿、腰痛、腰膝酸软等症。

【宜忌人群】青少年、产妇和年老体弱者，贫血、糖尿病患者适宜食用；瘙痒性皮肤病、肠胃不佳者不宜食用。

【食用宜忌】鳝鱼一定要彻底烹熟方可食用，因为鳝鱼体内有寄生虫，生食或食用未熟透的鳝鱼会危害人体健康。

【搭配建议】

黄鳝＋莲藕：莲藕含有的大量膳食纤维，是碱性食物，黄鳝是酸性食物，同食对维持体内酸碱平衡很有利。

海参，治疗男性肾虚

【性味归经】性温，味咸；归心、肾经。

【营养组成】海参含有 18 种氨基酸，牛磺酸、胶原蛋白、黏多糖、硫酸软骨素、皂苷、多肽及多种维生素和微量元素等活性成分。

【补肾功效】海参有很强的滋补作用。可补肾壮阳、益精养血，对女性有调经养胎的功效。男性食用海参，可防治肾虚。

【宜忌人群】适宜虚劳羸弱、气血不足、营养不良、阳痿遗精、小便频繁、高脂血症、高血压、动脉硬化、糖尿病患者食用；患急性肠炎、感冒、咳痰、气喘、大便溏薄、出血兼有瘀滞及湿邪阻滞的患者忌食。

【食用宜忌】烹调海参时不宜加醋，否则烹调出的海参不但吃起来口感、味道均有所下降，而且会破坏海参所含有的胶原蛋白，降低其营养价值。

【搭配建议】

海参+竹笋：海参与竹笋搭配，可以滋阴润燥，清热养血，最适合女性及中老年人食用。

海参+豆腐：海参与豆腐搭配，能益智、生肌、健体，最适宜孕产妇、老年人和儿童食用。

海带，防止肾衰竭

【性味归经】性寒、味咸；归肝、胃、肾经。

【营养组成】海带含有丰富的碳水化合物、粗纤维和少量的蛋白质和脂肪，以及碘、钙、铁、钠、镁、钾、磷、甘露醇、核黄素、尼克酸、维生素 B_1、维生素 B_2、维生素 C 等多种物质。

【补肾功效】海带富含大量的膳食纤维、不饱和脂肪酸和胶质，能促进肠胃蠕动，清除体内的毒素。海带还含有甘露醇，对治疗急性肾功能衰竭有效。

【宜忌人群】适宜甲状腺肿大、糖尿病、心血管疾病、癌症等患者食用；海带性寒，脾胃虚寒、痰多便溏者不宜食用，甲亢患者不宜食用。

【食用宜忌】吃海带不宜马上喝茶或吃酸涩的水果。孕妇和乳母不要多吃海带，这是因为海带中的碘可随血液循环进入胎儿、婴儿体内，易引起胎儿、婴儿甲状腺功能障碍。

【搭配建议】

海带+豆腐：豆腐富含蛋白质和矿物质，海带富含碘，具有抗癌的作用，两者搭配营养丰富，而且海带与豆腐配吃法在日本很盛行，他们认为这是"长生不老的妙药"。

海带＋排骨：两者搭配互补不足，营养丰富，有滋润肌肤的功效，非常适合工作繁忙的女性。

紫菜，补肾养心

【性味归经】性寒，味甘、咸；归肺经。

【营养组成】紫菜含有蛋白质、脂肪、碳水化合物、维生素 A、维生素 B_1、维生素 B_2、维生素 C、维生素 E、胡萝卜素、核黄素及钙、磷、铁、碘、硒等微量元素。

【补肾功效】中医认为，紫菜具有化痰软坚、清热利水、除烦除湿、补肾养心的功效，适用于甲状腺肿、水肿、慢性支气管炎、咳嗽、淋病、脚气病、高血压、肾虚引起的耳鸣等。

【宜忌人群】适宜甲状腺肿大、水肿、慢性支气管炎、咳嗽、瘿瘤、淋病、高血压、心血管疾病及各类增生患者食用；脾胃虚寒、消化不良、腹泻、便溏及各类肿瘤患者忌食。

【食用宜忌】紫菜在凉水浸泡后呈蓝紫色，说明在干燥、包装前已被有害物质污染，这种紫菜对人体有害，不能食用。每次食用紫菜不能太多，以免引起腹痛。

【搭配建议】

紫菜＋虾皮：紫菜搭配虾皮能起到补碘补钙的作用，适合缺铁性贫血、骨质疏松症、动脉粥样硬化和高血压的患者食用。

紫菜＋瘦肉：紫菜和瘦肉煮汤同食具有滋阴清热、化痰散结、延年益寿的作用，适合头晕目眩、烦躁失眠、痰稠难咳和皮肤色素沉着的患者食用。

虾，肾阳亏的妙药

【**性味归经**】性温，味甘、咸；归脾、肾经。

【**营养组成**】虾含有蛋白质、脂肪、碳水化合物、钙、磷、铁、锌、铜、锰、镁、硒及维生素A、维生素B_1、维生素B_2、维生素E、尼克酸、核黄素、硫胺素等。

【**补肾功效**】虾含有丰富的镁元素，镁对心脏活动具有重要的调节作用，能很好地保护心血管系统；虾皮中钙含量十分丰富，可维护骨骼健康，防治骨质疏松症；虾皮还有镇定作用，可辅助治疗神经衰弱、植物神经功能紊乱等症。中医认为，虾具有补肾、壮阳作用。《本草纲目》中称："虾，性温，味甘，有补肾、壮阳和通乳的功效"。由此可见，虾的确为补肾壮阳的佳品，对肾虚阳痿、早泄遗精、腰膝酸软、四肢无力等症有很好的防治作用。因此，凡是久病体虚、气短乏力、不思饮食的人，都可以将其作为滋补珍品，经常食用可以强身健体。

【**宜忌人群**】适合高血压、肾虚阳痿、男性不育症者，腰脚虚弱无力、中老年人缺钙所致的小腿抽筋等病症者食用。高脂血症、皮肤疥癣、急性炎症及支气管哮喘等病症者及老人不宜多食虾。

【**食用宜忌**】海虾属于寒凉阴性类食品，故在食用时最好与姜、醋等佐料共同食用。因为姜性热，与海虾放在一起可以寒热中和，防止身体不适；而醋对于海虾中残留的有害细菌也起到一定的杀除作用。

【**搭配建议**】

虾+白菜：白菜富含维生素，虾仁是高蛋白质低脂肪食品，且钙磷含量高，两者搭配味道鲜美，且具有生津润肠、清热解毒的功效。

荔枝，补肾壮阳

【性味归经】味甘、酸，性温；归心、脾、肝经。

【营养组成】荔枝含丰富的蛋白质、维生素、糖类、柠檬酸、果胶等。

【补肾功效】荔枝中的糖分，可补充人体所需能量。荔枝中所含的维生素C和蛋白质，能增强免疫力。荔枝中的多种维生素，可促进微细血管的血液循环。食用荔枝，有补益气血、添精生髓、温中止痛、消肿解毒的功效。荔枝是一种能补肾壮阳的水果，男性可多食，同时又有美容养颜的功效，女性也可以效法杨贵妃多食荔枝美容养颜。

【宜忌人群】荔枝适宜体质虚弱、肾气不足、病后津液不足者食用；荔枝性热，出血病患者、妇女妊娠以及小儿均应忌食。凡属阴虚火旺体质者忌食；糖尿病患者忌食。老年人多食荔枝可加重便秘。长青春痘、生疮、伤风感冒或有急性炎症时，也不适宜吃荔枝。

【食用宜忌】荔枝性温，不宜多食，否则会导致"荔枝病"，即出现头晕、心慌、四肢无力、出虚汗等症状，严重者会出现眩晕、抽搐、昏迷症状。

【搭配建议】

荔枝＋红枣：荔枝含有丰富维生素，可促进毛细血管的微循环；红枣有养血补血的作用。同食，可起到更好的补血及美容养颜功效。

荔枝＋凉茶：荔枝食多上火，而凉茶、是败火之物。同食，能减少上火的影响。

 ## 桑椹，乌发补肾

【性味归经】性寒，味甘；归心、肝、肾经。

【营养组成】桑椹含有糖、苹果酸、胡萝卜素、维生素B_1、维生素B_2、维生素C、桑椹油、挥发油等营养成分。

【补肾功效】桑椹具有补肝益肾、生津润肠、乌发明目等功效。男性要注意，对于性功能失调、属寒热混杂体质的人，最好不要随便补肾壮阳，否则会越补越

"虚"。夏天可饮用桑椹汁，不仅可补充体力，还可提高性生活质量。

【宜忌人群】少年儿童不宜多吃桑椹，因为桑椹内含有较多的胰蛋白酶抑制物，会影响人体对铁、钙、锌等物质的吸收；脾虚便溏者不宜吃桑椹；桑椹含糖量高，糖尿病人应忌食。

【食用宜忌】桑椹有黑白两种，鲜食以紫黑色为补益上品；未成熟的不能吃。煮桑椹膏时忌用铁器。因桑椹中含有溶血性过敏物质及透明质酸，过量食用后容易发生溶血性肠炎。

【搭配建议】

桑椹＋枸杞子：桑椹宜与枸杞搭配同食，因为桑椹和枸杞子均有补益肝肾的作用，两者同食效果更佳。

松子，补肾壮骨

【性味归经】性平，味甘；归脾、胃经。

【营养组成】含多种不饱和脂肪酸，如亚油酸、亚麻酸、花生四烯酸等，还含有丰富的蛋白质、碳水化合物、胡萝卜素、核黄素、尼克酸、维生素E以及钙、磷、铁、钾、镁、锰、锌、铜、硒等。

【补肾功效】松子性微温，味甘，具有补肾壮骨、和血美肤、润肺止咳、滑肠通便的功效。常食有强身健体、提高机体免疫功能、延缓衰老、消除皮肤皱纹、润肤美容、增强性功能等作用，是中老年人的滋补保健食品。对肾虚引起的身倦力乏、阳痿、遗精、盗汗、多梦有良好的作用。

【宜忌人群】适宜中老年体质虚弱、大便干结、高血压等心脑血管疾病之人食用；腹泻、滑精者忌用松子；胆囊功能严重不良者亦应慎食。

【食用宜忌】散装的松子宜置于密封容器内，以防油脂氧化变质；存放时间长的松子会产生"油哈喇"味，不宜食用。

【搭配建议】

松子＋鸡肉：松子搭配鸡肉具有强筋壮骨、补中益气、软化血管、延缓衰老的作用，是中老年人的理想保健食物，也是女士们润肤美容的理想食物。

松子＋玉米：两者搭配，不仅口味好，更重要的是对健康有益。玉米和松仁均富含维生素 E，这是种强抗氧化剂，有益智健脑、延缓衰老的作用。

莲子，益精固肾

【性味归经】性平，味甘；归脾、肺经。

【营养组成】含有蛋白质、脂肪、糖类、维生素 A、B 族维生素、维生素 E、维生素 K、钙、磷、铁、氨基酸、不饱和脂肪酸、卵磷脂、胆碱、胡萝卜素、粗纤维。

【补肾功效】莲子有补脾益胃、止泻去热、养心安神、补肾固涩等功效，适用于脾虚泄泻、心悸不安、失眠、夜梦、男子遗精、女子月经过多、食欲缺乏等症。现代医学研究证实，莲子的莲子碱有平抑性欲的作用，年轻人梦多，频繁遗精或滑精者，食莲子能起到良好的止遗涩精作用。

【宜忌人群】适宜体质虚弱、心慌、慢性腹泻、亏虚、白带过多、高血压患者食用；大便干结难解之人忌食。

【食用宜忌】快速剥去莲子皮的方法：把干莲子放到器皿中，加入适量食用碱，然后在器皿里倒进热水，盖上器皿盖闷 5 ～ 10 分钟，取出后就能很容易地剥掉莲子皮了。如果用这种方法去皮后的莲子有碱味，用清水冲洗一下，碱味就没有了。

【搭配建议】

莲子＋芡实：两者搭配一起食用具有益肾固精、健脾止泻的功效。

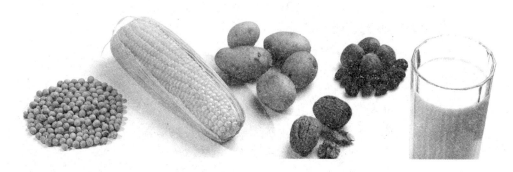

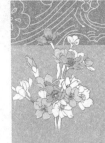

第三章　养肾膳食，拒绝药物的毒副作用

 补肾养肾的美味粥谱

黄芪赤豆粥

【原料】黄芪15克，赤小豆30克，大米80克，鲜紫苏叶10克，鲜车前草15克。

【做法】先将大米、赤小豆洗净，加水800～1000毫升旺火煮，沸后加入黄芪末及洗净的紫苏叶和车前草，慢火再煮至大米烂熟，去车前草。可酌加红糖调味，忌加盐。

【功效】利尿消肿。适用于肾病初期及急性肾炎水肿明显者。

栗子粥

【原料】栗子30克，粳米50克。

【做法】栗子风干后磨粉，粳米淘洗干净，与栗子粉一起入锅，文火熬成薄粥，做早餐或晚餐服，每日1餐。

【功效】栗子粥补肾气，益腰脚。对中老年人之有腰酸腰痛、脚膝无力、常泄泻或便溏的患者来说，作为一种辅助治疗的膳食，的确是十分合适的。

绿豆小米粥

【原料】小米、绿豆、大米各50克。

【做法】

①将大米、小米淘洗干净，浸泡30分钟；绿豆洗净，提前一晚浸泡，放入蒸锅中蒸熟。

②锅置火上，把大米、小米放入锅中倒入水，用大火煮沸，改用小火煮30分钟，加入蒸好的绿豆，稍煮片刻即可。

【功效】健脾补肾，消暑开胃。

花生枸杞子粥

【原料】枸杞子20克，麦冬15克，花生米50克，大米50克，白糖适量。

【做法】将枸杞子、麦冬水煎取汁去渣，放入洗净的花生米、粳米煮粥，煮熟后调入白糖，稍煮即可。

【功效】适合肾阴虚者食用，具有滋补肝肾的作用，尤其适合肝肾不足所致的头晕眼花、视物不清、耳鸣耳聋。脾虚的人忌用。

韭菜子粥

【原料】韭菜子30克，粳米100克。

【做法】

①将韭菜子洗净，晒干或烘干，放入锅内微炒，然后研成细粉。

②将粳米洗净，放入沙锅内，加入适量清水，用大火煮沸。

③改用小火煮成黏稠状。

④粥快熟时加入韭菜子粉，搅拌均匀，稍煮片刻即成。

【功效】补肾益精，强壮筋骨。

核桃粥

【原料】核桃10个，粳米50克。

【做法】核桃洗净捣碎，粳米淘洗干净，同煮为粥，作晚餐食，亦可作点心服。

【功效】核桃肉富含油脂，营养丰富，不但能补肾，并能消石、健脑。古人认为常食之能使人开胃、增进食欲，使骨肉细腻有光泽，而且通润血脉，乌须黑发，使人驻颜美容。

山药糯米粥

【原料】糯米150克，山药50克，干大枣10枚。

【做法】

①山药去皮切碎，大枣用清水浸泡30分钟后去核洗干净，糯米洗净后用清水浸泡20分钟。

②将洗净的糯米连水一起入锅大火烧开，然后调小火，用文火煮15分钟；加入大枣，再把山药放入锅中，搅拌均匀后继续熬15分钟即可。

【功效】山药能补脾胃、益肺肾，是一种滋阴效果很好的食物，大枣有补气血的作用。此粥适合阴虚的老年人进补，也适合病后食补。

苋菜粥

【原料】苋菜200克，瘦猪肉100克，粳米、酱油、淀粉、植物油各适量。

【做法】

①将瘦猪肉剁成肉泥，加酱油、淀粉搅拌成肉糜，再用植物油炒熟待用。

②取苋菜洗净，沥干水分，切成碎末备用，将粳米煮成粥，放入苋菜末煮5分钟左右放入肉糜，调味煮沸即可。

【功效】益肾补虚，止血尿。适用于紫癜性肾炎。

荔枝红豆粥

材料：红豆 50 克，荔枝 50 克，大米 40 克，白糖 10 克。

【做法】

①红豆洗净，用水浸泡 2 小时；大米淘洗干净，用水浸泡 30 分钟；荔枝去皮，去核。

②锅置火上，倒入适量清水煮沸，放入红豆，用大火煮沸后改用小火熬酥，加入大米煮至粥软烂，再加入荔枝略煮，加白糖调味即可。

【功效】有健脾养胃、和气补血、清热解毒的功效。

皮蛋瘦肉粥

【原料】粳米 100 克，瘦猪肉 150 克，皮蛋 1 个，麦片 20 克，生油 30 毫升，精盐、味精各少许。

【做法】

①将瘦肉切成两块，用食盐分别在肉块上涂匀，放入冰箱腌制一夜，腌渍为咸瘦肉。

②皮蛋去壳洗净，切成小块；粳米洗净，用盐、生油拌匀，成为油盐米。

③加清水入锅内烧沸，倒入油盐米并稍加拌匀，煮 15 分钟，放入洗净的咸瘦肉、皮蛋、麦片及少量生油，用文火再煮 30 分钟，视粥呈乳糊状时即可离火放入食盐、味精调味即可。

【功效】益气养阴，养血生津，益精髓，补脏腑。适用于因肾气不足而致头晕耳鸣，乏力神疲者。

熟地黄粥

【原料】熟地黄 30 克，粳米 50 克。

【做法】取熟地黄用洁净纱布包扎，加水 500 毫升，放入沙锅内，浸泡片刻，用武火先煮，经过数次煮沸后，见药汁呈棕黄色，药香扑鼻，渐转文火，成微波形沸腾时，放入粳米，待米仁开花，药汁浸入米仁内，去掉药包即可食用。

【功效】补益肝肾，适用于肾下垂。

牛肉生姜粥

用料：牛肉 100 克，大米 50 克，白酒 10 毫升，生姜 15 克。

【做法】将牛肉洗净切或丝，与白酒调匀，放置 10～20 分钟，去除腥味。生姜切成片，与处理好的牛肉、大米一起放入汤煲，加入适量的水。先用大火煮开，再用小火煲 2 小时左右，放盐调味，即可食用。

【功效】生姜性能温热，祛寒温肺，牛肉性温和，是冬天祛寒的好食品，辅以生姜，既去了牛肉的腥味，又令牛肉粥香气四溢。而大米性平，不至于一吃就上火，白酒又能将温暖送到全身，很适阳虚畏寒的人食用。

荔枝山药粥

【原料】山药 100 克，粳米 50 克，荔枝肉 50 克，桂圆肉 20 克，五味子 5 克，冰糖适量。

【做法】将山药切成薄片备用；将山药与荔枝肉、桂圆肉、五味子放入锅中同煮 15 分钟，滤汁备用；汤汁中加入粳米，煮至烂熟成粥，加入冰糖即可食用。

【功效】收敛固涩，益气生津，补肾宁心。

山药羊肉粥

【原料】鲜山药 100 克，羊肉 100 克，粳米 50 克。

【做法】

①羊肉去筋膜，洗净，切碎；山药去皮，洗净，剁碎。

②先下羊肉煮烂，再下粳米和山药共煮成粥即可。

【功效】适合肾阳虚者食用，具有温补脾肾，涩精止泻的作用，尤其适用于慢性腹泻及遗精者冬季食用。

海参粥

【原料】干海参50克，大米100克，葱、姜、精盐各适量。

【做法】

①海参泡发，洗净，切碎，加水煮烂。

②大米洗净，与煮烂的海参一起放入砂锅中，加适量清水，大火煮沸后，转小火煎熬20～30分钟，以米熟烂为好。调入葱、姜、精盐即可。

【功效】补肾益精，滋阴补血。

芡实莲子粥

【原料】芡实、黄芪、莲子各20克，山药粉30克，枸杞子10克。

【做法】上述原料加水适量，煮成两碗粥。每日分2次吃，无水肿者加少许食盐，水肿者加少许红糖调味。

【功效】健脾益气，补肾固精。适用于肾病综合征，反复水肿，精神疲乏，怕冷。

山药粥

【原料】鲜山药100克，粳米50克。

【做法】山药洗净、去皮、切块；粳米淘洗干净，同入锅煮成粥，趁温热服食。做早餐或晚餐均可，四季咸宜。

【功效】山药性味平和，亦食亦药，《本草正》说它"能健脾补虚，滋肾固精，治诸虚百损，疗五劳七伤"。山药有肺脾肾同补之作用，而且补中有涩，可用以固精止泻。

莲子粥

【原料】莲子25克，大米100克，冰糖适量。

【做法】

①将莲子和大米分别洗净，浸泡1小时。

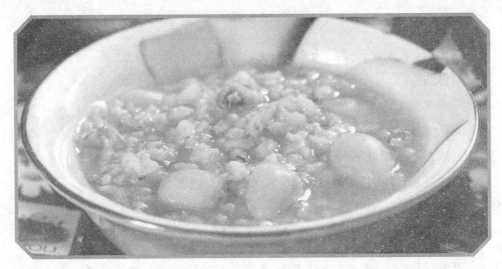

②锅置火上，加适量清水煮沸，放入莲子和大米用大火煮沸，转小火继续熬煮，加入冰糖熬煮至粥黏稠即可。

【功效】莲子富含蛋白质、脂肪、淀粉，具有养心、益肾、补脾等作用。

金樱子粥

【原料】金樱子30克，粳米50克，精盐少许。

【做法】将洗净金樱子放锅内，加清水适量，用武火煮沸后，转用文火煮10分钟，去渣，留药汁与淘净的粳米放入另一锅内，加清水适量，用武火煮沸后，转用文火煮至米烂成粥，加精盐拌匀即成。

【功效】益肾固精，止遗尿。适用于狼疮性肾炎蛋白尿明显者。

三黑粥

【原料】黑米50克，黑豆20克，黑芝麻粉15克，核桃仁15克，红糖适量。

【做法】共同熬粥加红糖调味即可。黑芝麻须打碎后才能被消化，发生效果。

【功效】常食能乌发、润肤、美容、补脑益智，还能补血。适合须发早白、头昏目眩及贫血患者食用。

补肾养肾的食疗菜谱

牛尾炖土豆

【原料】牛尾中段350克，土豆条100克，大萝卜条100克，芹菜梗、圆葱各50克，胡萝卜25克，香叶4克，植物油、精盐、味精、咖喱粉、白糖、花椒水各适量。

【做法】

①牛尾剁成段，用开水焯透；芹菜梗洗净，切成马蹄形段；圆葱洗净，切成方丁状；胡萝卜洗净，切成片。

②锅置火上，放油烧热，放圆葱、咖喱粉炒香，添汤适量，放入牛尾，炖至八成熟时，再放入适量调料。

③放土豆、萝卜，待土豆、萝卜炖至酥烂，再加芹菜梗，炖5分钟左右即可。

【功效】补肾益气，养血滋阴。

茴香猪腰

【原料】猪腰1个，小茴香10克，卤汁适量。

【做法】

①小茴香放热锅内略炒片刻，脆后压成粉末。将猪腰剖开，撕去筋膜，塞入茴香末，用线绳缠紧开口处。

②锅置火上，倒入卤汁并加适量水，放入猪腰，沸后30分钟即可取出，去线绳，剖成两瓣，切片装盘。佐餐食用，食腰子，喝汤。

【功效】温肾壮腰，适用于肾阳虚，表现为腰膝酸软、畏寒肢冷、头晕目眩、精神委靡，或男子阳痿、妇女宫寒不孕，或大便久泄不止、五更泄泻，或水肿、全身胀满等。

大蒜焖羊肉

【原料】羊肉 250 克，大蒜、精盐各适量。

【做法】

①将大蒜去蒜皮，洗净。

②羊肉洗净，切块。

③锅内放入油，把蒜粒和羊肉放入锅内略炒，加清水适量，焖 1 小时，加盐调味即可。就餐时食用。

【功效】温肾暖脾，消肿解毒。适用于慢性肾炎，属肾阳不足者，或肾虚阳痿、水肿者。

银杏炖鸭

【原料】净仔鸭半只，鸡胸肉 100 克，银杏、枸杞子各少许，葱末、姜末、高汤、料酒、精盐、胡椒粉各适量。

【做法】

①鸡胸肉洗净，剁成蓉，加葱末、姜末和料酒搅拌均匀；仔鸭剁块，洗净，放入加了料酒的沸水中焯去血水，捞出，银杏和枸杞子也洗净。

②砂锅内加入适量高汤置火上，烧开后放入鸡蓉煮至凝结，捞出鸡蓉，用细纱网过滤一遍锅内的汤汁，做成清汤。

③鸭块放入干净的砂锅内，放入银杏、枸杞子、精盐、胡椒椒粉，倒入清汤，送入烧开的蒸锅隔水炖 40 分钟即可。

【功效】补虚平喘，利水退肿。

芦笋脊肉

【原料】猪里脊肉 100 克，芦笋 150 克，水发黑木耳 50 克，精盐 3 克，水淀粉 10 克，蒜片 5 克，胡椒粉少许。

【做法】

①将水发黑木耳洗干净，捞起后沥干，切丝；猪里脊肉切成细条状；芦笋洗净，切成约3厘米长的小段。

②将锅预热，加入植物油，先把蒜片爆香，再放入里脊肉、芦笋和黑木耳翻炒均匀，加入盐和胡椒粉调味，用水淀粉勾芡即可。

【功效】补肾强身，滋阴润燥。

核桃鸡丁

【原料】鸡胸肉200克，核桃仁30克，西蓝花30克，料酒10克，精盐3克。

【做法】

①鸡胸肉去皮，洗净，切丁，加少许料酒、盐，拌匀后腌15分钟左右；核桃仁烤热，收凉待用；西蓝花洗净，切小朵，用开水焯烫备用。

②炒锅置火上，倒入植物油烧热，下腌渍后的鸡胸肉炒至变色，放入核桃仁、西蓝花、枸杞子，加盐炒匀即可。

【功效】有补气养血、补肾填精、补气腱胃、强筋壮骨等功效。

杜仲腰花

【原料】猪肾200克，杜仲10克，葱50克，姜10克，淀粉、黄酒、味精、酱油、精盐、白砂糖各适量。

【做法】

①杜仲加清水煎取浓汁50毫升，加适量淀粉、黄酒、味精、酱油、精盐、白砂糖，兑成芡汁，分成3份，待用。

②猪肾剖开后去掉腰内臊筋膜，切成腰花，洗净，葱切成约2厘米节，姜切成薄片，待用。

③将锅置旺火上烧热后倒入混合油，至八成热，投入花椒，随即快速放入腰花、葱、姜及大蒜，急炒，即沿锅倒入醋及芡汁，翻炒均匀后起锅装盘，便可食用。

【功效】杜仲补肾健腰、壮筋骨。主食猪腰，秉"以脏补脏"理论，不独引药入肾。其余诸品，则在调味开胃，药食合用，不但营养丰富，而且有补肾健腰，温阳壮骨之作用。故肾虚而有腰痛、腿软、阳痿、遗精、头晕、目眩、尿频、夜尿清长、腿膝无力等症者，以之佐餐，最为合宜。

虫草炖老鸭

【原料】老鸭1只，虫草15克，姜、葱、料酒各适量。

【做法】将老雄鸭去毛洗净切块，与虫草一起放入锅内，加入姜、葱、料酒共同煮汤。煮好后再放入适量的盐、味精等。大约2小时后，便可以吃鸭肉、喝汤了。

【功效】虫草老雄鸭的主要功能是补阴、滋阴。对于由肾阴虚引起的失眠、内热有较好的疗效。

黄芪煲鳝鱼

【原料】黄鳝250克，猪瘦肉50克，黄芪20克。

【做法】先将黄鳝去内脏，切成段，按常法治净，将猪肉切成片，黄芪用纱布包，共同入锅，加水同煲，待熟去纱布包，加入适量盐、味精等调料，略沸起锅装盘，即可佐餐。

【功效】黄鳝甘温，其肉无杂刺，且细嫩而脆，不似鳗鱼之肥腻，其蛋白质含量亦高，是一种高蛋白质低脂肪的佳肴。故肾病患者在有气虚症状时，服用本药肴，十分合适。

白果煲猪肚

【原料】猪肚1只，白果10粒，山药50克，芡实30克，。

【做法】先将猪肚按常法洗净，把白果敲壳取心肉，和淮山药、芡实（先用水湿润）一起纳入猪肚内，将口扎紧，加水，用文火慢炖至烂熟，待凉，将猪肚切块，连同白果等装盘，酌加酱油、盐、葱、姜、味精等，即可食用。

【功效】猪肚为补脾胃之要品。猪肚主补虚损，主骨蒸劳热，血脉不行，都是取其补益脾胃的作用，脾胃健旺了，精血有了不断滋生的源头，虚劳自然也就痊愈了。白果、山药、芡实都是入药入膳两宜之品，且三物均有固精秘气之功，合用之后，能固脾肾、止遗精、缩小便、敛正气、定喘嗽、止带浊、补虚损，所以遗精、尿失禁以及肾虚而哮喘气急、带下清稀、腰酸体弱诸症，均可服用本方以佐餐。

葱爆海参

【原料】水发海参400克，葱白150克，植物油、酱油、黄酒、白糖、味精、鲜汤各适量。

【做法】

①将海参洗净，切成两条，下沸水锅中烫透沥干。把葱白切成4厘米长、1厘米宽的段。

②锅置火上烧热，加适量底油，下葱段煸炒出香味，烹入黄酒，加酱油、鲜汤、白糖、味精，放入焯过的海参，武火烧沸，除沫，转用文火烧至入味。见汤汁稠浓时，淋明油，翻炒均匀，出锅装盘上桌即可。

【功效】滋肺补肾，益精壮阳。

枸杞子乌参蛋

【原料】枸杞子15克，水发乌参1只，鸽蛋10个。

【做法】将乌参洗净，入沸汤半分钟后取出，再用清水洗净；鸽蛋凉水时下锅，用文火煮熟，捞出投入凉水内，剥壳，放在碗内；枸杞洗净，葱切段，姜拍破。将以上用料放入锅内，先用武火煮，再用文火煨40分钟左右即可。

【功效】补肾滋阴填精、养肝明目。对于治疗精血亏损、虚劳、阳痿、遗精等症有较好的疗效。

发菜猪肚尖

【原料】猪肚尖 200 克，发菜 50 克，白酱油 20 克，绍酒 15 克，味精 3 克，鸡汤 400 克，蚝油 10 克。

【做法】

①猪肚尖剔净油膜，用清水泡 30 分钟取出，切成片，下入沸水锅中汆热捞出，切成片，用绍酒拌匀略腌；发菜用清水泡 5 分钟，挤干水分，下入沸水锅内汆一下捞出，用绍酒、味精腌渍入味。将入味的肚片放在汤碗的一侧；入味的发菜放在汤碗的另一侧。

②汤烧开，加白酱油、味精调匀，冲入肚尖、发菜碗内，淋上芝麻油即成。

【功效】具有滋补肾脏之功效。

黄豆焖狗鞭

【原料】狗鞭 200 克，黄豆 90 克，植物油、茴香子、大蒜、米酒、姜、精盐各适量。

【做法】

①将狗鞭洗净，去掉其周围肥肉，切块；生姜洗净，切片；黄豆用水浸涨。

②起油锅，放入生姜、狗鞭、米酒，炒 10 分钟，再放入黄豆、小茴香、大蒜以及清水适量，文火焖 1 小时，至狗鞭熟烂，加盐调味即可。

【功效】本品具有温肾壮阳、健脾降脂的功效，适合脾肾阳虚者滋补，症见小便清长、夜尿增多、腰酸乏力、性欲下降、早泄、遗精。

虾仁韭菜

【原料】干虾仁 30 克，韭菜 200 克，鸡蛋 1 个。

【做法】

①虾仁洗净后用水发胀，约 20 分钟。捞出沥干水待用。韭菜择洗干净，切

成 3 厘米左右长段待用。鸡蛋打破盛于小碗内，拌打搅匀后加入适量淀粉和麻油，调成蛋糊，然后把已沥干的虾仁倒入，搅拌均匀待用。

②炒锅烧热倒入菜油，待油熟倒入虾仁翻炒，待糊凝即倒入韭菜同炒，待韭菜炒熟时放入食盐，略淋入酱油起锅稍拌装盘，即可食用。

【功效】本菜肴具有补肾阳、固肾气、通乳汁作用。对肾阳不足而见阳痿、腰痛、遗精、遗尿、小便频数、带多质稀、产后乳胀、乳汁不畅等症者，均可食用，有一定的辅助治疗作用。

羊肾鹌鹑蛋

【原料】取羊外肾（羊睾丸）1 对，鹌鹑蛋 5 个，鸡（或鸭）汁浓汤适量。

【做法】三味共置杯内，加入黄酒 75 毫升，隔水用文火炖熟，放精盐、味精适量调味，可随意食蛋饮汤。

【功效】羊外肾有补肾、益精、助阳作用，可以治肾虚腰痛、遗精、带下、阳痿、消渴、小便频繁、疝气、睾丸肿痛等症。鹌鹑能补肾气，壮腰膝，强身体，尤适用于肾虚腰痛。

清蒸甲鱼

【材料】甲鱼 1 只，五花肉 100 克，熟火褪片、鲜香菇丝各 25 克。葱段、姜片、蒜末、精盐、料酒、水淀粉、香油各适量。

【做法】

①将甲鱼宰杀，收拾干净，剁块，加精盐和料酒抓匀，腌渍 15 分钟。

②将甲鱼壳和甲鱼肉按甲鱼活着时的原样放入大碗内，加入火腿片、五花肉片、香菇丝、葱段、姜片、蒜末、香油，送入烧沸的蒸锅，中火蒸 30 分钟，取出，捡出葱段和姜片，淋上蒸甲鱼原汤烧沸后用水淀粉勾芡即可。

【功效】补劳伤，壮阳气，大补阴之不足。

虫草蒸甲鱼

【原料】甲鱼1只，冬虫夏草5克，红枣10枚，料酒、精盐、葱段、姜片、蒜瓣各适量。

【做法】

①将甲鱼宰杀，剖开后去内脏，并切成四大块，放入锅中，待水煮沸后取出，再用清水洗净。虫草洗净，红枣用开水浸泡。

②将甲鱼块放入汤碗中，加入虫草、红枣和适量料酒、精盐、葱段、姜片、蒜瓣，上笼蒸2小时即可。

【功效】补肾滋阴填精、益气固精。对于治疗肾阴亏虚、阳痿、早泄、手脚乏力和痔疮，都有较好疗效。

龙马童子鸡

【原料】海马、海龙、虾仁各30克，仔公鸡1只，葱20克，生姜10克，精盐5克，淀粉适量。

【做法】

①将仔公鸡洗净，切成长方形小块，分装在7个小碗，每碗约100克。

②将海马、海龙、虾仁用温水洗净，泡10分钟，分放在鸡肉上，再加葱白段、姜块、清汤50毫升。上笼蒸1小时。

③拣去葱白段、姜，把鸡肉扣入碗中，原汤倒入勺内，调入调料，加水烧沸，撇去浮沫，勾芡收汁，浇在鸡肉上面即成。

【功效】温肾壮阳。适用于肾阳虚型间质性肾炎，阳痿早泄，形体消瘦，面色无华，尿频，夜尿等。

白果莲子炖乌鸡

【原料】乌鸡500克，白果、莲子各30克，葱20克，绍酒20毫升，大枣7枚，冰糖30克。

【做法】

①将鸡肉洗净，切成5厘米见方的块；白果洗净去心、壳；莲子洗净去心；大枣去核洗净；葱切段；冰糖打碎。

②将鸡肉、白果、莲子、葱放入蒸盆内，加入绍酒、冰糖，加清汤500毫升。把蒸盆置武火蒸笼里，蒸一个半小时即成。

【功效】补肾涩精，活血调经。适用于男子遗精，妇女赤白带下等症。

 ## 补肾养肾的食疗养生汤

豆腐鲜笋汤

【原料】豆腐400克，干香菇30克，黑木耳25克，鲜笋100克，精盐、香油、胡椒粉、淀粉、葱花、值物油各适量。

【做法】

①将鲜笋去皮洗净，切丝；豆腐洗净，切块；干香菇、黑木耳泡发，洗净，切丝待用。

②炒锅置火上，倒植物油烧热，放入香菇丝、笋丝略炒，加入豆腐块、木耳丝和适量水同煮5分钟，再加盐调味，淀粉勾芡起锅，撒上胡椒粉、葱花，淋入香油即可。

【功效】温中补肾，清热解毒，强筋健骨。

白菜蛤蜊汤

【原料】蛤蜊200克，豆腐、白萝卜、白菜各50克，葱、姜、蒜、精盐各适量。

【做法】先将蛤蜊清水浸泡一晚上，泡尽沙土。用油将葱、姜、蒜等调味品爆香，加入蛤蜊2～3分钟过一遍油。撇去油，加水烧开，至少熬1小时以上。出锅前

10 分钟，放豆腐、青菜，出锅前加盐调味即成。

【功效】蛤蜊有滋阴之效，熬粥的时间长一些，更能充分发挥蛤蜊壳的滋阴功效。适合任何肝肾阴虚体质的人。

黄芪百合金银汤

【原料】丝瓜 100 克，金银花 10 克，黄芪 30 克，百合 20 克，白术 10 克，药 10 克，甘蔗汁 300 毫升。

【做法】

①丝瓜洗净，切片；百合洗净，拣去杂质；金银花、黄芪、白术、山药洗净，备用。

②将金银花、黄芪、白术、山药等四味药材同放入锅内，加入清水适量，大火煮滚后，改用中火煎煮 30 分钟，弃渣留汁备用。

③将百合、丝瓜片放入药汁内，大火煮滚后，改用小火煎煮 10～15 分钟，加入甘蔗汁，继续煎煮 3～5 分钟即成。每日 2 次，食菜喝汤。

【功效】清热解毒，利水消肿，养阴补肾，恢复肾脏功能。

山药羊肉汤

【原料】山药 200 克，羊肉 150 克，葱末、姜末、蒜末、干辣椒、水淀粉、精盐、鸡精、植物油、清汤各适量。

【做法】

①将山药洗净，去皮，切片；羊肉洗净，切块，用植物油煸炒至变色，捞出；干辣椒洗净，切段，待用。

②锅置火上，倒植物油烧热至八成热，放入葱末、姜末、蒜末、干辣椒段爆出香味，放入山药翻炒，倒入适量清汤，加入羊肉块，加入盐、鸡精调味，用水淀粉勾芡即可。

【功效】具有补血，养颜，强身，通便功效。

竹笋鲍鱼汤

【原料】鲍鱼100克，竹笋50克，豌豆苗30克，料酒、精盐、味精、胡椒粉、高汤各适量。

【做法】

①将竹笋放盆内，用温水泡软，轻轻搓洗几次，洗净泥沙，切成长条，放入沸水锅内稍烫，捞入凉水中。

②鲍鱼切成薄片，豆苗洗净。

③锅内放入高汤，烧开，将竹笋和鲍肉片分别入沸锅中烫一下，捞入汤盅。撇去汤中浮沫，加入调料即可。

【功效】滋阴润燥，平肝滋阳，补气益肾，还能减少腹壁脂肪贮积。

番茄紫菜汤

【原料】番茄300克，紫菜100克，鸡蛋2个，葱花、生抽、精盐、味精、香油、香菜各适量。

【做法】

①番茄洗净，去皮，切成块；紫菜撕成小片；鸡蛋打散。

②炒锅热油，下葱花炒香，再放入番茄块，翻炒一下，加生抽、精盐、炒匀，倒入适量水。大火烧开后，煮一两分钟，根据口味确定是否加盐。加入紫菜，保持大火，淋入蛋液，沸开即关火，加入少许味精、香油、香菜，搅匀出锅。

【功效】此品具有补气利水之功效。

海米萝卜汤

【原料】水发海米25克，白萝卜500克，香菜10克，精盐、味精、香油各适量。

【做法】

①白萝卜洗净削皮切成丝，备用。

②在锅中放清水200毫升，放入海米，汤开后放萝卜丝，待萝卜丝酥软时放盐、

味精，淋入香油，撒上香菜即可。

【功效】有补肾益精、养血润燥之功效。

甲鱼枸杞子汤

【原料】甲鱼1只，女贞子、枸杞子各10克。

【做法】将甲鱼用沸水氽烫，抹去表皮，剖开掏出内脏，清水洗净切成块。再放入洗净的女贞子、枸杞子一起煮，等成汤后，再加入适量的调味品，加盐、味精等。可以吃甲鱼，喝汤，每天升坎，可以连续食用3～5天。

【功效】甲鱼二子汤的主要功能是补阴虚。特别适合那些因肾阴虚所引起的腰痛、遗精、眼花、头晕等症。

虾皮紫菜汤

【原料】虾皮100克，紫菜200克，腐竹100克，精盐、大蒜、辣椒、洋葱各适量。

【做法】

①先制作一碗清汤。大蒜用刀面拍扁，洋葱切丝，辣椒切块。锅里放少许的油，放入大蒜、洋葱、辣椒炒出香味，加入一大碗的水和盐，用中火煮10分钟，然后捞去所有香料。

②将腐竹用开水泡开，切成细丝；紫菜、虾米洗净。腐竹丝、虾米放入清汤里煮开，最后加入紫菜，烧开即可。

【功效】此品具有补肾开胃之功效，适宜肾虚患者经常食用。

老鸭蚌肉汤

【原料】老鸭肉150克，蚌肉50克，生姜2片。

【做法】

①将蚌肉洗净；老鸭肉洗净斩件；生姜洗净。

②把全部用料一齐放入炖盅内，加开水适量，炖盅加盖，文火隔水炖2小时，调味即可。饮汤食肉。

【功效】滋阴补肾，行水除烦。适用于肾病日久属肝肾阴亏、阴虚内热者。症见面热潮红、眩晕头痛、烦热失眠、腰酸乏力，或有遗泄、或有水肿等。甲鱼：甲鱼滋阴清热，可以治疗阴虚火旺，还有软坚散结作用，对肿瘤、肝硬化、脾肿大等疾病有良好的疗效。

猪蹄山楂汤

【原料】猪蹄300克，生姜20克，山楂50克，山茱萸肉20克，白糖少许。

【做法】猪蹄要选用无肉的蹄尖，剁成小块，放入汤煲中用大火煮30分钟，加少量盐使猪蹄入味。再将其他用料洗净，放入煮猪蹄的汤煲，加入少量白糖，使汤的味道变得酸甜，再用小火煮30分钟。此时的汤汁不宜过多，刚好盖住猪蹄即可。

【功效】山楂味酸甘，性温，能消食滞温补肝肾。加之山楂与山茱萸都带酸涩，而酸敛涩收，还有固护精元的功效。

海带牡蛎汤

【原料】水发海带300克、牡蛎50克。姜丝、葱段、醋、高汤各适量。

【做法】

①水发海带洗净，切成宽1厘米、长2厘米的片；牡蛎洗净泥沙。

②砂锅中放入海带、姜丝、葱段，加入高汤、少许醋烧沸，改小火将海带煲至熟烂，下入牡蛎煮沸即可。

【功效】滋阴养血，补肾益脑。

附片羊肉汤

【原料】羊肉250克，制附片3克，生姜、葱各3克，胡椒、精盐各适量。

【做法】

①将制附片装入纱布袋，扎紧口。

②取羊肉用清水洗净入沸水锅内，投入切片的生姜和葱，焯至羊肉断红色捞出，如有骨，则剔除，将肉切成2厘米见方的块，再入清水中浸漂去掉血水。

③沙锅内加上清水，置于火上，放入羊肉及制附片包，并加入姜、葱、胡椒，即用武火加热至沸，旺火煮30分钟后，改用文火炖2～3小时，待羊肉熟烂。加盐略沸，并加适量味精，即连肉带汤盛碗可食。

【功效】羊肉性热，能益肾气，强阳道。合附子煮食，一温补肾阳，一温补肾气，温补之功，相得益彰。

鹿茸枸杞子猪腰汤

【原料】猪腰500克，枸杞子25克，鹿茸10克。

【做法】猪腰去内膜，切碎放入锅中，加生姜小炒至熟，与鹿茸，枸杞子放入锅内隔水炖熟，调味即成（进食时可加半匙白酒）。每星期可食用1～2次。

【功效】补肾阳，适于因肾阳亏损而造成的头晕、耳鸣、疲倦无力、怕冷等。

鲫鱼豆腐汤

【原料】鲫鱼1条，豆腐100克。植物油、姜片、葱末、精盐、味精、料酒各适量。

【做法】

①鲫鱼宰杀，清理干净；豆腐洗净，切成长条片。

②锅置火上，放入适量油，烧热后，放入鲫鱼，剪至两面微黄，放入料酒、姜片、豆腐以及适量热水。

③大火烧开后，转小火煮20分钟左右，调入盐、味精，撒入葱末，即成。

【功效】温中健胃、滋阴补肾。

冬虫夏草山药鸭汤

【原料】鸭肉500克，冬虫夏草15克，山药20克。

【做法】鸭肉和冬虫夏草，山药放入锅内隔水炖熟，加点调味即可。每星期可食用1～2次。

【功效】滋阴补肾，适用于因肾阴不足而导致的失眠、耳鸣、腰膝酸痛、口干咽燥等。

玉米须蚌肉汤

【原料】玉米须15克，淮山药60克，鲜蚌肉90克，大枣10克，精盐、料酒、姜片各适量。

【做法】将玉米须、大枣、淮山药分别去杂洗净，放入沙锅内；将蚌肉去杂洗净，入沸水锅内焯一下，捞出洗净，切片放入沙锅内，大火煮沸，改为小火煮至熟，加入适量料酒、姜片和少量盐调味，煮至蚌肉熟而入味，出锅即成。

【功效】清热解毒，利湿退黄。

枸杞乳鸽汤

【原料】乳鸽500克，枸杞子30克，精盐3克，料酒15克，葱段10克，姜片5克，胡椒粉1克，香油少许。

【做法】

①乳鸽去净毛及内脏，剁成块，入沸水焯去血沫；枸杞子放入碗中加温水泡30分钟，泡软后沥干水分。

②将乳鸽块、枸杞子、料酒、葱段、姜片一起放入大碗内加入适量水入笼蒸两个小时，将胡椒粉、盐加入汤中，淋上香油即可。

【功效】滋肾祛�’，健脾养胃，补气养血。

猪腰汤

【原料】猪肾1个，党参、黄芪、芡实各20克。

【做法】将猪肾剖开，去筋膜腰臊洗净，与药共煮汤食用。

【功效】此方适用于慢性肾炎恢复期及脾肾气虚患者。

冬菇水鸭补肾汤

【原料】水鸭1只，冬菇50克，鱼肚50克，陈皮1块，精盐适量。

【做法】

①将鱼肚放入水中浸透发开，切成细丝。

②将水鸭去毛，去内脏，洗净后切成块。

③将冬菇去蒂与陈皮浸透，洗净。

④将锅内放入清水至煮沸，再将水鸭、鱼肚、冬菇、陈皮放入水中煮至鱼肚熟透。加入少许水即成。

【功效】具有滋阴补肾、养肝益血、强壮机体的功效。

 ### 补肾养肾的食疗茶饮

丁香茶

【原料】莲心3克，公丁香花蕾3克。

【做法】上两味放杯中，冲入沸水，泡焖10～15分钟，趁热呷饮。

【功效】莲心为苦寒药，丁香为辛热药，前者长于清心，后者善于暖胃，两者药性相反。故肾病者之偏于心烦有热者可饮莲心饮，偏于气逆内寒者可饮丁香茶。

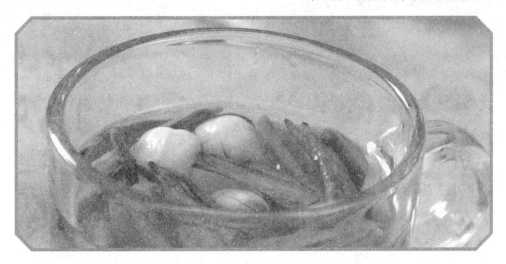

菟丝子茶

【原料】菟丝子适量。

【做法】菟丝子洗净后酒浸，待干，爆炒后研末，每次取10克，加适量红糖，沸水冲泡，代茶饮用。植物种子必须将其皮膜或壳破之，才能将有效成分煎煮或冲泡而出。

【功效】补肾益精，养肝明目。久服能益寿延年，也可治肾虚男女不育不孕症。

山楂核桃茶

【原料】核桃仁150克，山楂50克，白糖200克。

【做法】

①核桃仁加入适量水浸泡半小时，洗净后再重新加入清水少许，用石磨将其磨成浆（也可用搅拌机加工），装入容器，再加适量清水稀释调匀待用。

②山楂用水洗净装入锅内，加适量清水在中火上煎熬3次，每次20分钟，过滤去渣，取汁浓缩至约100毫升。

③把锅置火上后，倒入山楂汁，加入白糖搅拌，待溶化后缓缓倒入核桃浆，边倒边搅均匀，烧至微沸出锅，装碗即成。

【功效】核桃仁能补肾润肠，山楂能消肉积降血脂，两味合用，能补肺肾、润肠燥、消饮食、通血脉、生津液。故肾虚阳痿、腰痛、肺虚咳嗽气喘、津亏口干、便干、食积、食欲缺乏、嗳腐以及血滞经少、腹痛等症，服之均有效益。

桂圆茶

【原料】桂圆肉10枚，蜂蜜适量。

【做法】

①桂圆肉洗净，放入耐热的碗中。

②蒸锅置火上，倒入约300毫升清水，放上蒸帘，放入桂圆肉，盖上锅盖，大火烧至水沸腾，转小火蒸至桂圆肉熟软，取出。

③将蒸好的桂圆肉放入大杯中，用沸水冲泡，盖上杯盖焖10～15分钟，开盖凉至温热，加蜂蜜搅拌均匀，代茶频饮，每日2杯。

【功效】补气补血，润肠通便，美容养颜。

生地黄果汁排石饮

【原料】西瓜300克，梨2个，葡萄200克，柠檬100克，生地黄50克，鲜甘蔗汁100毫升。

【做法】

①将西瓜洗净，连皮切块；梨洗净，去皮去核，葡萄洗净，柠檬洗净，切块；生地黄洗净。

②生地黄放入锅内，加水约两碗，大火煮滚后，改用小火煎煮30～40分钟，取汁备用。

③西瓜、梨、葡萄、柠檬同打成果汁，并与甘蔗汁、生地黄汁一起倒入大杯内混匀。

【功效】清热凉血，利尿排石。适用于肾、尿道、膀胱结石及泌尿系统感染，小便灼热不畅者。

生发饮

【原料】生地黄、熟地黄、当归、墨旱莲各20克，侧柏叶15克，制首乌25克，黑芝麻30克。

【做法】共入冷水内浸泡1小时，然后煎煮，先武火，沸后改用文火煎30分钟，每剂可煎3次，一日内饮尽。

【功效】本方为发脱及须发早白而制。故用诸补肝肾经血之品于一方。诸药相辅相成，共收补肝益肾、益精养血、乌须生发之功。

观音茶

【原料】黑芝麻、藕粉、山药、黏黄米、白糖各250克，莲肉（去心）250克。

【做法】先将黑芝麻、山药、莲肉用文火微炒（黑芝麻炒至开爆，山药、莲肉炒至微黄为度），黏黄米以面粉炒。然后将上四物研为末，与藕粉一同调拌和匀，收贮备用。每次取50克左右，用沸水冲泡后当茶饮之。

【功效】此方性味平和，具有脾肾两补之作用。肾病患者，特别是久病者以及有肌肤不泽，腰膝酸软，食欲不佳，舌胖脉弱，倦怠乏力，夜寐不安，目之沉重等脾肾虚亏症状者，常饮此茶，确有很好的辅助治疗之作用。

冬瓜茶

【原料】冬瓜500克。

【做法】将冬瓜洗净，去内瓤，连皮切小块，加水1500毫升，不加任何辅料，先用大火煮沸，再改用小火煮30分钟，得冬瓜汤约1000毫升。每日1次，分3次代茶饮服。

【功效】清热解毒，利水消肿。适用于急性肾炎，四肢轻度水肿，尿少赤涩，大便干。

补阳饮

【原料】冬虫夏草15克，胡桃仁30克，牛奶100毫升，白砂糖适量。

【做法】先将前2味研成细末，和牛奶及适量清水搅匀磨细，用纱布过滤，将汁入锅内加水后烧沸，再加入白砂糖，溶化后，过滤去杂质，再将滤汁到入锅内，略沸后即成。

【功效】对偏于肾阳虚亏之阳痿遗精、腰膝酸软、神疲食少、便燥发脱、虚喘不纳等症有较好效果。如秋冬两季常饮之尤佳。

补阴饮

【原料】蛤蟆油12克，银耳15克，冰糖50克。

【做法】

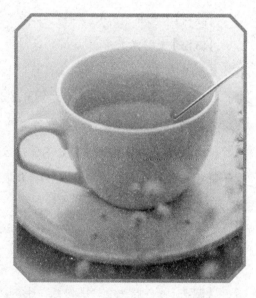

①先将蛤蟆油、银耳放入盆内，用50～60℃温水浸泡20分钟。待发透后，洗净杂质，揉碎，放入锅中加水700毫升，先用武火熬几滚，后用文火慢煮3～4小时，至烂熟汁稠。

②将冰糖加水约750毫升，置火上熔化，然后冲入锅中搅拌，待泡沫浮面后用勺打净，如糖汁欠净，可用纱布过滤。然后冲入锅中，略沸拌匀，勿使结底，即成。

【功效】本方之蛤蟆油能补肾益精，养阴润肺，为理虚上品，有强壮作用。银耳也以滋阴润燥为主功。肾苦燥，以润剂泽燥滋阴，此为补肾阴之正法。对慢性肾病之有肌肤不泽，便燥便秘，口干咽燥，虚烦不眠、腰膝酸软、高血压动脉硬化等症者，本方均可用之。

补肾养肾的食疗药酒

首乌酒

【原料】首乌150克，生地黄150克。

【做法】首乌洗净焖软，切成1厘米见方的块，生地黄淘洗后切成薄片，待晾干水分后同下入酒坛中，将白酒1000毫升缓缓注入后，封闭严密。每3天轻轻摇动1次，10～15天之后即可开坛，滤去药渣静置，将清酒装瓶备饮用。

【功效】两药均有滋补肝肾、乌须黑发之作用。两药合用后，增强了补阴之效，能缓酒热燥烈之性。如用于阴虚便燥之人，首乌、地黄均可用生；如用于无虚热便秘之肾虚者，首乌宜制，地黄宜熟。须发早白，腰膝酸软及老人体虚而平素饮酒者，均可饮此。

天冬酒

【原料】天冬500克，粳米1000克，酒曲50克。

【做法】将酒曲研为细末备用；天冬洗净，放砂锅中加水淹过，置文火上煮成汁，待冷备用；将粳米蒸半熟，倒入瓮中，待冷却后再将天冬连汁倒入瓮中，加入酒曲末拌匀，加盖密封置保温处。21日后开封，若其表面有泡沫，药酒即成。

【功效】滋阴和血，润肺止咳。适用于肺肾阴虚、虚热内生所致的干咳少痰、痰中带血、声音嘶哑、腰酸遗精、午后低热等症。感冒及发热饮冷、舌红苔黄、便秘尿赤及实热所致的咳喘、咯血者均不宜服。

仙茅酒

【原料】仙茅120克，白酒500毫升。

【做法】将仙茅九蒸九晒后，置于净器中，入酒中浸泡，密封，7日后开启，过滤后去渣装瓶备用。

【功效】温肾壮阳，祛寒除湿。主要用于阳痿滑精、腰膝冷痛、男子精寒、女子宫冷不孕、遗尿、小便余沥。相火旺盛者不宜用。

养肾固精酒

【原料】熟地黄180克，枸杞子120克，当归60克，白酒3000毫升。

【做法】将上列药材加工粗碎，用纱布袋装好，扎紧口置于小坛中。将白酒倒入坛内，封固坛口，隔水蒸煮1小时后，取出酒坛，埋于地下。7日后将坛取出，用细纱布过滤一遍，贮入干净瓶中即可饮用。

【功效】养阴血，固肾精。适用于肝肾阴血亏损所致的精液稀少、阳痿不举、遗精早泄、头晕眼花、两目干涩、视物模糊、耳鸣失聪、面色无华、形瘦体弱等症。腰膝冷痛等阳虚所致的阳痿、遗精者不宜服。

黑米酒

【原料】糯米、黑米各500克，甜酒曲适量。

【做法】取糯米、黑米，漂洗1次，加水浸泡3～4小时。将泡好的米入锅，按日常煮米饭的火候煮熟即可。待米饭冷却至不烫手，取酒酿机内胆容器，先在底部撒上薄薄一层甜酒曲，平铺上一层饭，再均匀撒上薄薄一层酒曲，平铺上一层饭，再均匀撒上薄薄一层酒曲。以此往复，直至装满容器的4/5。在中央掏个洞，盖盖，装入酒酿机，调到酒酿档进行发酵，36小时打开，认为合适就可以终止发酵。装瓶，放入冰箱中。

【功效】具有滋阴补肾、健脾暖肝、补益脾胃、益气活血的功效。

黑豆葡萄酒

【原料】绿心黑豆250克，葡萄酒1000毫升。

【做法】

①黑豆洗净，炒熟，放凉，加入葡萄酒。

②密封，避光浸制 3～5 天，即可饮用。

③每次 20 毫升，每天早晚各 1 次，并捞出黑豆 20 粒一起送酒吃。

【功效】补肾，可改善老年人的记忆和睡眠状况。

人参酒

【原料】人参 100 克，肉桂、附片各 2 克，巴戟天、菟丝子、熟地黄、鹿角片各 60 克，白酒 2500 毫升。

【做法】把上述材料洗净，晾干，倒入白酒中，放于阴凉处，静置半个月后即可饮用。此药酒每日服用 2 次，每次饮 15～25 毫升为宜。

【功效】可起到助阳、益精、强身健体的作用。

聪耳酒

【原料】核桃肉 50 克，五味子 40 克，白酒 1000 毫升，蜂蜜 30 克。

【做法】

①将核桃肉、五味子捣碎，浸入白酒坛中，密封存贮。

②隔日振摇 1 次，10 日后过滤，调入蜂蜜，搅匀，放入瓶中备用。

③随量饮用，以不醉为度，每日 1～2 次。

【功效】滋阴补肾，聪耳止遗，适用于肾虚所致的头痛眩晕，耳聋失聪，腰膝酸痛，阳痿遗精，小便频数等症。

鹿茸酒

【原料】鹿茸 15 克，山药 30 克，优质白酒 500 毫升。

【做法】将鹿茸、山药研成粗末，装入消毒的布袋内，扎紧袋口，置于瓷坛中，加入白酒，密封坛口。每日振摇 1 次，浸泡 7 天以上即可。每次饮 20 毫升，1 日 2 次。

【功效】补益肾阳，固摄膀胱。适用于肾阳虚弱、夜尿频多、筋骨痿弱、四肢不温、小腹冷痛、阳痿滑精等。

茴香酒

【原料】小茴香茎叶 300 克，烧酒 30 毫升。

【做法】先将小茴香茎叶冲洗干净，绞取汁液，加入烧酒，加热至沸即可。此量要 1 次服完，最好温服，儿童及老年人可酌减。

【功效】温中散寒，理气止痛。善于治疗因寒冷侵袭或过食生冷引起的恶心呕吐、胃脘或下腹疼痛；因肝郁气滞引起的胁肋胀痛；小肠疝气、闪腰岔气等。

板栗酒

【原料】板栗 120 克，白酒 500 毫升。

【做法】

①将板栗洗净，拍碎，装入干净的瓶中，倒入白酒。

②将瓶口密封，置于阴凉处，经常摇动。

③10 天后静置澄清即可食用。此药酒应空腹饮用，每日早、晚各 1 次，每次以 10 ～ 25 毫升为宜。

【功效】此款药酒可补肾助阳，适用于阳痿、滑精、精神不振、食欲下降等病症。

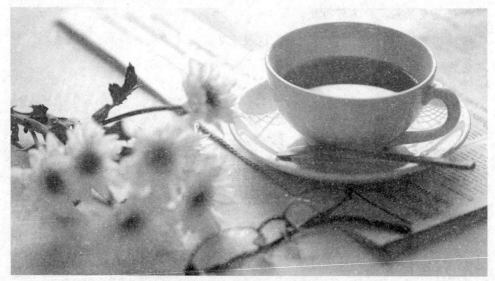

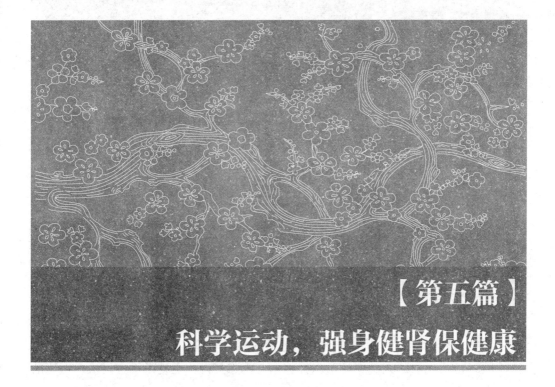

【第五篇】

科学运动，强身健肾保健康

篇首语

运动养肾是用活动身体的方式实现保持健康、增强体质、延长寿命、延缓衰老的养生方法。运动养肾，运动是形式，养肾是目的。形式灵活多样，且可以自创，只要能够达到养肾补肾的目的即可。

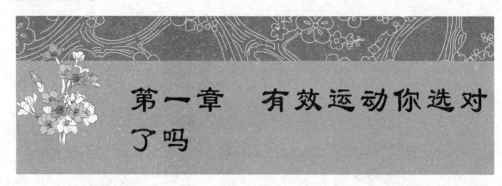

第一章 有效运动你选对了吗

怎样掌握科学的运动量

运动锻炼并不直接等同于身体健康，只有科学、适度地运动锻炼才能赋予我们健康。而运动不当，往往会对我们的身体造成不同程度的伤害。简单来说就是运动过后身体没有疲劳的感觉，不会全身酸痛，也没有精神上的疲惫。由于老年人身体各器官逐渐退化，新陈代谢缓慢，运动尤其应注意适度。

不同年龄段的人，由于其身体素质和体态的变化，所采取的运动方式也有所不同。40 岁左右的人，要注意保持体形，消除赘肉，运动量不宜过大，锻炼的重点应放在腹部、大腿上；50 岁左右的人，要多做增强背肌的练习，以防止脊椎变形和椎间盘损伤，运动时要循序渐进，切忌一次性运动量过大；60 岁左右的人，要进行小运动量的锻炼，不适宜快速的力量练习，可在平坦路上进行散步、倒退走等运动。

老年人在进行运动锻炼时需要注意的事项：

（1）选择适合老年人的运动项目。老年人最好多参加一些诸如慢跑、散步、垂钓、做健身操、打太极拳等舒缓、柔和的活动。患有高血压、冠心病、慢性肾病等疾病的老年人应以散步、打太极拳为主，千万不能盲目从事剧烈运动。

（2）运动量要适度。老年人在锻炼身体的时候，要根据自己的身体和健康状况以及季节来定，时间不要太长，活动量也不能过大。如果运动量过大，会使肌肉紧张，造成体力透支、免疫力降低。不但达不到健康的目的，反而会损伤身体。

（3）运动前准备工作要充分。出门前，要根据季节变化穿衣服，不能穿得太少，特别是在夏秋和冬春季节转换时，要及时添减衣服。运动前要先做热身运动，例如肌肉伸展可以使关节更加灵活；随时补充足够水分；当感到疲倦时应稍作休息；如果身体感到任何不适，更应立刻停止运动，需要时应寻求专业护理。

 ## 一定要做好运动前的准备工作

肾病患者应根据自身病情，制订适合自己的运动计划。计划订好后并不表示就可以马上开始运动了，不管是肾病患者还是健康人群，都要在运动之前热身。而肾病患者除了热身运动，还要做一些其他的准备工作，以免在运动中发生意外。

肾病患者应选择好运动时所穿的衣服和鞋子，以免因穿着不当而对身体造成不必要的伤害。衣服宜选宽松舒适的运动衣裤，鞋子应选富有弹性的运动鞋，最好再搭配一双吸汗的棉袜。运动之前，肾病患者一定要做好身体检查。强行运动会导致患者体内代谢紊乱，加重病情。

肾病患者在运动之前宜喝些开水，保证体内水分充足，之后进行几分钟的热身运动再开始正式运动，这样才能达到健肾的效果，且不会损伤身体或加重身体负担。

 ## 如何划分好运动的强度

什么强度的有氧运动才合适自己呢？一句活，就是首先要确定自己的最大心率。日常生活中，确定自己的最大心率是按照大多数人的经验用公式推算出来的，也就是：220 - 年龄 = 最大心率。

确定了自己的最大心率，就可以把运动分为几个强度：

（1）恢复区。最大心率的50%或以下。每个人应当于锻炼前后的时间在恢复区心率水平分别进行5分钟的热身和恢复性运动。该区内不产生任何锻炼强度。

（2）减肥区。最大心率的50%～65%。在这个心率区域内，身体主要用脂肪作为运动肌肉的能量来源。这是以最低强度能够取得成效和进步的运动。这个区内的运动是放松式的，没有上气不接下气的感觉，也没有运动的痛苦。这个水平一般适合于锻炼前后的热身和恢复阶段。

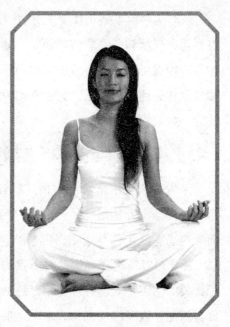

（3）目标心率区。最大心率的65％～85％。这是提高耐力和健身的最常用的强度。多数人在此心率区内锻炼，因为在此水平上锻炼可以长时间进行并且在肌肉中没有乳酸的积聚。但是该水平不适合初练者。

（4）无氧运动区（极限区域）。最大心率的85％～100％。在最大心率的85％～100％时，有氧锻炼就成为无氧锻炼（乳酸积聚和氧气不足）。在这个区内锻炼的主要好处是增加肌肉对乳酸的耐受力，运动时出现肌肉酸痛、呼吸困难和疲劳现象。在该区内锻炼，身体已能短时间内忍受。该区锻炼不适合一般锻炼的人，而只适合训练至少6周以上的身体条件良好的运动员。对有些人来说这是非常危险的区域，并常被称为红色区。

从上面的情况，我们可以看出，运动的时侯，心率达到自己最大心率的65％～85％，才能起到锻炼心肺的目的。

上面的描述仍然是针对一般人群的方法，具体到肾病患者，有研究认为，从不运动的患者，最好是有个锻炼强度逐渐上升的过程，刚开始的阶段，运动心率达到最大心率的30％～50％就可以了，过渡阶段达到50％～60％，锻炼步入正轨以后，60％～80％就可以了。另外，肾病患者运动的时间，以不出现肌肉无力、呼吸困难或身体疲劳为准，逐渐延长，每周3次为宜。

所以，肾病患者在锻炼时最好是逐渐加量，而且强度、时间和频率也应比普通人小一些。

如何选择运动方式

生活中的运动方式多种多样，但不是每一种都适合肾病患者。肾病患者在选择运动方式时，可以咨询主治医师，以免在运动中发生意外。

适合肾病患者的运动方式主要有：散步、做操、太极拳、游泳、跑步等，其中最安全的锻炼方法是散步，也是最容易长期坚持的运动方式。散步也称为慢步步行，除了这一种，步行还包括快速步行和竞速步行，其速度和强度各不相同。一般情况下，肾病患者在运动时应选择先慢后快、先小量后大量的运动模式。

上班族中的肾病患者可在下班后步行回家，将运动融入日常生活中，这样的运动方式也更容易被快节奏的生活所接受，能让患者轻轻松松地运动。

养肾运动前后需做哪些工作

身体健康者在进行体育锻炼时应按照一定的方法，循序渐进，才能避免伤害身体，达到增强体质的效果。肾病患者更应选择一种适宜的运动方法，才能从中受益。

肾病患者在进行体育锻炼之前，应先作一些准备活动，如甩甩手、伸伸腿等，使身体细胞活跃起来。准备工作做好后，即可根据自身身体状况进行适宜的运动了。运动量不可过激也不能太小，激烈的运动会损害肾脏，而运动量太小又达不到辅助治疗的效果，因此，肾病患者一定要把握好运动的强度。

运动结束后，患者不宜立刻停下所有活动，坐下或躺下休息，应做一些缓慢的整理运动，使心率和血压慢慢降下来，以免因突然停止运动而引起头晕、晕厥等不良反应。

运动中应注意的事项

慢性肾病患者可以适当参加体育锻炼。在病情稳定期，患者参加一些轻松的体育锻炼对保持良好的心态、增强体质、避免感染及降低血脂等都有好处。一般参加体育锻炼时需注意以下几点：

（1）患者可根据自己的身体条件，选择适合自己的锻炼方式。

（2）时间的长短根据自己的情况而定，一般以不觉疲劳为标准。

（3）注意劳逸结合，参加锻炼后应适当休息片刻。

（4）注意保暖，不宜起得太早，尤其是在冬季天气寒冷时，以免血压升高。

（5）病情有急性加重时，出现明显水肿、血尿、蛋白尿增多，甚至肾功能变化时应暂停锻炼，待病情稳定后再逐步增加活动量。

运动时的呼吸补肾法

很多人会出现胸闷、气短、记忆力下降等症状，应经常进行呼吸运动。这样不仅会给内脏和细胞提供充足的氧分，还可增强免疫力，减少疾病的发生。特别是对肾脏有很好的保健作用。

在肺呼吸的同时还可采用一些其他的呼吸方式，如用腹部呼吸等。用腹部呼吸指吸气时将小腹收缩，呼气时小腹放松。这种呼吸方式可使身体吸入充足的氧气，有补肾调气、强肾健体的作用，同时会让上身动起来，下面就来看几种具体的呼吸补肾法：

1. 腹式呼吸法

所谓腹式呼吸法是指吸气时让腹部凸起，吐气时压缩腹部使之凹入的呼吸法。腹式深呼吸简单易学，站、立、坐、卧皆可，随时可行，但以躺在床上为好。仰卧于床上，松开腰带，放松肢体，排除杂念，用鼻慢慢地吸氧，鼓起肚皮，每口气坚持 10 ～ 15 秒，再徐徐呼出，每分钟呼吸 4 次。做腹式深呼吸时间长短由个人掌握，也可与胸式呼吸相结合，这便是呼吸系统的交替运动。

2. 吸缩呼胀法

盘坐在垫子上，开始时将肺中污浊空气排出，然后将肌肉放松使全身力量消除，再努力吸气，将腹部用力往里收缩至最大限度为止；接着把肩部放松，一面使腹部胀起来，慢慢将空气吐出，反复练习 3 次以后，就能简单地使用此法了。

此外，要注意吸气时将舌尖抵于上齿后面，完全用鼻子来吸气；吐气时舌头要附于下颌由口中吐气。练习此法，要精神贯注，使自己觉得气流到达体内的每个角落。

3. 回春式呼吸法

这种方法就是把"腹式呼吸法、吸缩呼胀法"及我们前面讲过的"缩肛运动"结合起来的一种益精法，反复练习，可起很大的益肾强精效果。

练习方法：吸气时使腹部凹下去，同时配合一定的时间，把肛门的括约肌也紧紧地收缩；反之在吐气时，使肛门括约肌松弛。另外，还要注意，吸气时要慢慢地、深深地使气吸到肛门的部位，深深地吸气，然后再慢慢地放松。

出现哪些情况不宜运动

水肿的严重程度：水肿仅限于眼睑或踝部为轻度，水肿扩展到下肢为中度，水肿蔓延到全身甚至出现胸腔积液，则为重度，中度以上水肿就应卧床休息。

有无头痛、头晕、呕吐症状：如出现这些症状可能有高血压，应及时测量血压。如血压确实高，则应卧床休息；如血压急骤升高，可能出现脑水肿，使头痛、呕吐进一步加剧，还会出现抽搐或惊厥，此时应住院治疗。

有无尿量减少或肉眼血尿：如尿量明显减少，每日尿量在 500 毫升左右，或出现肉眼血尿如洗肉水样，往往表示病情加重，应卧床休息。

有无心悸、气短、咳嗽症状：出现这些症状，表示肺部有瘀血、感染或心力衰竭等严重情况存在，这时不但应卧床休息，还应及时住院治疗。

有无其他检验异常：如尿蛋白 ++ 以上、血沉增快、血尿素氮、肌酐明显升高，肌酐清除率明显降低，表明肾功能不良，应卧床休息。

当以上症状和体征减退，高血压下降，肉眼血尿消失，血沉正常，可适当增加活动量。慢性肾衰竭的早期患者也可进行一些轻松的活动，但慢性肾衰竭中、晚期患者不宜进行运动。

散步为何有利于肾病

散步是一项老少皆宜的运动，尤其是肾病患者。因为它是一项运动量不大的运动，人体大部分肌肉、骨骼都可以在步行中得到活动，血液循环、新陈代谢、肺通气量、心肺功能都可因此改善，肾病患者的血压也易于保持平稳，血液中的高密度脂蛋白可得到提高，从而降低了血管硬化的危险性。在空气清新、风景宜人的地方散步，不仅能活动筋骨，还可以调节情绪、增强免疫力、减少感染等，从而有利于肾病的恢复。

步行运动量的大小是由步行速度与步行时间决定的。一般每分钟 90 ～ 100 米为快速步行，每分钟 70 ～ 90 米为中速步行，每分钟 40 ～ 70 米为慢速步行。肾病患者开始锻炼宜用慢速步行，适应后根据个人情况逐渐增加步行速度。步行的时间可从 10 分钟逐渐延长至 30 分钟，并逐渐延长步行距离，中间可穿插一些登台阶、爬坡等活动。肾病恢复比较好的患者可增加几分钟的慢跑。

慢跑运动有利肾健康

几乎所有人都明白，跑步对身体有好处。特别是慢跑，对不同年龄、不同体质的人，都是非常适合的。可是，大多数人却不知道．如果跑的时间不对，不但对身体没有好处，而且还会成为健康的杀手。

现代人，特别是年轻人，整天为了事业、工作而忙碌，有的晚上还需要加班或者应酬，这样就严重地损害了自己的健康。尽管心里非常清楚这种生活方式不对，也经常感觉神疲体虚，但却无力改变。还有的，干脆在晚上进行锻炼，在加完班或者是应酬完以后，可能已经到了晚上的 11 点或者 12 点，或者是更晚了。于是，他们会抓住这点时间，从公司或者酒店跑步回家。等跑到家后，可能已经是凌晨 1 时或者更晚了，于是匆匆地洗个澡，倒头便睡。到第二天起来时，可能是 8 时或者更晚。这样做不但对身体无益，还存在着巨大的隐患。

《黄帝内经·素问》曰："阳气者，若天与日，失其所养则折寿而不彰。"意思就是说，人体所有的正常生理功能，都是靠体内的阳气来维持的，阳气就好比是太阳对众生的照耀一样，如果自然界离开了太阳，生物就无法生存。

晚上自 9 时以后就没有阳光了，也就是说没有阳气了。当阳气完全消失之后，就只剩下阴气了。人也一样，到了晚上，都是依靠体内储存的阳气来进行活动，那时的跑步不但不能起到健身的作用。还会对身体造成伤害。

所以说，晚睡晚起这样熬夜的生活方式，时间久了就会将体内的阳气透支，夜里消耗了，白天又不能补回来，体内的阳气就会越来越少。结果不但是伤血，更加伤气，严重的还会导致肾虚，从而引发各种病症。主要表现为畏寒肢冷、腰腿酸痛，这就是疲劳综合征的症状。再有就是坏牙齿，或者患上关节炎，整天头晕脑胀。可以这么说，这都是熬夜惹的祸。

而采取正确的运动方法，就等于获得了一种既天然又免费的补肾良药。甚至可以这么说，它的功效比吃药会更加有效。

那么，该如何有效地运动呢？

首先一定要做到早睡早起，每天晚上最好 10 时以前睡觉，最迟不能超过 12 时。跑步的时间应选择在每天早晨的 7 时以后，因为这时阳气充足，可以给身体补充一夜所消耗掉的所有阳气。跑步的速度可根据各自的体质来进行调整，可慢可快，但不宜太快，就算身体素质非常好的人也是不适宜快跑的。再就是，千万不要去健身房里的跑步机上跑，因为那里缺少阳光，更缺少大自然的灵气。跑步运动是一定要去大自然中进行的。另外，特别需要注意的是：入夜之后，除了不能做剧烈运动之外，还不能去那些阴湿的地方。

只要遵循以上方法经常进行慢跑锻炼，对于由肾虚引起的心悸、失眠、胸闷等症状，就会有明显的改善。

快步走有利肾病恢复

快步走属于步行的一种，是肾病患者宜选择的一种日常运动方法。它简单易行、安全性高、适应人群广，往往成为医生极力推荐的健身方法之一。快步走的速度和运动量介于散步和竞走之间，对行走的姿势、速度和时间都有一定的要求。

从医学角度看，快步走能通过迈步、脚步落地等动作，带动肾脏运动。同时，走路时需横膈肌、腹肌和腰肌的配合，对肾脏是一个很好的恢复性锻炼。肾病患者在室外进行快步走运动可接触到不同的风景、人物，易使精神放松，有助于患者病情的恢复。

具体来说，快步行走的要点有这么几项。抬头挺胸，伸长双腿迈步，脚跟先着地，之后是前脚掌；双脚依次抬离地面，双臂随之自然摆动；快步走的速度一般在每分钟 100 步左右，体质不同的患者的步速也不同，每次步行半小时到 1 小时即可。

锻炼一段时间后，行走的距离可加长，体质得到改善，锻炼效果也会逐渐显现。

常踢毽也健肾

踢毽子是我国一项古老的体育运动，起源于汉朝，至今已有 2000 多年的历史了。踢毽子不仅能愉悦人们的生活，而且对身心健康极为有益。踢毽子能促进血液循环和新陈代谢，达到充盈肾气、改善肾脏功能的作用。此外，踢毽子对静脉炎、脉管闭塞、静脉曲张、血栓形成、痔疮、颈椎病、腰椎间盘突出、糖尿病等症也有很好的缓解作用。

1. 盘踢法

一腿站立，支撑身体，另一腿膝关节向外张。向内、向上摆动小腿，用踝关节内侧踢毽子，等毽子落到膝盖以下位置时，抬脚再次踢起，可以单脚持续踢，也可以用双脚轮流踢。能锻炼全身，充盈肾气。

2. 拐踢法

一腿站立，支撑身体，另一侧大腿放松。小腿发力向身体后斜上方摆动，用踝关节向外侧踢击。当毽子距离身体较远时，可以抬起大腿去接踢。能促进血液循环，改善肾脏功能。

仰卧起坐运动补肾虚

仰卧起坐是我们再熟悉不过的运动，是一种很好的锻炼腰部的运动。很多女性认为仰卧起坐有很好的消减腰部脂肪的作用，其实仰卧起坐的一个最重要的作用就是锻炼腰部肌肉，有锻炼肾脏的作用。因为腰部发力起身的时候能很好地刺激到肾脏，促使肾上腺激素的分泌，缓解肾虚寒、腰部酸软的症状。

具体做法如下：

（1）仰卧抬头运动。身体放松仰卧在床上，两手放至脑后。头尽量抬起，悬在空中坚持两秒钟后落下，重新抬起，每次坚持做 15 次即可。

（2）仰卧挺胸运动。身体放松仰卧在床上，两手平放在身侧。用头和腿支撑身体，用力将胸腹挺起，坚持几秒钟后落下，再次挺起。这个动作开始做的时候比较难，可以只做几次，然后随着锻炼的深入，慢慢增加次数。

（3）仰卧抬臀运动。身体放松仰卧在床上，两手平放在两侧。两腿弯曲，用脚掌蹬在床面上。臀部尽量向上抬，坚持几秒后放下，休息 1 秒后再次抬起臀部。如此反复，每次抬臀 10 次即可。

注意事项：做仰卧起坐时应配合呼吸。如果机械地在仰卧时完成整个吸气过程，会不利于动作的完成。因此，为了提高动作的质量，还必须注重技巧，即向后仰卧的过程开始吸气，肩背部触垫的瞬间屏气收腹、上体逐渐抬起，当上体抬起至腹部有胀感时，快速呼气，向前引体低头完成动作。

进行这项运动时宜采用较缓慢的速度，如慢动作回放一般。当腹肌把身体向上拉起时，应该呼气，这样可确保处于腹部较深层的肌肉都同时参与工作。

躺卧之间也能补肾

躺卧补肾操，又分还阳卧法和混元卧法两种。

（1）还阳卧。身体平躺，髋关节呈放松状态，两只脚板相对，腿似一个环形，脚后跟慢慢往会阴处收拢，如果能顶着会阴最好，比较困难的话，脚后跟能对着会阴也行，然后两只手心分别垂放于大腿的根部附近，手指朝向腹部。仰卧时的着床面积大，压迫力较小，身体更容易放松，身体的放松加上一定的姿势，可以很快地把阳气和肾气充盈起来；而肾阳气就相当于命门的真火，一个人生命力的大小，关键就是看命门的阳气是否充足。摆这个姿势，就是为了更有利于肾阳气的充足。此操补肾的作用比较明显。

（2）混元卧。和还阳卧一样，摆出仰卧的姿势，两只脚心相对，双腿呈环形，两只手重叠或交叉，轻轻地放在头上，手心对着头顶的百会穴（两个大拇指分别朝下，按住两只耳郭，四指朝上，按住头顶，两个中指所触摸到的头顶部位，便是百会）。这个姿势既能补肾气，又可放松头部，对失眠、神经衰弱有较好的治疗效果。上面两臂成一个圈，可以使肾气不往生殖器上走，而是拉到中脘（脐上4寸）的深处；下面两腿围成一个圈，有利于周身的气血沿着腿循环到身体各处。

还阳卧与混元卧补肾的作用强，容易出现性兴奋。一旦出现这种情况，要宁心定意，不要让肾气化为浊精跑掉。通常，可以采取吸气、用舌头抵上腭、提肛及闭目、憋气的方式解除心乱。躺卧补肾操，除了还精补肾，还可补脑。以上这几种混合操，可视自己的情况自选1～2种练习，如果不适合自己，且效果不明显，可改练另一种。

常扎马步强壮腰肾

提起扎马步我们并不陌生，它是中国武术许多门派的基本功，是练习武术最基本的桩步，因此有"入门先站三年桩""要学打先扎马"的说法。中国武术之所以要练习马步，主要是为了调节"精、气、神"，完成对气血的调节、精神的修养的训练，锻炼对意念和意识的控制。

除此，蹲马步对强壮腰身也有很大的作用。在蹲马步的时候，常常要求凝神静气，呼吸自然，要蹲得深、平、稳，以练习喉、胸、肾等器官，并使腹部肌肉缩进，腿部肌肉紧张，达到全身性的综合训练。这种桩功，由于是长时间的静功，所以对于人体全身各器官而言是很好的锻炼，通过这样的锻炼能够有效地提升在剧烈运动时人体的反应能力。

具体做法如下：

两腿平行开立，两脚间距离三个脚掌的长度，然后下蹲，脚尖平行向前，两膝向外撑，膝盖不能超过脚尖，大腿与地面平行，同时胯向前内收，两手环抱胸前。

日常养肾保健操

一个人身体是否健壮，与肾的强弱有关。当寒冬到来时，人体需要有足够的能量和热量以御守，倘若肾功能虚弱，就会因"火力不足"而出现头晕、心慌、气短、腰膝酸软、乏力、小便失禁或尿闭等症状，这是肾阳虚。还有的人由于体内津液亏少，滋润、濡养等作用减退，临床表现为形体消瘦、腰膝酸软、眩晕耳鸣、口燥咽干、潮热颧红、盗汗、小便短黄等，此为肾阴虚。

养肾纠虚的方法很多：如多晒太阳，多食热量高和温补肾阳的食品，选服补肾的药品等。但从"生命在于运动"这一养生的基本理论出发，通过运动养肾纠虚，是值得提倡的积极措施。这里，向读者介绍几种有助于养肾纠虚又简单易学的运动方法。

1. 腰部按摩操

（1）两手掌对搓至手心热后，分别放至腰部，手掌朝向皮肤，上下按摩腰部，至有热感为止。可早、晚各 1 遍，每遍约 200 次。此运动可补肾纳气。

（2）两手握拳，手臂往后，用两拇指的掌关节突出部位按摩腰眼，向内做环形旋转按摩，逐渐用力，以出现酸胀感为好，持续按摩 10 分钟左右。早、中、晚各 1 次。腰为肾之府，常做腰眼按摩，可防治中老年人因肾亏所致的腰肌劳损、腰酸背痛等。

2. 强肾健身操

（1）端坐，两腿自然分开，与肩同宽，双手屈肘侧举，手指伸向上，与两耳平。然后，双手上举，以两肋部感觉有所牵动为度，随后复原。可连续做 3～5 次为一遍，每日可酌情做 3～5 遍。做动作前，全身宜放松：双手上举时吸气，复原时呼气，且力不宜过大、过猛。此动作可活动筋骨、畅达经脉，同时使气归于丹田，适用于年老、体弱、气短者。

（2）端坐，左臂屈肘放两腿上，右臂屈肘，手掌向上，做抛物动作 3～5 遍。做抛物动作时，手向上空抛，动作可略快，手上抛时吸气，复原时呼气。此动作的作用与第一动作相同。

（3）端坐，两腿自然下垂，先缓缓左右转动身体 3～5 次。然后，两脚向前摆动十余次，可根据个人体力，酌情增减。做动作时全身放松，动作要自然、缓和。转动身体时，躯干要保持正直，不宜俯仰。此动作可活动腰膝，益肾强腰。常练此动作，腰、膝得以锻炼，对肾有益。

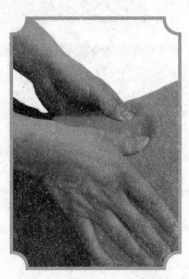

（4）端坐，松开腰带，宽衣，将双手搓热，置于腰间，上下搓磨，直至腰部感觉发热为止。此法可温肾健腰。腰部有督脉之命门穴，以及足太阳膀胱经的肾俞、气海俞、大肠俞等穴，搓后感觉全身发热，具有温肾强腰、舒筋活血等作用。

（5）双脚并拢，两手交叉上举过头，然后弯腰，双手触地，继而下蹲，双手抱膝，默念"吹"但不发出声音。可连续做十余遍。

常练上述功法，有补肾、固精、壮腰膝、通经络的作用。

办公桌前的补肾健身操

都市白领一般都待在办公室里工作，许多人经常久坐不起，导致自己的身体处于亚健康状态。腰膝酸软、背部酸痛，都是白领们的通病。办公室白领久坐还容易阻碍阳气的生发，中医认为，阳气发源在肾，因为肾主管生殖功能，是生命活动的原动力，肾又是贮藏营养精华的脏器，所谓"肾藏精"就是说肾是机体营养的供给者。从这个意义上说，肾脏是生命的根本。一个人身体是否健壮，与肾的强弱有关。

当寒冬到来时，人体需要有足够的热量以御寒，倘若肾功能虚弱，自然就会出现"火力不足"，甚至出现头晕心慌、气短、腰膝酸软、乏力、小便失禁或尿闭等症状。上面说的是肾阳虚，还有的由于体内津液精血等阴液亏少而无以制阳，滋润、濡养等作用减退，临床表现为形体消瘦，腰膝酸软、眩晕耳鸣、口燥咽干、潮热颧红、盗汗、小便短黄等。

办公室补肾健身操特别适合长期在办公室工作没时间锻炼的人士，可借助办公室的椅子、办公桌等作为道具帮助练习。办公室补肾操的动作速度比较舒缓，节奏较慢，对柔韧性要求相对不高，适合都市白领轻松减压，同时增加肌肉力量和韧性。这组练习大约用 30 分钟就可以完成，时间可以由自己来定。可以在工作间隙时进行，也可以在工作中途休息时来做，具体动作如下：

（1）端坐，将双手搓热，置于腰间，上下搓磨，直至腰部感觉发热为止。此法可强肾健腰，腰部有督脉之命门穴，以及足太阳膀胱经的肾俞、气海俞、大肠俞等穴，搓后感觉全身发热，具有温肾强腰、舒筋活血等作用。

（2）双脚并拢，两手交叉上举过头，然后弯腰，双手触地，继而下蹲，双手抱腰，默念"吹"字音，不发出声音。如此，可连续做十余数，冬天多练，可固肾气。

常练上述功法，会有补肾、固精、益气、壮腰膝、通经络的作用，对肾经及膀胱的疾病如腰酸、膝部酸软无力、阳痿、遗精、带下、气虚、头晕等，均有调理及康复作用。

光脚走路也能健肾

这是和散步相似的一种健肾强肾方法，不同的是患者需光着脚，在一段铺有鹅卵石的小径上行走。这种方法能有效地按摩肾病患者的足底，促进全身尤其是肾脏的血液循环。

脚底有肾脏的对应反射区，对其进行按摩，能起到补肾养肾的功效。同时，脚底的涌泉穴是人体足少阴肾经的终点，刺激它即可刺激肾脏细胞，激发人体的内在活力，加强对内脏器官尤其是肾脏的滋养，从而起到调理肾脏的作用。

如果将这种运动和倒行健身结合起来，能更好地带动肾脏运动。倒走时需腰身挺直或略后仰，腹肌绷紧，脊椎、腰背肌、腹肌都承受了比平时更大的力，使向前行走得不到充分活动的脊椎、背肌和腹肌也动了起来，有利于调气活血，增强肾脏活力。

 ## 走猫步有益健肾

医学研究发现，经常走猫步不仅可以强身健体、缓解心理压力，还可以增强男性肾功能。

男性每天坚持走猫步，可使阴部肌肉保持张力，还能改善盆腔的血液循环。走猫步的时候会形成一定幅度的扭胯动作，这对人体会阴部能起到挤压和按摩作用。会阴部有一个会阴穴，此穴位是任、督二脉的交汇点。按压会阴穴不仅可以改善泌尿系统，还可以祛病强身。对于男性来说，走猫步可以预防和减轻前列腺症状；对于女性而言，走猫步则可以减轻盆腔充血、缓解腹部下坠等。

 ## "倒行逆施"养肾运动

倒行逆施又被称为到退步行，这是一种新兴的健身法，好处在于：倒走需要身挺直或略后仰，这样脊椎和腰背肌将承受比平时更大的力，使向前行走得不到充分活动的脊椎和背肌得到锻炼，有利于气血调畅。

整日伏案工作或学习的人，采用这种方法能有效地消除疲劳和腰背酸痛。有研究表明，中老年慢性腰背痛患者，每次倒走后会感到腰部舒适轻松，长期坚持做对腰痛有明显治疗作用。青少年正值生长发育期，采用倒走也有益于躯干发育，减少驼背的发生率。这些好处也恰恰改善了因肾虚所引起的诸多腰腿疾患，从而具有补肾健体的作用。

我们在倒退步行时，双腿要用力挺直，膝盖不能弯曲，这就增加了膝关节、股肌承受重力的强度，从而会使膝关节周围的肌肉、韧带、股肌都得到锻炼。因退走脚尖是虚着地，主要靠踝关节和足跟骨用力，又使这些相应部位的功能得到了锻炼。

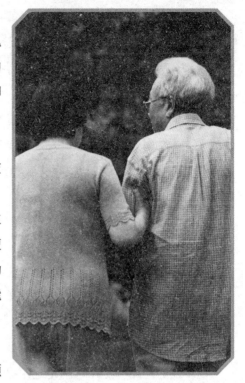

倒走时，要留意运动方向，因而对空间和知觉的感知能力将得到锻炼而增强；还要掌握平衡，以防摔倒，因而将会使主管平衡作用的小脑也受到积极的锻炼，使小脑调节肌肉紧张度及协调随意运动等功能得到增强，从而有利于提高人的反应能力。

此外，后退行走时，动作频率较慢，可自行调节步伐，体力消耗也不大，这项活动很适合那些不宜做剧烈运动的人采用，如体弱者、冠心病及高血压患者等。如果在其他运动完毕后再后退走还有助于调节心情和促使身体疲劳的自然恢复。

我们在倒着走时还可以两臂前后自由摆动，使走动起来有关节圆润、全身轻松如松绑的快感。这样的运动方式能使腰椎、踝关节、膝关节周围的肌肉、韧带等得到锻炼，促进血液循环，防治腰腿痛的作用。倒退行走固然很好，但仍要注意以下几点：

（1）要绷直膝盖，双手握拳并轻轻捶打腰背部，或双手扶住腰。

（2）速度不要太快，而且不要频繁回头看。一般每天走4～5次，每次走150步左右。只要坚持半个月，腰痛的症状就会大幅减轻。

（3）人多车多的地方、高低不平的路上不宜行走，以免摔倒，尤其老年人更应注意安全。

踮脚尖，强肾法宝

具体方法是：双足并拢着地，用力抬起脚跟，然后放松，重复 20～30 次。

别看方法简单，可健身效果不错。踮起脚尖时，双侧小腿后部肌肉每次收缩时挤压出的血液量，大致相当于心脏脉搏排血量。所以，当你下棋、打牌、玩电脑或久立不动时，最好 1 小时左右做 1 次踮脚运动，可使下肢血液回流顺畅。而且踮脚运动还可以活动四肢和头脑，消除长时间用脑集中及突然站立而导致的眼前发黑、头脑发晕的毛病。

另外，解小便虽是小事，也不可掉以轻心。男性踮起脚尖小便，则可起到强肾的作用，因而能连带达到强精助性的效果。女性坐蹲的同时，把第一脚趾和第二脚趾用力着地，踮一踮，抖一抖，也可起到补肾利尿的效果。倘若能在一天内做上五六次这样的踮脚尖运动，连续 1～6 个月，便能达到很好的强精又健身的作用。同时亦可缓解因长时间站立而导致的足跟痛。若患有慢性前列腺炎及前列腺肥大，小便时踮脚亦有尿畅之感。

还要说的是踮脚走路，就是足跟提起完全用足尖走路，行走百步，可以锻炼屈肌。从经络角度看，还有利于通畅足三阴经。足跟走路就是把足尖跷起来，用足跟走路，这样是练小腿前侧的伸肌，行百步，可以疏通足三阳经。两者交替进行可以祛病强身。当然，老年人则应注意安全，以免站立不稳而摔倒。患有较严重的骨质疏松症的人最好不做。

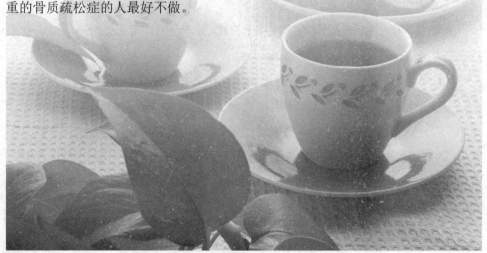

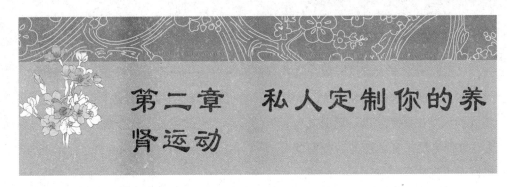

第二章　私人定制你的养肾运动

 老年人养肾简易操

老年人脏器老化，阳气衰弱，如能防止背部受寒，可帮助老年人安全地度过严冬。对一些患有心脑血管病、风湿性关节炎、支气管炎、哮喘、过敏性鼻炎、胃及十二指肠溃疡病的老年人来说，尤其要注意背部保暖。

应该更为主动地对背部经络进行"刺激"，从而有益于气血运行和血脉流畅，滋养全身器官，达到强身健体的目的。下面就介绍两种简单易操作的背部刺激养肾法。

（1）捶背。可请家人或浴室的搓背师帮助。操作者手呈半握拳状，用掌根、掌侧拍打或叩击背部。动作尽可能地和谐，力量要均匀、缓和，以能耐受并感到舒适为度。每分钟可叩击或拍打 60～80 次，每次 10～15 分钟，每日 1～2 次。

（2）擦背。可请家人或浴室的搓背师帮助。操作者五指并拢，用手指及掌在背部正中及脊柱两侧反复上下揉擦。开始时间不宜过长，以后逐渐延长时间，以皮肤发热、自我感觉舒服为度。可于每天晨起和睡前各做一次，注意不要用力过猛，以免损伤皮肤。

无论捶背或擦背，都能达到让背部常暖的目的。天长日久，还可预防感冒和便秘，也可辅助治疗腰背酸痛、胸腹闷胀等多种慢性疾病。当然，冬季天冷，在做背部保健活动时，一定要注意对其他部位的保暖，千万不能"暖了脊背，冻了全身"。

老年期养肾防衰老运动

《素问·上古天真论》曰："八八，则齿发去……今五藏皆衰，筋骨解堕，天癸尽矣。故发鬓白，身体重，行步不争，而无子耳。"意思是说，64岁的男人，牙齿和头发都逐渐脱落，此时随着肾气的衰竭，五藏也都已经衰弱，筋骨变得无力，维护男性生育功能的天癸也衰竭，所以男人此时会出现发鬓变白，行动无力，也没有了生殖能力。

人们有时会将64岁后的男性称为"小老头"，很多人发现人在年老之后，个子也会变矮。其实，这也与肾气的衰竭有关。《黄帝内经》讲"肾主骨"，肾气如果都衰竭了，骨骼必然也会因为失去滋养而变得脆弱易断。骨骼失去了支撑力，容易弯曲，所以人老之后就会容易驼背、直不起腰。

老年人的身体素质也比较差，很容易生病。有的人病程很长，需要经常吃药，或者同时患有几种病症。中医认为"久病及肾"，长时间的生病会消耗肾精，加速衰老。因此，久病的人更要注意养肾。

现在为大家介绍一套健身操，能使经脉气血流通畅顺，对养生很有帮助。这套操虽然只有简单的8节运动，但从上至下，举手投足，能运动全身各部关节，尤其适合老年人锻炼。"八八"老人可以在每天7时起床后，坚持做这套养生操，持之以恒受益很大。具体方法如下：

第一节，按摩洗脸。即所谓的"干浴面"，用手指及手掌摩洗脸部，特别是鼻翼两旁的迎香、眉梁，以及双脸颊。

第二节，叩齿吞津。有规律地上下叩击牙齿，将蓄积的唾液咽下，叩齿能坚固牙齿，吞津能滋养内脏。

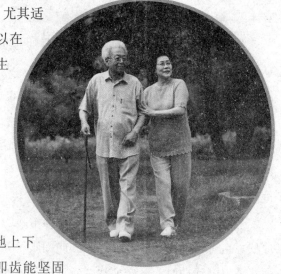

第三节，运动眼球。远近上下左右多方位都要到位。

第四节，握拳振臂。双手握拳，左右臂轮换向上向后伸展扩胸，挥拳抡出时要有爆发力。

第五节，双臂弧圈抡圆。起势为双手撮指虚握，在脐前相对，然后将双臂悬肘沿着胸线缓缓上提，直达眉心，然后左右分开，展臂再回到起点，重点在于运臂、提肩、上移要屏气运动。这一节动作有利于改善肩臂关节粘连，即伤科所谓的"五十肩"。

第六节，插手扭腰。要点是双手叉腰双脚合并，腰部摆浪抡圆，连同膝关节，幅度要大。

第七节，弯腰俯仰。要点是双脚并拢，前俯时弯腰，双臂下垂，指尖触地；后仰时双臂上举，上身尽量朝后仰，腰部尽量往前挺。

第八节，左右弹踢腿。要点是要有爆发力。

 ## 老年肾病患者如何运动

运动疗法是肾病的基本治疗方法之一。适当的体育锻炼不但有利于控制患者病情，还能有效防治其并发症。特别是老年肾病患者，常伴有一种或多种并发症，更应该进行适当的体育锻炼。

老年肾病患者各器官顺应性变差，反应能力下降，并发症也逐渐显现，所以在运动时应选择强度小、舒缓的运动方式，如散步等。患者在运动前应做热身运动，避免进行长时间、剧烈的运动，否则会使血压升高，诱发心绞痛甚至心肌梗塞或脑梗死等。患者运动时动作应轻缓，以免发生碰伤、扭伤等意外。患者运动过程中出现头晕眼花、心悸、疲惫等症状，应逐渐停止运动，严重者应立即到医院诊治。

肾炎患者运动的原则

体育运动对于肾炎患者格外重要。积极参加体育锻炼是预防肾炎复发的有效措施，经常参加打球、跑步、游泳等活动可以促进新陈代谢，加速有害物质的排泄。体育锻炼对肾脏的积极作用一般表现在两个方面，第一是增强肾脏的排泄能力。运动过程中肾脏排尿素、尿肌酐等会增加，为了保持身体内环境的稳定，肾脏就必须加速排泄乳酸和脂肪代谢物质，从而保证运动能力。第二增强肾脏重吸收的能力。运动的时候排汗增加，身体内的水分减少，为了保持水分和盐分，肾脏就会增加对这些物质的重吸收。

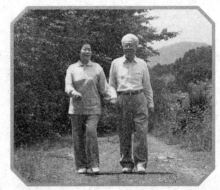

肾炎分急性、慢性两大类。急性患者在发病后几个星期应该注意休息，在症状稳定好转的时候再开始适当的活动。长期卧床或极少活动会使全身各器官功能衰退，进一步削弱抵抗力，所以一味休息不是好办法。刚刚开始锻炼的时候宜先做短时间的散步，练习呼吸体操并伸展四肢，做些简单的体操，等身体状况进一步好转以后再练习太极拳、适当慢跑或长时间地散步，也可以打乒乓球、羽毛球。

锻炼量是否合适，可以根据自我感觉、尿化验等来判断，如果锻炼后感觉良好，疲劳感在几小时内消失，尿化验蛋白量和红细胞只有稍微的增多或保持原样，这说明锻炼效果是好的，可以继续进行，否则就要适当减少运动量。

肾炎患者康复以后可以进行运动量比较大的体育活动，但是注意在痊愈后1年之内不宜参加长跑等运动剧烈的体育比赛，以免过度劳累引起肾炎复发。

慢性肾炎患者一般以参加医疗体育锻炼为主，病情稳定的可以进行散步、做广播操、打太极拳等活动。慢性肾炎患者不要参加体育比赛，运动量要在医生的指导下严格控制。

❀ 慢性肾炎患者的运动

慢性肾炎患者应以耐力运动和适量的肌力锻炼为主。如走路、慢跑、太极拳、各种健身操以及中等强度的羽毛球、网球和乒乓球运动。

慢性肾炎患者所适合的运动强度应该是中等偏小，即运动时的心率达至每分钟 110 次为宜，运动时间应控制在 20～30 分钟。

慢性肾炎患者运动前应做 5～10 分钟准备活动。运动可以有两种方式：一是持续性运动。以慢跑为例，当活动后心率达到 105～110 次 / 分时，持续进行 10～15 分即可。另一种是间断性运动。可选 2～3 个项目为一组，例如选练拉力器或打太极拳，每一项练 3～5 分钟，中间休息 2～3 分钟，总时间不宜超过 20 分钟。

多囊肾患者如何进行运动

单个囊肿直径大小 40 毫米以下的患者锻炼时一般没有什么大的妨碍，此时大多数患者的囊肿虽然已经有轻微的互压，但囊肿之间相互压力还不是特别大，做一些安全性比较高的运动还是可以的，但不能参与一些碰撞性的运动，如打篮球、踢足球。平时一些轻柔的锻炼，如太极拳等，不会影响到肾脏。

单个囊肿直径大小在 40 毫米以上的患者，此时囊肿已经产生相当大的压力，剧烈运动往往会使囊肿破裂，因此在工作和生活中更要注意，避免碰撞肾部。

对于曾经出现过血尿的患者来说，平时的活动更要注意安全，因为此时囊肿更加容易破裂，为了避免血尿再次产生，平时尽量做些弯腰角度小、颠簸轻的运动，平时坐也尽量坐与膝盖差不多高的座位。晨练以散步或小跑为主。

糖尿病性肾病患者应谨慎运动

并不是所有肾病患者都适合进行运动疗法，重症肾病患者就不宜进行体育锻炼。除了重症肾病患者，以下几类肾病患者也不宜采用运动疗法。

伴有严重高血压、缺血性心脏病的肾病患者不应进行体育锻炼，因为运动会加重患者心脏负担，很有可能诱发心绞痛甚至是心肌梗塞；糖尿病性肾病患者不宜进行较剧烈的体育运动，如果这类患者出现足部溃疡、间歇性跛行、下肢动脉血管闭塞等症状应停止运动，以免增加下肢负担，造成新的损伤；糖尿病性肾病患者容易并发眼病，应避免过量或剧烈运动，因为这类肾病患者在运动后往往会出现眼底出血症状，严重者还会造成大出血，导致失明。

 ## 肾病综合征患者的休息与运动

肾病综合征患者应以卧床休息为主。卧床可增加肾血流量，有利于利尿，并减少对外界接触以防交叉感染，但应保持适度床上及床旁活动，以防止肢体血栓形成。

当肾病综合征缓解后可逐步增加活动，这有利于减少并发症，降低血脂，但应尽量到空气清新之处，避免到空气污浊的公共场合，同时在活动时要避免皮肤损伤，以免引起感染而加重病情。如活动后尿蛋白增加则应酌情减少活动。

慢性肾病如何运动与静养

调查发现，很多患者在他人的关爱下，理所当然地过着饭来张口、衣来伸手的舒适生活。因为太多人觉得肾病是需要静养的。那么，这种关爱正确吗？

运动与休息是人们生活的主要方式。可以说"一张"、"一弛"才保证了生命的活力。但是，对于一些特殊的人群，例如慢性肾炎患者，怎样的运动与休息才能有利于身体的康复呢？

事实上，当一个人患了慢性肾病时，他就处在了一个特殊的"保护伞"之下，不但自己格外关照自己，他人也给予了极大的关爱，而关爱的主要表现形式就是整天静卧于病榻之上，不但自己不敢活动，就是稍事活动，别人也会提出告诫。

人的生命只有一次。在人的一生中，身体的健康，生命的长寿是让人最感惬意的事。虽说"生命在于运动"，但对于肾病患者的运动来说，就不那么容易了，不但要有顽强的意志，还要与运动中的疼痛和不适做坚强的斗争。所以对于普通人来说，肾病患者是值得敬佩和学习的。据调查，很多肾病患者虽然知道运动的好处，但是最担心的还是运动会不会加重病情，如果加重了病情，患者自然对对运动"望而生畏"。

从医生的角度来说，这种担心是有道理的。例如，肾病患者的蛋白尿、镜下血尿以及下肢水肿都有可能因为运动锻炼而暂时加重。尤其是有些蛋白尿患者往往是在运动后出现蛋白尿，而在卧床休息时完全正常。正确的方法是以积极的态度进行治疗，进行适度的运动锻炼来配合治疗，以促进身体的早日康复。

肾病患者的运动是要讲究科学的。少则不行，过则有害，恰到好处的运动正是人们需要掌握的运动技巧。

人类在与疾病做斗争中，发现了许多有益于身心健康的运动方式，有一种简单易行的运动方法——徒手行进法，是我们向疾病"宣战"的最好运动方式。所谓的"徒手行进法"，其实就是走路，是我们再熟悉不过的事情。

肾结石患者如何运动

要循序渐进，量力而行，不可运动过度、过于疲劳。运动时要由易到难、由简到繁、由慢到快。

跳跃的频率和颠簸的高度，必然受到关节缓冲的影响。运动时要注意自我观察，注意对主观感觉进行分析，注意运动前后的脉搏和呼吸，以便随时调整运动量。

应尽量考虑到输尿管的生理作用，输尿管一般每分钟蠕动 2 ～ 8 次，每次持续 4 秒左右，运动时应将运动所产生的冲击力与输尿管的蠕动结合，可以产生叠加的效果。

注意保暖，不宜起得过早，尤其是在冬季天气寒冷时，以免血压升高。

要让平日的饮食含有足够的水分，运动中失去的水分不宜过分集中地补充，要采取少量、多次补充的办法。一般运动前喝水 300 ～ 500 毫升，在运动之后可少量地喝一些淡盐水。

运动时遇下列情况宜暂时中止锻炼：肾绞痛发作、出现明显血尿；安静时脉搏达 >100 次 / 分或出现严重的心律失常；运动时出现头晕、胸闷、呼吸困难、发绀。

肾结石患者的健美操运动

（1）踏步。大腿抬平，小腿自然下垂，落地时用前脚掌过渡到全脚掌，双臂前后自然摆动，身体保持自然。

（2）开合跳。跳起分开落地，髋部、脚尖外开，膝关节在同方向弯曲。蹬地还原时，脚跟并拢，膝缓冲。动作要起伏、连贯，有弹性。

（3）弹踢腿跳。动力腿屈膝后伸，两膝之间要靠拢，前弹时不要过分用力，膝关节、髋关节运动伸展要有控制，然后换另腿做。

（4）后踢腿跳。一腿屈膝后摆，髋和膝在一条线上。跑跳过程中，膝、踝关节充分缓冲，手臂可自然摆动。

（5）抬腿跳。膝抬起，大腿平行地面，小腿垂直于地面，脚面绷直，落地由脚尖过渡到脚跟。两腿交替进行。跳起时，脚离地，身体保持自然。

（6）踢腿跳。一腿前踢，腿要抬平或更高，膝盖伸直，收腹立腰。落地还原到位，两腿交替进行。

（7）弓步跳。一腿后摆由脚尖过渡到前脚掌（脚后跟不要着地），脚尖方向向前。身体稍前倾，立腰收腹，还原时屈膝缓冲。换另一条腿做，方向相反。

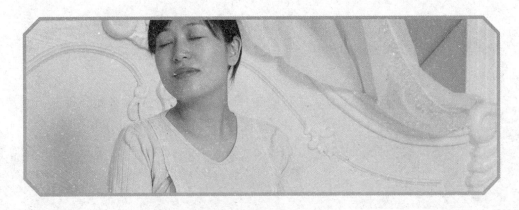

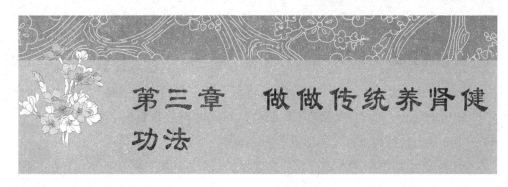

第三章　做做传统养肾健功法

 益肾固精功

这里还有一种益肾固精功，它具有操作简单、效果突出等特点。现介绍如下，供大家参考、选用。

1. 吹字功

方法：吹字功可选在每天早晨起床之后或每天的晚餐之前进行。先用力吸气，将口腔内鼓满气后，再用力地吹出去。如此连续吹 20 下，每天 2 次，也可根据各人的体质增减次数。

作用：常做吹字功，能促进体内血液循环，加快体内包括肾在内各脏器的新陈代谢，给脏器提供充足的营养。因此，吹字功具有强身补肾的功效，特别是对于由肾虚引起的腰膝酸软、盗汗遗精、阳痿、子宫虚寒等疾病，有一定的防治作用。

2. 攥拳怒目增气功

方法：攥拳怒目增气功可选在每天的早、晚进行。紧攥双拳，再睁大眼睛；然后放松拳头，闭上眼睛；再紧攥拳头，同时睁大眼睛；又闭上眼睛，放松拳头。如此反复进行约 10 次，也可根根各人的体质情况进行增减。需要注意的是，攥拳和睁眼的时间要长些，尽量将眼睛睁到最大，将拳头攥到最紧。

作用：常做攥拳怒目增气功，不但可以疏肝理气，还能增强肝的藏血、疏泄功能，特别是对于因肾虚引起的肝脏疾病，有较好的疗效。

3. 收肛肌法

方法：坐在椅子上，或站立一处，将意念集中在丹田。当吸气时，用力地收缩肛门的肌肉，或者收缩阴部的肌肉，呼气时则放松肌肉。如此反复进行50～100次。也可根据各人的体质适当地增减次数。

作用：常做收肛肌法，不但有补肾固精的作用，还可以防止性功能衰退，特别是对于由肾虚引起的早泄、遗精等症，有较好的治疗作用。

4. 固精功

方法：坐于床上或者沙发上，两腿尽量往前伸直、并拢，让脚尖朝上，两臂屈肘，两手紧握拳头，放在两肋，两肘用力地往背后伸，前臂则紧紧地贴在肋下。然后将两只拳头松开，将手臂往上举，并沿着前胸和头的两侧用力地往上托举，直到将两肘伸直为止，两手的指尖相对，掌心向上，再仰头用眼睛看着手背，与此同时，再收腹、提肛。接下来，需要低头、弯腰、前俯，并让两手自然地下落，手指握住脚趾头，此时，两膝还弯曲，但需要松腹、松肛，让两手经过腿的前部，然后自然地收回，手握紧拳头放在两肋之间。这样反复地练习10次左右，在每天早、晚时间进行。

作用：常练此功，有补肾固精作用，还能治疗因肾虚引起的遗精、早泄等症。

抖肾健功法

人过中年，肾虚是比较正常的，还有那些长期从事脑力劳动的人，出现肾气虚弱的现象也很常见，如失眠、疲劳、易感冒等，这都是肾气消耗过多引起的。这些人的日常养生，除了要注意休息，建议大家经常抖抖肾。

所谓抖肾，就是用抖动的方式来刺激肾俞穴。具体做法是：双手握拳，拳心虚空，贴在肾俞位置（平时大家说的后腰，腰眼部位）后，轻轻跳动，脚尖不离地，就是双脚轻微踮起的感觉。这时双拳也不动，全身随着身体抖动，感觉到腰部轻微发热为止。

　　同时，在抖肾的过程中，膝关节在抖动时带动了全身的抖动，仝身的关节都得到了活动，特别是脊椎部位，所以对伏案工作的人放松脊椎、养护腰椎很有好处。

　　这个方法最大的功效是鼓动肾气，短时间内使人体阳气生发起来。长期从事脑力劳动的人都缺乏运动，导致人体阴气过盛，阳气相对不足，于是就会产生乏力、疲劳、健忘等症状，因此，抖肾法很适合现在从事脑力劳动的人，每次抖三五分钟，就可以缓解 1 小时连续劳动的疲劳。当然，对于中老年人养生来说，这个方法也很适合，肾气衰了，按摩肾俞有直接补肾的功效。

　　在过去，这种运动被誉为中医里的金匮肾气丸，有温补肾阳的功效，是很有效的补肾方法。对肾虚、慢性腰肌劳损、腰间盘突出的患者非常有用。有膝关节损伤的朋友，可能无法进行抖肾运动，那就用擦肾代替抖肾。即将两手搓热后，用掌心上下摩擦腰背肾俞穴周围的区域，每次都要搓至该区域发热，也有类似养生的作用。

摩耳健肾法

　　肾开窍于耳，耳朵里面的孔窍是肾气的代表，所以这是肾的一个外现。也就是说，如果我们经常按摩耳朵，就会起到很好的健肾作用。按摩耳部的穴位，能够疏通经络气血，调整脏腑的功能。另外，按摩耳朵，还具有提神，醒脑，聪耳，增强记忆力，缓解疲劳的作用。那怎么按摩效果最好呢？

　　（1）提拉耳朵。现代医学认为，提拉耳朵能刺激耳郭的末梢神经及微血管，使局部血液循环加快，并通过神经、体液的作用，对全身的生理活动起到一定的调节作用，同时还能改善神经内分泌功能。特别是耳与肾脏有密切的关系，常提拉耳朵能使"肾精充足"。其方法是双手食指放在耳屏内侧后，用食指、拇指提拉耳屏、耳垂，自内向外提拉，手法由轻到重，牵拉的力量以不感疼痛为宜，每次 3～5 分钟。此法可治头痛、头昏、神经衰弱、耳鸣等疾病。

（2）搓耳。握住双耳廓，先从前向后搓 49 次，再从后向前搓 49 次，以耳郭皮肤略有潮红、局部稍有烘热感为宜。每天早、晚各进行 1 次。搓过双耳后会有一种神志清爽、容光焕发的感觉。

（3）双手扫耳。用双手把耳朵由后向前扫，这时会听到"嚓嚓"的声音。每次 20～30 下，每天数次。

（4）搓弹双耳法。双手轻捏两耳垂，再搓摩至发红发热。然后揪住耳垂往下拉，再放手让耳垂弹回。每天 2～3 次，每次 20 下为宜。

（5）按摩听闻穴。首先，掌心向后，用中指插进耳朵孔里，塞进去以后，手指在里面转 180°，让掌心向前，然后让手指轻轻地在里边蠕动，要注意，轻轻地蠕动，就像小虫子一样在里面轻轻地动，按摩二三十秒后，突然将手指向前外方猛地拔出来，最好能听见响。这就是完整的按摩听闻穴的一个方法。如果你的手指插进耳朵里去以后，觉得指尖有一种黏着感，有吸力的话，这是湿气太盛的一种感觉，按摩完了以后，猛地将手指拔出来即可。

这里特别提醒一下：做任何动作都要以"不受伤"为原则，就是说动作要轻、要柔、要缓，指甲也一定要剪得很干净，然后用指尖轻轻地按摩耳朵里边的听闻穴，千万不要伤到耳朵。

打坐健肾功

打坐又称盘坐、静坐。我国传统的打坐养生功法最早可追溯到黄帝时代，据《庄子》一书记载，黄帝曾向名叫广成子的人询问、学长寿之道，广成子说："无视无听，抱神以静，形将自正。必静必清，无劳汝形。无摇汝精，无思虑营营，乃可以长生。目无所视，耳无所闻，心无所知，汝神将守汝形，形乃长生。"打坐有助于调节身体的气血运行，所以很多人都用其来调养身体。

经常练习打坐能清净我们的思想，思想净了，欲望少了，就有助于保精固肾。

金元名医朱丹溪在《格致余论》里强调说"心动则相火亦动，动则精自走，所以圣贤只是教人收心养心，其旨深矣。……善养生者，亦宜暂远帷幕，各自珍重，保全天和。"这句话的意思是说，如果人的淫心欲念妄动，则肾中相火因而煽动，相火动则精可自泄……所以，圣贤教人收敛淫心，善养心神。

在古代有很多人就是通过这个办法来延年益寿的。南宋时期的爱国诗人陆游命终时85岁，他年轻时修道学禅也常习打坐，所以直至晚年身体都十分健壮并且头脑灵活。

说了这么多，那么该怎么打坐呢？下面来看看打坐的姿势。打坐最好是盘腿姿势，松盘、单盘、双盘都可以。双手虎口相交（男性左手在上、女性右手在上）放在肚脐上，也可以自然放在腿上或其他任何自己认为舒服的地方，但放在肚脐上健身效果比较好。头正颈直，腋下悬空，放松全身。打坐最重要的一点就是学会放松，从头到脚对全身的每一个部位都要进行彻底放松。打坐的时候什么都不要想，争取让自己进入一种无意识的状态。

打坐一定要在封闭环境中，不能吹风，打坐前半小时和打坐后半小时也不能洗手，以防腿脚受寒，患上关节炎。

养肾按膝静坐法

对于身体比较虚弱的肾病患者来说，经常做手按膝部静坐法，可以有效缓解体虚气短症状，有利于肾病患者上下相通、阴阳平衡。

静坐可以使患者集中注意力、心定气和，不但能祛病强身，还能增强肾功能，维持身体的阴阳平衡。患者在练习静坐时要保持上身自然端正，盘坐于垫子上，双手放在膝部，也可将左掌放在右掌上面，两拇指相对，放在腹部肚脐之下。患者除了可以盘坐外，还可以采用平坐的方法练习，身体端坐稳坐在凳子上，两腿自然分开，与肩同宽，膝关节弯曲呈直角，双脚平行着地，脚底踏平。

手按膝部静坐法，是医疗保健的重要方法之一。它可借助手心劳宫穴的热度，促使膝部经脉温暖畅通，并使热量传至足部的涌泉穴。如此循环调息、调心，可促进肾脏运动。

养肾也可练练瑜伽

瑜伽这个词，是从印度梵语演变而来的。它的意思是"一致""结合"或"和谐"。瑜伽是一个非常古老的能量意识修炼方法，是通过提升意识，帮助人们充分发挥潜能的哲学体系及其指导下的运动体系。

近年来，在世界多个不同地方流行的瑜伽不只是一套流行的健身运动这么简单。有规律的瑜伽练习有助于消除心理紧张、疏忽身体健康问题或提早衰老而造成的体能下降。长期练习瑜伽姿势、调息法及放松法还可以起到预防疾病的作用。因为瑜伽练习中有好多体位法不仅可以促进新陈代谢，加速有害物质的排泄，还能有效地按摩与保养我们的肾脏。

1. 练习瑜伽对肾脏的积极作用

促使肾脏的排泄能力加强。在练习瑜伽的过程中，肾脏排泄代谢的废物像尿素、尿肌酐等就会增加，为了保持身体内环境的稳定，肾脏就必须加速排泄乳酸和脂肪代谢物质，从而保证运动能力。

增强肾脏重吸收的能力。练习瑜伽时排汗量会增加，身体内的水分就会减少，为了保持水分和盐分，肾脏就会增加对这些物质的重吸收。

2. 瑜伽体式

能起到护肾作用的瑜伽体式有蛇式、弓式、双腿背部伸展式等。只要是把身体向前或是向后用力拉伸的体位法，都能刺激肝、肾。

（1）蛇式。面朝下趴在地板上，用两手的力量把上半身撑起来，此时两手的手肘不要打死，两肩则放松地拉长着，把脊椎拉长后略向后仰。这个体式一方面可以压迫腹腔的内脏，另一方面可以通过深度的后仰压迫肾脏，刺激血液循环。

（2）弓式。俯卧在地面上，头抬向前方，将两手伸到后方抓住向上弯曲的两脚脚踝，再用腹部的力量把两手和两脚向天空拉长。这个动作的重点在于全身只有腹部留在地上，像只张满的弓，因此叫弓式。腹部用力向上抬高，能刺激后腰，刺激肾脏的活化功能。

（3）侧弯式。选择两膝并拢，或是两脚张开与肩同宽，甚至两脚交叉夹紧等不同方式站立，再把两手用力延展向天空后，将上半身平直地倒下，感觉从脚跟到手指尖像条钢丝似的延展开来。依各人柔软度不同，有的人可侧身倒下约30°，有的人则可达到45°，主要是感觉两侧拉长微微发热。这个体式会拉长和刺激肝与肾附近的肌肉，也拉长和挤压这些内脏，是最简单有效的护肾动作。

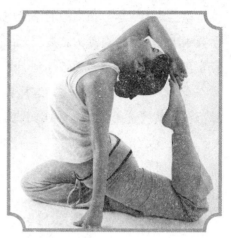

太极养肾健功法

太极拳是我国文化遗产中的瑰宝，它深受国内外群众欢迎。全国已有几千万人在练习打太极拳。美国、加拿大、澳大利亚、东南亚等各国也出现了太极拳热。

太极拳理论与我国"五经"之首的《周易》、道家阴阳学说、中医基础理论有密切的关系。太极拳的实质是调节人体阴阳均衡的运动，把自然界的五方、五时、五气、五化与人体的五脏、五味、五志等用阴阳五行运化机制有机地结合起来，形成了以五脏为主体，顺应五时、五气的人与自然界相对应的五个功能系统，达到阴阳协调中和，不治已病治未病，治养结合、以养为主的治病健身目的。

太极拳以"掤、捋、挤、按、采、挒、肘、靠、进、退、顾、盼、定"等为基本方法。它的特点为：以柔克刚，以静待动，以圆化直，以小胜大，以弱胜强。动作讲求徐缓舒畅，要求练拳时正腰，收腭、直背、垂肩，有飘然腾云的意境。同时，太极拳还很重视练气，所谓"气"，就是修炼人体自身的精神力，这是太极拳作为内家功夫的特点之一。

太极拳这种运动既自然又高雅，可亲身体会到音乐的韵律、哲学的内涵、美的造型、诗的意境。在高级的享受中，可以预防疾病，又可使身心健康。打太极拳要求宁静自然，可使大脑皮层一部分进入保护性抑制状态而得到休息。同时，打拳可以活跃情绪，对大脑起到调节作用，而且打得越是熟练，越要"先在心，后在身"，专心于引导动作。这样长期坚持，会使大脑功能得到恢复和改善，消除因神经系统紊乱引起的各种慢性病。

太极拳要求"气沉丹田"，有意地运用腹式呼吸，加大呼吸深度，因而有利于改善呼吸功能和血液循环。另外，通过轻松柔和的运动，可以使年老体弱的人经络舒畅，新陈代谢旺盛，体质、功能得到增强。

目前，很多科研部门对太极拳正在进行研究。通过从生理、生化、解剖、心理、力学等多学科的研究证明，太极拳对防治高血压、心脏病、肺病、肾病、肝炎、关节病、胃肠病、神经衰弱等慢性病有很好的疗效。

五禽戏也能补肾养肾

五禽戏是东汉名医华佗通过模仿虎、熊、鹿、猿、鸟（鹤）几种动物的神态动作，以保健强身的一种气功功法。通过神韵、形神、意气相随，内外合一，达到强肝益肾、疏通气血、活动筋骨、舒畅经络等目的。中医认为，五禽戏的五套动作：虎戏主肾、鹿戏主肝、熊戏主脾、猿戏主心、鸟戏主肺。在这里，我们仅介绍一下练习五禽戏的动作要领以及可固肾的虎戏的基本动作：

五禽戏和太极一样讲究"外动内静""动中求静""动静兼备""刚柔并济""内外兼修"。五禽戏锻炼要做到：全身放松，意守丹田，呼吸均匀，形神合一。练习五禽戏关键在一个模仿，五禽戏顾名思义就是模仿五种动物，因此，练虎戏时要表现出威武勇猛的神态，柔中有刚，刚中有柔；练鹿戏时要体现其静谧恬然之态；练熊戏时要在沉稳之中寓有轻灵，将其剽悍之性表现出来；练猿戏时要仿效猿敏捷灵活之性；练鸟戏时要表现其展翅凌云之势，方可形神兼备。练习五禽戏主要运用腰的力量，所以可活动腰肢关节，壮腰健肾，疏肝健脾，补益心肺，从而达到延年益寿的目的。

（1）虎戏。脚后跟靠拢成立正姿势，两臂自然下垂，两眼平视前方。

先来看左式：

两腿屈膝下蹲，重心移至右腿，左脚虚步，脚掌点地，靠于右脚内踝处，同时两手握拳提至腰两侧，拳心向上，眼看左前方。左脚向左前方斜进一步，右脚随之跟进半步，重心坐于右腿，左脚掌虚步点地，同时两拳沿胸部上抬，拳心向后，抬至口前两拳相对翻转变掌向前按出，高与胸齐，掌心向前，两掌虎口相对，眼看左手。

右式稍有不同，左脚向前迈出半步，右脚随之跟至左脚内踝处，重心坐于左腿，右脚掌虚步点地，两腿屈膝，同时两掌变拳撤至腰两侧，拳心向上，眼看右前方。与左式同，唯左右相反。如此反复左右虎扑，次数不限。

（2）鹿戏。身体自然直立，两臂自然下垂，两眼平视前方。右腿屈膝，身体后坐，左腿前伸，左膝微屈，左脚虚踏；左手前伸，左臂微屈，左手掌心向右，右手置于左肘内侧，右手掌心向左。两臂在身前同时逆时针方向旋转，左手绕环较右手大些，同时要注意腰胯、尾骶部的逆时针方向旋转，久而久之，过渡到以腰胯、尾骶部的旋转带动两臂的旋转。右式动作与左式相同，唯方向左右相反，绕环旋转方向亦有顺逆不同。

（3）熊戏。身体自然站立，两脚平行分开与肩同宽，双臂自然下垂，两眼平视前方。先右腿屈膝，身体微向右转，同时右肩向前下晃动、右臂亦随之下沉，左肩则向外舒展，左臂微屈上提。然后左腿屈膝，其余动作与上左右相反。如此反复晃动，次数不限。

（4）猿戏。脚跟靠拢成立正姿势，两臂自然下垂，两眼平视前方。两腿屈膝，左脚向前轻灵迈出，同时左手沿胸前至口平处向前如取物样探出，将达终点时，手掌撮拢成钩手，手腕自然下垂。右脚向前轻灵迈出，左脚随至右脚内踝处，脚掌虚步点地，同时右手沿胸前至口平处时向前如取物样探出，将达终点时，手掌撮拢成钩手，左手同时收至左肋下。左脚向后退步，右脚随之退至左脚内踝处，脚掌虚步点地，同时左手沿胸前至口平处向前如取物样探出，最终成为钩手，右手同时收回至右肋下。右式动作与左式相同，唯左右相反。

（5）鸟戏。两脚平行站立，两臂自然下垂，两眼平视前方。左脚向前迈进一步，右脚随之跟进半步，脚尖虚点地，同时两臂慢慢从身前抬起，掌心向上，与肩平行，两臂向左右侧方举起，随之深吸气。右脚前进与左脚相并，两臂自侧方下落，掌心向下，同时下蹲，两臂在膝下相交，掌心向上，随之深呼气。右式同左式，唯左右相反。

健肾内养功

内养功，是气功中的一种，是以默念与呼吸锻炼相结合的一种功法。练习此种功法有助于调理脏腑中的气血和阴阳，因此经常练习者会感觉神清气爽、身心愉悦，还有助于脏腑疾病的好转。

仰卧式、侧卧式、端坐式、盘腿是练习内养功常用的体位。一般初学者以卧式为宜。下面我就对这几种体位做一下简单的介绍。

1. 仰卧式

换上比较宽松的衣服，然后平躺在床上，将身体挺直。接着将两臂自然舒伸置于身体两侧，十指松展，掌心向上，下肢自然伸直，脚跟相靠，足尖自然分开。

2. 侧卧式

侧卧于床上，后背不要绷直，自然放松。我们朝着哪一侧卧时，就可以将哪一侧的胳膊弯曲，五指舒展，掌心向上，置于耳前。另一上肢自然伸直。下肢则根据体位的选择动作也有所不同。朝着哪一侧卧，哪一侧的下肢则自然伸直，另一侧肢膝关节屈曲为120°，膝部轻放于另一侧伸直的膝部上。

3. 端坐式

自然端坐于椅上，头微前倾，十指舒展，掌心向下，轻放于膝部。两腿平行分开，与肩同宽，小腿与地面垂直，膝关节屈曲90°，目微闭。

在椅子上坐正，两脚自然分开，以平行而垂直地踏在地面上为宜，宽度与两肩相同，将两手自然放在大腿上，让全身尽量地放松，可以进行自然呼吸。然后，按照以下几个步骤进行练功。

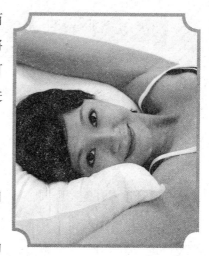

（1）意守丹田。尽量让自己排除一切杂念，将意志集中起来，微闭双眼，用意念内视丹田，也就是肚脐的部位。在呼气的时候，要将丹田轻轻地向内吸，也就是让肚脐的地方凹下去，然后"意想"丹田与腰部紧紧地贴在一起时的感觉，当吸气的时候，再将丹田慢慢地放松。在稍稍地停留一下之后，再按照上面的方法重复3～5次．并且还需要静守丹田大约10分钟，此步骤就算是完成了。

（2）意守命门。依然让自己排除一切杂念，并进行意守丹田的动作，让肚脐处有发热的感觉，或者跳动的感觉，也就是当那里有了气之后，再将丹田那里的热感，用意念向命门引去，也就是人体的第二、三腰椎棘突与脐部相对的地方，并静守命门，别让气跑了。到这里，此步骤就算是完成了。

（3）意守会阴。还是让自己排除一切杂念，并静守命门的气1分钟之后，将命门的热感，用意念引向会阴，也就是人体的肛门与前阴之间的地方，这样反复地做几次之后，再静守会阴，同样别让气跑了。这时，此步骤就算是完成了。

（4）练精化气。以上3个步骤，均是为第4个步骤服务的。在意守以上各部位之后，身体就有了一些变化。此时，如果出现阴茎勃起或有了想射精的感觉后，就可以转入到练精化气这个步骤了。首先意守丹田，接着用意念将龟头之气引向会阴部位，然后由会阴提意到尾闾，也就是尾骨部位，同时紧闭双唇，咬住牙关，用舌头抵住上聘，提紧双于和双脚，缩紧肛门，再用意念由尾闾部位出发，引气上提，经过背部、玉枕（也就是后枕部位），又过巅顶、百会，直至到达上丹田，也就是两眼内角间与鼻根处，静守片刻之后，将口中的津液慢慢分3次吞下去，此时就可以收功了。

传统八段锦健功法

八段锦在我国已有 800 余年的历史，动作简单易学，不受场地限制，一年四季皆宜，运动量与太极拳相似。八段锦只有 8 个动作，有立、屈、马步三个基本姿势。

第一段：两手托天理三焦。立正姿势，全身放松。吸气，同时将双臂徐徐从左右两侧举至头顶。双手十指交叉，翻掌，掌心向上托起如托天状。两脚跟也随之提起离开地面。随呼吸同时将两臂放下。脚跟着地。重复 1～2 遍。

第二段：左右开弓似射雕。状如拉弓射箭，先左后右，吸气时拉弓，呼气时缓缓放松。左右各 1～3 遍。

第三段：调理脾胃单手举。立正，吸气。右手翻掌上举，手心向上，指尖向右；同时左手向下压，手心向下，指尖向前。呼气复原。吸气，左手翻掌上举，右手向下压。如此反复 1～3 遍。

第四段：五劳七伤望后瞧。立正，全身放松，随吸气头满，慢慢向左转，眼向后看。呼气复原。

第五段：摇头摆尾去心火。双腿叉开，屈膝成骑马式，双手扶大腿，虎口朝内。随吸气上身向前屈俯，随即向左前方做弧形摇转，臀部向右摇转。呼气复原。吸气，上身向右弧形摇转，臀部向左摇转。呼气复原。如此 1～3 遍。

第六段：双手攀足固肾腰。立正，呼气徐徐向下弯腰，两臂下垂，似攀足（不必真攀），随吸气复原。然后呼气，双手掌按在腰部，上身徐徐后仰，随吸气复原。如此一伸腰一屈腰，反复 1～3 遍。

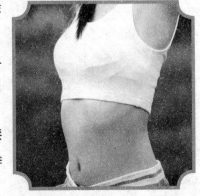

第七段：攒拳怒目增气力。两腿分开，屈膝成骑马式，随吸气左手攒拳，放于腰部，右拳向前徐徐击出。左右各做 1～3 遍。

第八段：背后七颠百病消。立正，全身放松，两脚跟提起，离地约半寸，立即落下。如此连做 7 遍。

鸣天鼓健肾法

肾开窍于耳，所以肾虚的患者往往会出现耳聋耳鸣等症状，这也给肾虚患者的生活带来了诸多的不便。这里教给大家一个诀窍，对于治疗肾虚引发的耳部疾病特别管用。此种方法中医里面叫鸣天鼓。

该法最早见于邱处机的《颐身集》，"两手掩耳，即以第二指压中指上，用第二指弹脑后两骨做响声，谓之鸣天鼓（可祛风池邪气）"。在后世的《河间六书》《圣济总录》《修龄要旨》和《养生十六宜》中都有鸣天鼓练习的记载；被称为我国传统健身术的"八段锦"和"易筋经"也都采用了这个方法。由此我们可以看出此法的重要作用。

鸣天鼓就是将双手搓热后，用劳宫穴贴住耳孔，把两手放在后脑勺后的玉枕穴，把耳朵捂紧，左手在上右手在下，用左手中指敲右手中指，以震动脑部神经，使气血在体内流通。之所以叫做"鸣天鼓"，是因为在这个过程中发出的声音如同击鼓，所以古人称作"鸣天鼓"。

中医学认为，肾开窍于耳，只有肾中的精气充足，一个人的听力状况才会比较好。若是肾精不足、肾气亏虚的话，患者就会出现头晕、耳鸣的症状。经常练习鸣天鼓，有调补肾元、强本固肾之效，对头晕、健忘、耳鸣等肾虚症状均有一定的预防和康复作用。所以，肾虚耳鸣、健忘的朋友不妨试试。

鸣天鼓是非常简单的养生之法，值得大家一试。只需利用早晨或睡前的一点时间，不管你是在上班途中，还是躺在床上都可以做，每天坚持下来，不仅能起到强身健体的作用，还能延缓衰老。

补肾养肾易筋经

对于肾病患者而言，常做易筋经健身操，能起到强肾健身、平衡阴阳、恢复体力的作用。

患者身体平坐，双脚自然平放在座位前，微闭双眼，自然呼吸，使身体完全放松。双掌相叠放在脐腹部，掌心向内，按顺时针方向轻轻揉脐腹部，再按逆时针方向做同样的动作；身体平坐，双脚自然平放在座位前，微闭双眼，自然呼吸，放松身体。两上臂自然下垂，掌心相对，将手掌、脚趾、嘴巴慢慢张开，同时小腹稍向外鼓。停顿一下，再将手掌、脚趾、嘴巴慢慢放松闭合。如此一张紧一放松，重复练习。

患者还可练习颈项运动。头向左转到最大限度，目视左后方。还原，头向右转到最大限度，目视右后方。还原，仰头到最大限度。还原，低头到最大限度，还原。

强肾运动扭扭腰

扭腰功有很好的强身功效。相对其他强肾的功法来讲，此种功法有一些明显的优势，诸如简便易学、收效迅速、不受时间和地点的限制等。经常坚持练习此种功法，有助于治疗肾虚所导致的记忆力下降、性功能减退、骨质疏松等症。此外对于肾虚引起的生殖系统、泌尿系统疾病，如前列腺炎、膀胱炎和妇科类疾病等也有较好的治疗功效。

练功方法

（1）自然站立，双脚迈开与肩同宽。身体略微前倾，双脚脚趾紧紧向下抓住地面。在这个过程中要充分地对身心进行放松。

（2）要尽可能地将双手撑开，一只手掌心朝内护住丹田处（肚脐下方），两只手拇指、食指形成的空白正好在丹田处形成一个空空的方形，双肘自然弯曲至90°左右，与双手在用力时形成固定位置。

（3）以脊椎为轴心，两胯带动整个臀部向左做圆形扭动，经身体左侧、后方，最后从右方返回，使整个肚皮和胯部正好转完一个180°的圈，以此动作连续做20下，即转20圈；转圈时双肘和双手都在原位置固定不动，就像新疆舞里脑袋移动而双手不动的动作。

（4）向左方转圈扭动做完20个之后，再以同样的姿势向右方转动胯部20次；做完后再向左方转动20次，如此反复变化方向转动。

（5）在整个练功过程中，口需微张，与鼻孔一同呼吸，不可紧闭。

练功须知

刚开始练习时最易犯的错是双手和双臂没用力，因此不固定，导致双手与双臂不由自主地跟着一起扭。要注意双臂、双手在扭动时不动，只让臀胯扭动，这样肾气提升得很快。此外，要注意双脚脚趾紧扣地面，这样既固定了身体，又接通了地气，还打通了脚上的经络。平时除了练扭腰功，还可配合撮谷道，疗效会更显著。

贴墙功，提高肾功能

贴墙功，顾名思义就是要贴着墙壁来做的一种功法。贴墙功锻炼的是腰部，只需要练几分钟，肾腰及整个脊柱就会很快发热，使督脉贯通，迅速提高肾功能。

练功方法

（1）先选择一处比较安静的空间。入静之后，将鼻尖、脚尖触墙。

（2）站稳之后，保持原动作不变，慢慢下蹲。完全蹲下去之后，用双臂抱住下蹲的双腿。

（3）保持鼻尖贴墙的动作不变，身体缓慢起立，直到完全直立。

（4）重复第一次下蹲的动作。

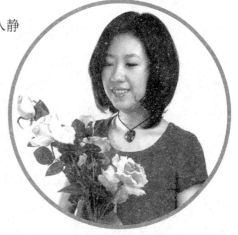

练功须知

此法看似简单，但刚开始有难度，主要是肾气不足之人无力蹲稳，起立乏力，重心容易向后倾斜倒地。所以刚开始练时必须将脚尖稍稍后移，具体尺度自己把握，保持重心稳定即可，然后缓慢下蹲、起立。练功时一定要专注于脊椎的直立和身体平衡，否则一不留神就会向后倒。

练舌补肾法

通常情况下，人们都不知道舌头与人体的脏腑之间也是有着密切联系的，更不明白练舌与补肾有什么关系。其实，其中的关系可大着呢。中医学认为，舌尖属脾，舌根属肾，舌的两旁又属肝胆，舌的中间还属胃。所以说，经常运动舌体，不但可以抗衰老、葆青春，还能益脏腑，保健康。

在此，我们有一套练舌的方法，现介绍如下，以供大家参考。

1. 鼓漱华池

双唇紧闭，使舌在舌根的带动之下，在口腔里面进行前后左右的运动。等到口腔内有了津液之后，特别是有了鼓漱的声音之后就算是成功。鼓漱华池的主要作用在于清洁口腔，但因为早晨的唾液有养胃健脾的功效，所以用唾液滋润五脏也是一种健身之法。

2. 赤龙搅海

用舌头在口腔里面进行舔摩运动，特别是内侧的齿龈处，可以从左到右、由上到下地进行舔摩，时间与圈数自定，可多可少。接下来，再用舌头舔摩外侧的齿龈，同样可以从左到右、由上到下地进行舔嗦，时间与圈数自定，可多可少。常用此法，不但可以固齿，还能达到健脾胃的功效。

3. 舌舔上腭

平时没事的时候，还可以进行舌舔上腭运动。选择一处静坐，闭上双目。用舌尖轻轻地舔摩上腭，等到调和了气息之后，就会感觉到舌尖上沾满了唾液，可将唾液咽下。接下来，依然闭上双目，用舌尖轻轻地舔摩下腭，等到调和了气息之后，就会感觉到舌尖上布满了唾液，也可将唾液咽下。常练此法，不但可以让五脏邪火不升，还能够让气血流畅、百脉调匀，特别是对于益寿有较好的功效。

4. 张口结舌

张大口，并伸长舌头，接着将舌头收回，再闭口。如果口中有唾液，可以咽下。

反复这样做几次，次数多少由自己定。常练此法，对面神经麻痹有较好的疗效。

5. 赤龙吐信

首先将口张大，舌尖尽力地往前伸出，待舌根有了拉伸的感觉，到舌头已经无法再伸长的时候，停住，并在心里默数 100 下，反复进行。常练此法，不但利于五脏，还对回春驻颜有较好的功效。

 ## 叩齿咽津强肾法

中医认为，牙齿的好坏是由肾气的盛衰决定的。"齿为肾之余"，肾气充足则牙齿坚固，肾中精气衰落则牙齿脱落。而叩齿时，牙齿和面部肌肉的不断活动，能改善牙周和面部肌肉的血液循环，改善供血状态，提高细胞的代谢功能，使牙齿坚固，面部肌肤红润光泽。

不少长寿老人在解大小便时都有咬紧牙根的习惯。的确，当你咬牙时，牙根部位受到按摩，血运通畅，营养充足，牙齿当然会健壮。而牙齿是人体"后勤"部门营养补给第一关，长年牙坚齿固，全身受益，这就是坚持叩齿得以长寿的"秘密"。

同时，《黄帝内经》认为"脾为涎，肾为唾"，肾是先天之本，脾是后天之本，而唾液就来源于人的这两个根本，所以唾液是千万不能浪费的，怎么办呢？别无选择，那就是咽下去。肾的盛衰关系到唾液的盈亏，反之，唾液也能起到滋补肾精的作用．肾精充足，则能内养五脏，外润肌肤。

或许有人觉得这种说法还是有些抽象，让我们举一个生活中的例子。大家知道，糖尿病在中医里叫消渴证。为什么叫消渴证呢？因为糖尿病患者脾肾功能不好，不能产生足够的津液，脏腑得不到灌溉和滋润，虚火上升，患者就会经常感觉口干、口渴。

唾液是与生命密切相关的天然补品，叩齿咽津可以把宝贵的唾液留给自己享用。

叩齿咽津的做法是：精神放松，口唇微闭，心神合一，默念叩击：臼牙三六，门牙三六，轻重交替，节奏有致。叩齿，每日早、晚各做一次。叩齿后，用舌在口腔内搅动，先上后下，先内后外，搅动数次，可按摩齿龈，加速牙龈部的营养供应，然后可聚集唾液，分次吞咽。

长期坚持，不仅健脾强肾、延缓衰老，还可以护肤养颜，何乐而不为呢？

 ## 健肾提肛法

提肛运动，又叫回春术。中医认为，肛门处于人体绎络的督脉上，提肛能提升阳气、排除浊气，从而起到养肾生精之功效。提肛运动简单易行，随时随地都可以做。但要注意避免急于求成，以感到舒适为宜，关键在于持之以恒。如果肛门出现局部感染、痔核急性发炎等，则不宜进行提肛运动。

1. 站立提肛

（1）两腿分开，与肩同宽，双臂放松，深呼吸一口气。

（2）思想集中，收腹，慢慢呼气，同时向上收提肛门，屏住呼吸并保持收提肛门2～3秒，然后全身放松。

（3）静息2～3秒后，再重复上述动作。如此反复10～20次，每天进行3～5次。

【功效】调理五脏，防止前列腺疾病。

2. 卧式提肛

（1）躺下，集中思想，收腹，慢慢呼气，同时有意识地向上收提肛门。

（2）将肺中的气体尽量呼出后，屏住呼吸，保持收提肛门2～3秒。

（3）全身放松，让空气自然进入体内。

（4）静息3～4秒，重复以上动作。

（5）同样，尽量在吸气时收提肛门，然后全身放松，让肺中的气体自然呼出。

（6）每天1～2次，每次5分钟。

【功效】益肾生精，养护生殖功能。

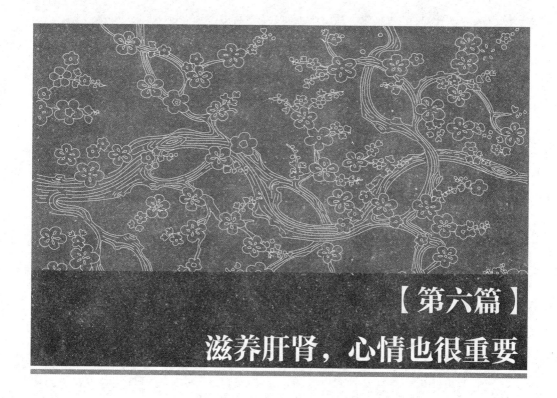

【第六篇】

滋养肝肾，心情也很重要

《黄帝内经》说："恬淡虚无，真气从之，精神内守，病安从来。"

人都有喜、怒、忧、思、悲、恐、惊，这是人的七种情志，过了头就是七情过激，过激就会影响到身体各个器官的运作，长久下来，容易抑郁成病。现代人很多病痛都和心情有关，所以养肾的首务就是养心。

篇首语

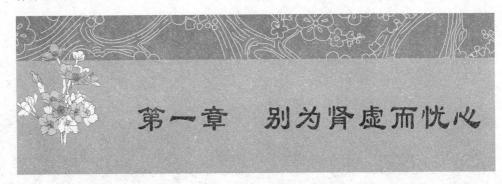

第一章　别为肾虚而忧心

 认识什么是肾虚

中医范畴的肾虚很多时候是指生殖功能减退，如男子性功能降低、阳痿、早泄等；女子子宫发育不良、性欲减退、不孕等。

有些人在房事之后，常会感到腰膝酸软，时间一长，这些人就开始怀疑自己是不是得了肾虚，需要进行治疗。其实，房事后腰酸疲惫是很正常的现象，只要注意休息就可以很快恢复过来，不需要有过重的心理压力。

有些男性生殖器官发育不良，阴茎过于短小，他们往往也将此归于肾虚，认为只要补肾就能弥补这一缺陷。于是他们盲目相信广告或偏方，服用大量补肾药物，可效果却不理想，甚至损伤肾脏。事实上，一旦错过了青春发育期，生殖器官将不再生长，发育不良所导致的问题，补肾也无法改善。

什么是肾阴虚

一个人，如果你的精、阴不足了，你身体的物质就亏虚了，如果你的气、阳不足了，你身体的功能就亏虚了。生活中很多人不注意健康，消耗的身体物质比较多，如性生活过于频繁，或者用脑多度、劳力过度，都会使身体的物质匮乏。再有就是有些人生下来时先天不足，父母给的物质就非常少，身体的物质当然也是匮乏的。身体的物质匮乏了，就会出现头晕耳鸣、四肢乏力、腰膝酸软、记忆力减退，容易衰老、脱发、牙齿松动等问题，还有性欲减退、容易早泄、遗精等，这些都归于肾阴虚。

阴虚则火旺，所以阴虚的人容易出现"五心烦热"的状况。什么是"五心"？就是两个手心、两个脚心、一个心口。阴虚的人总觉得五心有热的感觉。还有就是容易盗汗。什么是盗汗？就是睡觉的时候身上就流汗，醒了就不流汗。

哪些人容易肾阴虚呢？中青年人。中青年是人的一生中最有活力、负担最重的阶段，无论是学习、工作、锻炼，身体消耗的物质会特别多。另外，中青年人性需求也很强，消耗的物质自然也多。

什么是肾阳虚

肾虚有两个层面，一个是物质的，属于阴虚，另一个是功能的，就是阳虚。冰箱不制冷了、洗衣机无法漂洗衣物了、电视机不显像了、手机没法接听了，都是功能出现了问题。回到人身上，人的功能出现问题会怎么样呢？如性功能差，阳痿就是一个典型的例子，没法正常勃起了，不就是功能出现问题了吗？还有就是小便清长、大便稀薄。

阳虚生外寒，所以阳虚的人的另外一个特点就是畏寒怕冷，手脚冰凉，面色苍白。

什么是肾气不固

肾气不固是肾气虚损、固摄作用减弱所致。凡先天不足、年幼肾气未充、房事过度或年老肾气亏虚等均可引起肾气不固。

肾气不固的临床症状主要有：大小便（二便）、白带、月经、孕胎、精液异常。中医认为：肾脏主管着二便，如果肾气不固，膀胱的功能就会失常，小孩子就容易出现遗尿现象，成人则容易出现小便失禁、夜尿清长、昼尿频多、尿后余沥不尽等问题，甚至会出现大便滑脱、失禁、久泻不止等较为严重的问题。

肾气就如同一个"守护神"，守卫着肾中之精。一旦肾气不固，"守护神"就无法履行守卫职责，体内的白带、月经、精液就会向外出逃。因此，男性会出现精液自遗、滑精、早泄等一系列的问题；女性则出现白带清稀、经期过长等问题；孕妇可出现胎元不固、滑胎的问题。

先天不足也会肾虚

肾是生命之源。在孕育之初，如果父母的肾气充盈，先天禀赋好，那么生育出来的孩子就会生机旺盛，抗病能力强。相反，如果父母体弱多病，精血亏虚，生育出来的孩子就会脾肾虚弱，发育迟缓，甚至疾病缠身。

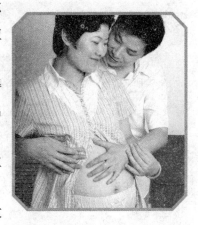

肾精就相当于植物的种子，种子质量的好坏关系到植物以后的生长状况。种子质量不好，植物长得矮小不说，叶子还萎黄，一点儿精神都没有；如果种子质量好，那么植物就会充满生机，长得也就非常茂盛。同样，如果父母体弱多病，生出来的孩子身体往往不好。

中医认为先天禀赋不足是导致子女肾虚的主要原因。生活中，我们经常可以看到这样的现象：有些小孩生下来后，没有头发或头发稀少，长大后也仍然稀疏难长；有的小孩牙齿长得很晚；有的长到两三岁后，仍站不稳，行走无力；"有的小孩满周岁后，头项仍软弱下垂、咀嚼无力，时流清涎、手不能握拳……中医称这些现象为"五迟五软"，多是先天禀赋不足、发育不良所致。

明朝著名医学家汪绮石认为："因先天者，指受气之初，父母成年已衰老，或乘劳入房……精血不旺，致令所生之子夭弱。"用通俗一点儿的话说，就是孕育之始，如果父母体弱多病，精血亏虚，或酒后行房，或年龄很大才开始要孩子，生下来的孩子就会出现肾精亏虚的情况。当然，先天禀赋不足的孩子，如果后天喂养得法，也可以补先天精气，减少疾病的发生；如果先天不足，后天失养，那么易致形体瘦弱，发育迟缓。

唾液多少也能反映肾虚

唾液被祖国传统医学美称为"金精玉液"，又称"华池之水"。古代的一些修道养生者认为，只要简单地将舌下产生的津液有意识地一口口咽下，并持之以恒，常年不懈，便能增进生命活力，延年益寿。

现代医学曾经认为唾液只是口腔的外分泌腺分泌的一种消化液。它的作用就是助消化和搅拌湿润食物。

唾液是口水的一种，口水比较清澈的叫涎，比较稠的叫唾。如果是涎，是脾的问题，如果是唾，是肾的问题。如果口水多还比较黏稠是肾阳虚的表现。反过来也一样，这个患者老觉得口里面很干燥，说话都很困难，事实上就是我们的口水少了，这叫少唾，少唾也是肾虚的表现。

我们正常的口腔是通过脾胃和肾来滋养的，舌头为什么能够尝出味来，为什么可以灵活地转动，我们为什么能流畅的表达，是因为有肾精和脾的滋养，所以口里面唾液的过多或者过少都反映了我们肾的问题。

经常感到疲劳是肾虚吗

中医认为，疲劳是临床上的常见病、多发病，是必须重视的新病种，归于亚健康范畴，涉及五脏六腑，主要以脾、肝、肾为主。

很多人天天喊疲劳："我很忙，我很累！"累的问题是什么呢？疲劳其实是一种衰老的症状。我们所说的这种疲劳不是说今天劳动了一天，我很累，我想休息一下，休息一下就可以解除的。这是一个可以释放、可以解除的疲劳。现在的疲劳是持续的不能解除的、也不能解释的疲劳，他老觉得累，一持续就是很多年。

我们所说的"亚健康"，它的特征是睡觉以后还累，甚至有的人越睡越累，疲劳的同时还伴随着很多功能的减退，比如说记忆力一塌糊涂，免疫功能非常低下……这些问题联系起来考虑是典型的肾虚。所以，疲劳的本质就是衰老，衰老的本质就是肾虚，是等同的。疲劳等于衰老，衰老等于肾虚，抗疲劳正确的方法就是补肾。

如何补肾呢？疲劳为元气耗伤之虚证与心理变化（或不畅）双重因素所致。治疗上不仅要补虚扶正，也应祛疲安神。一方面，补虚固元，滋养机体，虚得补。正则旺，疲劳自除。另一方面，调畅心志，舒心畅意神得安，心则宁，疲劳可消。

发生肾虚是不是说明"不行了"

很多男性忌讳身边的人说"肾虚"两个字，尤其是将这两个字扣在自己身上。他们认为说他们肾虚就是在嘲笑他们"不行了"，是很没有面子的一件事。

其实，肾虚是一种不可抗拒的生理现象。随着年龄的增长，身体逐渐走"下坡路"，肾脏功能呈现出下降趋势，肾虚症状也日渐明显。根据人体差异，男性"衰老"的时间、速度等均不同，应正确看待这一自然现象。

有时，肾虚是因为男性没有调养好身体，使其长期处于高负荷状态下而导致的。如果是这种情况，男性就应积极进行治疗，并调整生活习惯，逐渐恢复肾脏功能。

肾虚等于性能力下降吗

许多人在谈到"肾虚"时，往往把它和"性能力下降"等同，甚至有人认为，中医讲的"肾虚"就是西医所说的"（勃起功能障碍）ED"。这其实是一种误解。中医认为的肾不是西医所说的肾脏，它是先天之本，肾藏精，能充养骨髓、脑髓，调节生殖与泌尿系统，对人体生长发育和生命的进程起着重要的作用。所以事实上肾虚不仅包括性生活质量低下，还包括内分泌、运动、神经、泌尿、心血管、呼吸等诸多功能的下降。从中医角度来看，这些功能下降的主要原因是随着年龄增长、工作压力增大，体内肾阴、肾阳两股"精气"的相对平衡被破坏，肾精逐渐衰退所致。

有些广告中宣传"十男九虚""中国90％的男性都肾虚"，这完全是一种夸张的说法。根据调查表明，大多数自我认为"肾虚"的男人，实际上他们的肾并不虚，只是由于生活压力过大而出现了暂时性肾虚的症状。即使是真正的肾虚男性，也不一定是性能力下降，而是一些其他的症状，如气喘、心悸、乏力等。

肾虚既然是生理功能衰退的表现，男人大可不必担惊受怕，感到没有面子。虽然衰老不可抗拒，但是进程的快慢却是可以调节的。比如，有些人年纪轻轻就开始脱发、牙齿松动、骨骼柔韧性变差，早衰迹象明显；而有些花甲老人，却依然精神抖擞、健步如飞、中气十足，这其中的关键就在于肾气的调节。想要使肾气充足旺盛，就应该在日常的生活中注意劳逸结合，节制房事，积极锻炼，保持良好心态，并且要有针对性的对饮食进行调节。也就是说，按照自然规律进行养肾，健康与快乐将与你长相厮守。

补肾无效是怎么回事

很多肾虚患者服用补肾药物后没有疗效感到十分苦恼。其实，补肾本来就见效慢，一些看似有效的特效药，反而会加重肾脏负担，甚至会导致肾炎、肾衰竭。

肾虚患者在补肾时应摆正心态，不要急于寻求所谓的偏方、秘方，而应全面了解肾虚，用理性的眼光看待它，这对治疗十分有利。街头小广告所宣传的补肾特效药多含有动物激素，虽然见效快，但长期服用会透支身体能量，损伤肾脏。

肾虚患者在选择补肾药物时，应遵医嘱，选择安全可靠、不良反应小的中药。如果购买补肾保健品，需特别注意说明书上的成分以及生产厂家，选择正规的能够保质保量的商家的产品。

肾虚就要壮阳

在这个飞速发展的时代，做什么都讲求速度，比如有些补习班打着"一个月成英语通"的幌子骗很多人报名交费，结果是记住了几个单词，却学了一口发不出声的"哑巴英语"。又如"三天远离阴道炎"，结果是远离了阴道炎，却导致宫颈糜烂。有这么一句俗话叫"一口吃不成大胖子"，养肾也不是一天两天的事情。

性是夫妻幸福的润滑剂，但他们往往不会因为性能力的问题去医院治疗，认为丢了面子，还不如吃一些所谓的神奇壮阳药。所以一些厂家抓住人们的这个心理，大肆宣扬自己的产品可以提高男性的性能力。因此某肾宝合剂以一句"他好，我也好"的广告词风行全国，迅速击中了追求夫妻生活和谐的人们。同时，也因为这种类似的广告误导消费者，使消费者以为补肾药就是"壮阳药"，认为"一吃就灵"。

其实，补肾分为滋阴和壮阳两方面。顾名思义，滋阴就是滋养阴液，壮阳指的是温肾补阳。从这里我们可以明显看出：补肾包括壮阳，而壮阳却不一定能补肾。也正是因为这两方面的原因，中医认为肾虚分为肾阴虚与肾阳虚两种。

中医认为肾气也分为阴阳两种，原本的阴阳两气是平衡的，但是由于环境、自身压力等多方面的原因，使得这两股阴阳之气失去了平衡。有的人肾阴气较厉害，吞并了肾阳气，使得自身阴阳变得不和谐，就出现肾阳虚；而有的人肾阳气较强，打败了肾阴气，人体则出现肾阴虚。这时虽然都是肾虚，但是重点却不同，所以所用调理方式也应该不同。

"冰冻三尺非一日之寒"，补肾也一样。身体的滋补是一项"润物细无声"的系统工程，养肾切忌图快，应该注重温和进补，靠的是我们平时生活一点一滴的积累，比如冬天多吃点滋阴壮阳的食物：羊肉、鸭肉等；爱美的女性最好不要穿低腰裤等。如果盲目求快，那样只能使精气神亏虚加剧，而结果是"偷鸡不成，反蚀一把米"。

 ## 肾虚与肾炎有关系吗

肾炎就是肾脏发生了炎症，是一种免疫性疾病，它是人体感染不同的抗原微生物后产生的不同抗体并形成免疫复合物，沉积在肾脏部位而导致了炎症的发生。肾炎的种类很多，一般可分为急性肾炎、慢性肾炎、紫癜性肾炎等。

很多人在看中医时得知自己肾虚后，就会立即前往医院进行详细的检查，就怕自己患有肾炎。当检查结果出来后有些人肾脏并没有任何异常，而有些人则会发现肾脏有轻微的炎症。

其实，中医所说的肾虚主要是指生殖功能减退，当人患有肾炎、肾衰、心衰等疾病时，也会有肾虚的表现。所以肾虚与肾炎有一定关系，但肾虚并不代表患有肾炎。

为什么肾虚易患流感

隆冬季节，气候寒冷，防寒保暖非常重要。很多人稍不注意，就会患上流感。轻者头痛、发热、咳嗽，重则引发心、肺、脑、肾等多脏器病变，危及生命安全。为什么有些人容易患流感呢？为什么在同样的环境中，有的人不发病，而有的人经常发病呢？

这与人的本身体质有关，与中医所说的"肾虚"有关。流感发病，是中医称为"疫疠之邪"的病原体侵入人体，内因则是正气不足。只有在人体正气相对虚弱的情况下，邪气方能乘虚而入，使人体阴阳失调而发病。中医认为，肾为先天之本。肾中精气充足，则脏腑的生理功能活跃，人体正气就充盛，就拥有了强大的抗病能力。肾虚则五脏六腑皆虚，造成体内"火力不足"，寒邪入侵人体导致流感发生。因此，体质虚弱的中老年人易患流感，根本原因是体内"火力不足"，不能抵御外界寒冷的逆袭。

针对肾虚的发病机制，应以补肾填精益髓为主要方法，在日常生活中采取补足肾中元气的方法，从而达到抵御外邪、防治流感的目的。中药可以应用益髓补肾汤口服。根据平时的症状，也可分别选择如六味地黄丸、杞菊地黄丸、麦味地黄丸、知柏地黄丸等服用。

出现流感症状时，要及时服用抗病毒药物。很多中药具有抗病毒的作用，可用中药汤剂，也可用大青叶片、羚翘解毒丸、感特灵等治疗。

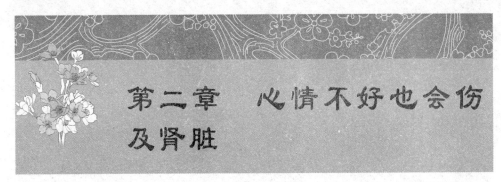

第二章 心情不好也会伤及肾脏

情绪变化太过不利肾脏健康

七情六欲，人皆有之。喜爱或厌恶、愉快或忧愁、振奋或恐惧等都是人类正常的情感活动。喜、怒、忧、思、悲、恐、惊七情的变化若是在正常的范围内，不会引起什么病变。但是如果七情太过就会引发肾功能障碍。

长期恐惧，会伤了肾气。我们知道肾气有固摄肾精的作用，肾气一伤，固摄无力，精就容易外流，造成遗精。情绪失常也会伤肾，易导致肾阴虚。一会儿高兴、一会儿悲伤，喜怒哀乐无常，或者经常精神紧张的话，会影响气在身体里面的运行。气在身体里面横冲直撞就会化火，导致肾阴不足，肾经不通。阴虚则火旺，肾水不能上济于心，心火偏亢，又会出现头晕、心悸、失眠、多梦、耳鸣、腰酸，口干舌燥、舌红少苔等症状。由于气运行失常，肾经不通，肾经循行的部位还会出现疼痛感。所以为了保持肾脏健康，平时应尽量保持心情舒畅。

不良情绪影响肾脏

很多人在得知自己患了肾病后，会产生各种各样的心理障碍，影响到情绪及治疗疾病的心态，使患者变得无法积极、自信地面对疾病。时间一长，就会出现抑郁、焦虑等不良情绪，还会引起饮食、睡眠障碍等症状。研究发现，当患者情绪过于激动时，机体的神经及内分泌系统便会处于一种兴奋状态，使血压骤然升高，对肾脏造成一定的损害。

对已患有肾脏疾病的患者，不良情绪会使病情加重，治疗效果也将大打折扣。肾病患者应了解不良情绪对肾病的影响，及时调整心态，树立治疗疾病的信心，战胜疾病。

 ## 中医认为"恐伤肾"

受惊可导致恐惧，恐惧也常感到受惊，两者虽有区别，但有必然联系。当人们遇到突然、意外的刺激后，常常会受到惊吓，由心底生出短暂或较长的惧意。

有些人认为，受惊后感到恐惧是人之常情，不会对人体造成伤害。其实不然，如果受到的惊吓过大，恐惧过度，就会对机体造成一定的伤害。现实中，因惊恐而致死的事件也时有发生。中医认为，过恐伤肾。当人们过于恐惧时，会损耗肾气，使精气失调，极易发生大小便失禁、遗精、流产等意外。

日常生活中，人们应避免受到惊吓，也不要因有趣、好玩而做一些惊吓他人的举动。尤其是已患有肾病或患有高血压、冠心病的患者，更应避免产生恐惧情绪，以免发生意外。

心理压力也会损伤你的肾

肾脏出现异常，乃至患上肾炎、肾虚等病症时，常会出现心情郁闷、精神紧张等情绪，这十分不利于疾病的控制及治疗。而患了肾脏疾病，尤其是慢性肾炎，治疗过程会非常漫长，这使很多患者丧失对疾病的治疗信心，长时间处于不良情绪中，还会引发其他疾病。

如经常心理压力过大，会使患者血压持续升高，加重肾脏负担，引发高血压等并发症。因此，肾病患者应学会调整自己的心理状态，保持心情愉悦，避免情绪失控，加重病情。据了解，消极、不良的情绪可使机体精气失调，气血紊乱，很容易导致肾脏受损，引发肾病。已患有肾病的患者如果整日处于不良情绪之下，只会加重病情，延长治疗过程，对病情恢复十分不利。

别让悲观侵蚀你的心

肾脏病或慢性肾衰病程缠绵，因此树立战胜疾病的信心，对战胜疾病有着举足轻重的作用。随着社会的进步，心理学亦逐渐受到重视，医学心理学提示我们，人体的健康与疾病不仅与他们的遗传习性和各种理化因素有关，而且与他们的人格特征、情绪状态、心理活动、社会文化背景等因素亦有着密切的关系。大量的临床事实告诉我们，药物对肾脏病有较好的疗效，而良好的心理护理则更有利于疾病的治疗和身体的康复，对此应引起每位医生和患者家属的注意。

肾脏病患者因为心情郁闷，精神紧张，或情绪激动，皆可直接影响到血压，从而加重肾脏负担，引起肾脏病病情加重。因此，患者应学会进行自我心理调整，保持心情舒畅和情绪稳定，避免肾脏进一步受损。

肾炎等顽固性疾病，由于治疗效果较差，病情常反复加重，患者难免产生一些不良情绪，对肾脏病康复十分不利。因此，应该进行科学的心理调整，努力克服各种有害健康的不良情绪。

情志因素对疾病的影响，是中医理论认为的致病因素之一，具有高度的科学性和实用性，历来被重视。祖国传统医学认为，人的情志活动与内脏功能活动有密切关系。良好的情绪，有利于人体气机调畅及各脏腑功能活动的正常进行；反之，不良的情绪可使气机升降失调，气血运行紊乱，而易使脏腑功能失常，加重病情。因此，应十分注意情志护理。

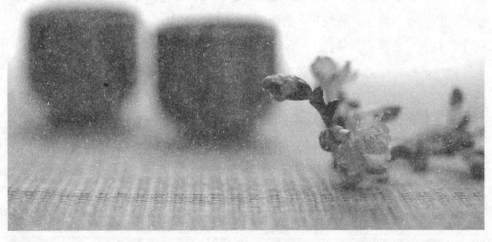

中医学认为情志与人体的脏腑功能和病理变化息息相关。机体气血充盛，贵在通调，其中情志顺畅、肝气条达对气血的通调起着重要的作用《素问·上古天真论》说："精神内守，病安从来？"

现代医学亦认为长期的情志不畅可以使机体的免疫功能低下，容易发生疾病，可见情志与健康是密切相关的。所以肾脏病患者在药物治疗的同时，应注意调养情志，这对于提高疗效至关重要。

肾脏病患者的精神心理状态主要表现为以下四方面：

（1）思想紧张。主要见于肾脏病初发阶段，蛋白尿或血尿的检查结果波动反复，发现自己为肾功能不全的患者。

（2）忧虑重重。是指患者担忧及考虑的问题较多，这主要见于青少年及中年的肾脏病患者。

（3）情绪急躁。主要见于病情缠绵，收效较慢，病情易反复的患者。

（4）悲观失望。主要见于慢性肾衰患者，认为自己没有出路，对治疗失去信心，对生活缺乏勇气，情绪极低落，这类患者的心理素质最差。

由于肾脏病迁延难愈，易反复，治疗有一定的难度，确有部分患者预后不佳，一次造成上述的精神状态是可以理解的，也是值得同情的。然而，长期的情志刺激，持续的不良心境，不仅会影响治疗，同时还会加重病情。所以在治疗期间，医生的诊断固然重要，亲人的体贴、安慰与支持也是十分重要的，同时还需要患者亲友细心观察，及时发现患者的不良情绪，给予缓解，必要时需请心理医生治疗。

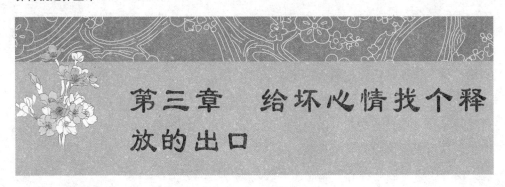

第三章 给坏心情找个释放的出口

 肾病患者如何做好心理保健

肾脏疾病的治疗难度非常大，病程长，且容易反复发作，有些肾脏疾病即使治疗，也会长时间看不到疗效，反而出现病情加重的情况。这时患者很容易对治疗失去信心，产生意志低落、悲观失望的情绪，甚至产生轻生的想法。因此，加强肾病患者的心理保健，对战胜疾病有着举足轻重的作用。

随着科学的发展，心理学越来越受到更多人的重视，现代医学心理学提示我们，人体的健康与疾病都与患者的性格特征、情绪状态、心理活动等因素有着密切的关系。

人们在面对肾脏疾病的时候，情志活动对肾脏疾病的发生、发展与治疗有着很大的影响。不同的情绪变化，对治疗肾脏疾病所产生的疗效也会不同。

良好的情绪，有利于调畅气机，使各脏腑功能、水液代谢功能趋以正常，非常有利于肾脏疾病患者的康复。

相反，不良的情绪可使气机升降失调、气血运行紊乱、脏腑功能失常，进而导致疾病的发生或加重。此外，思想包袱过于沉重，精神过度紧张，或情绪波动异常，都会直接影响到血压，从而加重肾脏负担，使病情加重。因此，肾病患者更应学会自我心理调节，时刻保持心情舒畅，这样才有利于已经受损肾脏的康复。

肾脏疾病非常顽固，患者除了在治疗中忍受着身体和心理上的双重痛苦外，他们的体力也在日渐消耗，因此难免会产生一些不良情绪，这对疾病的康复是非常不利的。这时，除了患者本人要进行自我的心理调整外，患者家属也应给予必要的劝慰、启发和开导。因为家是我们的避风港，更是肾病患者寻找心里慰藉的宝地。

拒绝焦虑与烦恼

现代医学已证明，75%以上的疾病是情绪性疾病。问题是为什么同样是紧张，却产生不同的疾病，同样是焦虑，却产生了心脏病、高血压、糖尿病、风湿病等表现形式不同的疾病。虽然通过现代医学已经知道，这些疾病产生于各系统功能失调，但为什么这样，研究起来非常困难。不同疾病，患者的焦虑有何区别，如何解决？

焦虑的变化和作用在个人体之中繁杂多变，成为心身医学研究的难点和主要方向。专家认为，情绪对疾病的产生和疗效会有相当大的影响。

烦恼和焦虑，其表现形式多种多样。错误的价值观、人生观，错误的人生哲学和伦理观，都是产生烦恼的原因。烦恼不仅来源于各种各样的生活挫折和不良生活事件，内心的矛盾冲突，也来源于人更深层次的性格因素，来源于社会的风气，群体的价值取向。使个体内心不愉快的任何思维活动和行为都是烦恼，而个体是否愉快又难以用自身的感觉和言语表达清楚，无法从比较中获得答案。所以从个体中挖掘出导致产生疾病的烦恼很困难，烦恼和焦虑隐藏在无意识之中。患者不敞开自己的心扉，不能做到与医生推心置腹地交流，就不可能暴露和发现自己存在的问题。

嫉妒、仇恨、愤怒、欺骗、敌意，都是从生活中的烦恼逐步演变过来的。虽然这些异常性格看上去与烦恼没有直接的关系，但其来源无一不是因为烦恼，无一不是因为不愉快。所以，积极地生活，抛弃烦忧，改变自己，认识自己，就能远离疾病的困扰。

肾病患者怎样调整情绪

俗话说"人吃五谷杂粮，没有不生病的"。没有人可以永远健康地活下去，生老病死是大自然亘古不变的规律。得了肾病，没有什么可怕的，不要觉得自己是多么的不幸，每天愁眉苦脸、怨天尤人。因为即使这样，疾病也不可能自动消除。因此，我们要以正确的、平和的心态去面对它，再以坚定的信念、顽强的毅力去战胜它。

肾病患者要如何调整情绪，下面我们就介绍几点：

（1）乐观的态度。美国斯坦福大学的威廉·弗赖依博士说："笑是一种原地踏步的运动，能使人延年益寿"。

笑是最优美、最轻松、最有效的自我保健运动。笑，可强身健体、祛病延年，可以说，笑可以使人体内的五脏六腑得到短暂的体育锻炼，笑还能使全身肌肉放松，有利肺部扩张，促进血液循环，消除大脑皮质和中枢神经的疲劳。

（2）学会倾诉。肾病患者往往心情沮丧，情绪极其不稳定。这必然会影响中枢神经系统的正常功能，使免疫系统的防御功能下降。而肾病患者本身就极为脆弱，加上精神委靡，病魔有了可乘之机，必定会影响治疗效果，加重病情。患者要学会倾诉，把心中的郁闷宣泄出去。

（3）懂得幽默。心理学家认为，幽默是一种积极的心理预防形式，它表达了人类征服忧患和困难的能力，更表达了患者战胜疾病的决心和勇气。幽默使人心情舒畅，能够调节人的神经中枢，增强血液循环，有利于宣泄积郁、解除疲劳和烦恼、消除悲观情绪。

（4）坚强的性格。人的性格与疾病的关系极为密切。因为人类很大一部分疾病的发生都与性格有着密切的联系。如脾气急躁、争强好胜的人容易患心脏病；癌症患者性格乐观，经过治疗病情痊愈的人大有人在。只要性格坚强，面对疾病泰然自若，也是对疾病最有效的辅助治疗方法。

肾病患者，要懂得放下思想包袱，把自己培养成一个乐观、幽默、坚强的人，这样再配合适当的治疗，就会使病情恢复得更快。

家人的温暖有益肾健康

肾病不仅给患者，亦会给患者家属带来心理上的压力。面对现实，家属应首先调整自己的情绪，消除恐惧和顾虑，因为你的言行举止、对疾病的态度都会直接影响到患者。如果你表现出镇静和信心，相信患者也会增加自信；反之，则使患者更加消极。

家庭是患者温暖、安全的港湾，尤其在患病后更离不开家庭成员的关心和帮助。肾病病情的稳定和康复与家庭的配合是密不可分的。作为患者家属，一定要善于倾听患者的述说，使他们有机会表达自己焦虑、烦躁的感受和情绪，从而了解患者的痛苦所在。患者在倾诉的过程中，烦恼的情绪得到疏导和宣泄，情绪会大大好转，同时还能感受到家人的关心和支持，从而增强治病的信心。

肾病的治疗大多需要较长时间，患者往往会产生焦虑情绪。此时家属应该以安慰、劝导为主，耐心地讲解，使患者明白对待慢性病必须采取"既来之，则安之"的态度。任何慢性病的康复，都需要经过一个比较长的过程，需有一定的耐心。相反，有些患者对自己的病情重视不够，不调整饮食，不注意休息，甚至不吃药、不检查，此时家属应提醒患者，并告知有病不治的严重后果。另外，由于得病后可能会对患者的工作、前途、经济等方面带来一定影响，为此有些患者隐瞒病情，甚至带病超负荷工作，给身体和心理带来更大的损害。家属应根据患者的具体情况进行劝导，对存在的问题共同讨论、分析，商量解决的方法，并及时发现患者潜在的能力，使患者树立信心。

抵制肾病做到"三心""五好"

肾病其实并不可怕，只要你了解了它，知道该如何去对待它，那它就是"纸老虎"。当你真正从心里正确面对它的时候，你会发现，其实肾病没什么可怕的，只是这个阶段我们的运气不是很好而已，有心的话你可以很快打败它。记住以下的几个方法，或许可以对你有较大的帮助。

1. "三心"

（1）有耐心。请你认识到大多数的肾脏病具有长期性、反复性和复杂性。

许多治疗方案需要逐渐调整完善，起效需要数月或更长时间。此时需要耐心。

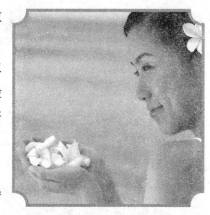

（2）有信心。请你相信科学、相信医生和相信自己的选择。不要相信所谓的偏方、验方或号称包治百病的"良药"，不要半途中断治疗。此时要有信心。

（3）有恒心。肾脏病大多是病情迁延、反复发作的过程，配合医生积极寻找发病的特点和规律，坚持治疗就是胜利。此时要有恒心。

2."五好"

（1）进一家好医院。肾脏病患者应选择拥有现代肾脏病专科的综合实力强的医院就诊，以便得到科学的、合理的、系统的和个性化的诊治。

（2）选一位好医师。治疗肾脏病最好能选一位医术精湛、经验丰富、有爱心、专心和细心的医师长期随访治疗，以保证治疗的系统性，保证寻求到最适合自己的个体化治疗方案，切忌频换医生。

（3）制定一个好方案。防治肾脏病有系统的诊断思路和个体化治疗方案。个体化的治疗方案一旦制订，需逐渐调整完善，起效需要数月或更长时间，坚持治疗就是胜利！

（4）做一个好患者。作为患者要具有良好的依从性，按时复诊，与医生互动良好，在平时的治疗中要做好病情记录，就诊时详细反映病情变化和治疗反应等，以供医生调整诊疗思路。

（5）有一个好疗效。肾脏病个体化治疗可以维持肾功能长期正常、稳定或延缓恶化。只有系统长期治疗才能获得最佳治疗效果。

和谐的人际交往有益肾健康

人作为社会的成员，有着强烈的合群需要。人们进行人际交往不仅获得信息交流，而且实现心理上的沟通，情感上的交流。和谐的人际交往会产生情感上的共鸣，彼此成为力量汲取和情感宣泄的对象，会感到心情舒畅，愉快。肾病患者由于疾病本身的影响，远离社会和工作岗位，会产生消极、孤寂的负面情绪，不愿与人交往，这样的情绪不利于疾病的康复。

其实，在患者的周围除了亲人外，还有很多关心他的朋友和同事，社会并没有抛弃某个人，只是角色转换而已。患者在情绪比较好的情况下，可以找朋友、同事、同学聊一聊，同他们聊天，既会得到一些信息，还会得到很多快乐。因此，肾病患者一定要多与朋友、与社会交流，走出负面情绪。

投入工作增强生活的信心

当肾病得到了控制，病情稳定下来，生活可以自理后，就不能老把自己当患者看待。这时应积极地做一些简单的事情，如买菜、做饭、陪家人散步、接送小孩等简单的家务活，这样患者能收获一种成就感，提升生活质量。年轻的患者在病情得到控制后应重新投入工作，强度不大、身体能够耐受、时间伸缩性强的工作比较适合肾病患者，还可以再学习、提高技能，做一些技术含量高、工作轻松的事情。这样既可以体现患者的自身价值，又能通过工作获得治疗费用，增强患者生活的信心。

豁达的心态是治疗肾病的良药

保持乐观豁达的情绪对肾病患者来说非常重要，因为好心情有助于提高机体的免疫力，增加抗病能力。战胜疾病需要患者的勇气，勇气来源于乐观。随着医学的进步，大多数慢性肾病都可以得到有效的控制，即使到了终末期肾病，仍然可以依靠透析治疗很好地生活下去。

因此，如今治疗的手段并不缺乏，患者需要树立战胜疾病的信心。乐观向上的情绪可以增强人们的求生欲望，只要努力，就会有希望。此外，乐观豁达的情绪还会感染家人和朋友，他们会为患者的坚强而感到骄傲和自豪，会更积极地帮助和支持患者，并与患者一起共同渡过难关。

保肾就须笑对生活

常言道：笑一笑，十年少。快乐的心情是身体的"保护神"，它可增强人的意志，使人们更加健康长寿。多笑笑对健康有益无害。特别是对肾病患者，笑时会使会阴穴和小腹部的肌肉收缩上提，使精气回归，使肾气增强，是一种很好的强肾运动。

研究发现，笑能充分扩张肾病患者的胸肌，使患者肺部运动加强，呼吸功能得到调整，增加患者体内激素的分泌及氧气的摄入量，使患者精力充沛、肾气增强。

另外，笑会促进肾病患者腹肌的收缩与舒张，起到按摩腹内器官的作用，促进消化，增进食欲，使身体新陈代谢功能增强，达到减轻肾脏压力的作用。笑还可使肾病患者血液循环增强、淋巴循环加快，使免疫功能有所增强。

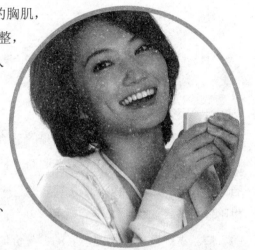

 ## 六招调节你的不悦心情

（1）精神胜利法。这是一种有益身心健康的心理防卫机制。在你的事业、爱情、婚姻不尽人意时，在你因经济上得不到合理的对待而伤感时，在你因生理缺陷遭到嘲笑而郁郁寡欢时……你不妨用阿Q精神调适一下你失衡的心理，营造一个祥和、豁达、坦然的心理氛围。

（2）难得糊涂法。这是心理环境免遭侵蚀的保护膜。在一些非原则的问题上"糊涂"一下，无疑能提高心理承受能力，避免不必要的精神痛苦和心理困惑。

（3）随遇而安法。这是心理防卫机制中一种合理的心理反应，能培养自己适应各种环境的能力。生老病死、天灾人祸都会不期而至，用随遇而安的心境去对待生活，你将拥有一片宁静清新的心灵天地。

（4）幽默人生法。这是心理环境的"空调器"。当你受到挫折或处于尴尬紧张的环境时，可用幽默化解困境，维持心态平稳。幽默是人际关系的润滑剂，它能使沉重的心境变得豁达、开朗。

（5）宣泄积郁法。心理学家认为，宣泄是人的一种正常的心理和生理需要。你悲伤忧郁时不妨与异性朋友倾诉，也可以进行一项你喜爱的运动，或在空旷的原野上大声喊叫，这样做既能呼吸新鲜的空气，又能宣泄内心的积郁。

（6）音乐冥想法。当你出现焦虑、忧郁、紧张等不良情绪时，不妨试着做一次心理"按摩"，在音乐中逛逛"维也纳森林"、"坐邮递马车"……这将帮助你平息焦虑的情绪。

肾衰竭患者的心理调节法

对所有人而言，生病是一件非常痛苦的事情。每个身患疾病的人都想治愈自己的疾病，重新获得健康。但事实上，却有不少患者有意无意地抗拒治疗。这种状况对于患有肾衰的患者，更是非常常见的。

肾衰竭患者，不但在身体上忍受病痛的折磨。他们的心理上更是承受着常人难以想象的压力。肾衰竭患者的心理自我调节，会对提高他们的治疗信心和生活质量起到积极的作用。

（1）相信医学。有些患者得了肾衰竭以后，"病急乱投医"，四处搜罗秘方，研究医学著作，甚至常常觉得自己对这种病了如指掌，于是开始怀疑医院是不是专业，怀疑医生的医术，这对于治疗是非常不利的。

这时患者要选择一家可靠的医院和一组您信得过的医生，发自内心地相信自己的病在这家医院能够得到有效治疗，相信医生有办法治疗自己的疾病。

（2）自我暗示。用积极乐观的情绪代替消极的情绪，不断给自己加油，多对自己说些："我有信心，我是最坚强的，我一定能够挺过这关，我的病一定会好起来的"……通过这些积极情绪，必定会增强战胜疾病的信心。

（3）与病友交流经验。身边的病友肯定有一些与疾病抗争的好经验。因此，肾病患者要尽可能多地与这些人进行交流，了解他们是怎样战胜不良情绪的，看看在他们身上有哪些经验值得借鉴。

（4）丰富自己的业余生活。要懂得即使生病，生活也是非常美好的，我们也要享受生活带给我们的乐趣。在力所能及的前提下干点家务，或进行适当的运动，看看电视，听听广播，听听音乐，与朋友聊聊天，这些都会使你放下沉重的思想包袱，保持心情愉悦，使病症得到更好的治疗。

（5）适时发泄。肾衰竭患者一想到自己的病情，就仿佛跌入深渊，心中的苦闷是无法用言语表达出来的。这时，就需要适时地发泄一下自己的情绪，或者大哭，或者大声喊叫……这些都是调节心情的最佳方法。

肾衰竭患者如何自我放松

肾衰竭患者想要拥有好心情，就必须学会自我放松。下面介绍六种方法，可以帮助肾衰竭患者减轻精神压力，从而使身心放松。

（1）幻想。想象自己没有病时候的样子，来到一个自己喜欢的地方，做喜欢做的事情。抛开现实，把思绪集中在你所想象的事物上，并逐渐让自己陷入里面，由此达到自我放松的目的。

（2）深呼吸。心情烦闷时，可以做适当的深呼吸，然后加以想象。如吸气时想象："如此新鲜的空气进入到我的身体，会化解我体内的病毒"。呼气时想象："一切致使我生病的因素都一齐呼出去了"……

（3）静默法。患者仰卧或平坐，主要用来调整呼吸、排除杂念，每次约20分钟。最好在安静的环境中进行，思想一定要集中，要保证情绪稳定。

（4）按摩。紧闭双眼，静下心来，用手指尖用力地按摩前额和后脖处，有规律地向同一方向旋转。

（5）大声唱歌。适时地放开你的歌喉，大声唱你喜欢的歌曲。在大声唱歌时，需要不停地深呼吸，这样可以很好地放松身体，使心情愉快。

（6）活动筋骨。伸展身体对消除紧张十分有益，可以使全身肌肉达到放松。因此时常活动活动筋骨可以起到放松心情的效果。

怎样进行肾衰竭患者的心理护理

肾衰竭患者极易产生心理压力和精神障碍。据相关资料表明：同期肾衰竭患者，在接受同等治疗的前提下，凡是心理调适好、心情乐观的，一般情况下，疾病基本能够得到有效的控制；相反，情绪低落，人体的免疫功能就会下降，就会导致病情加重，甚至使患者很快死亡。

（1）让患者了解病情。有些患者家属在得知患者病入膏肓时，顿时如五雷轰顶，不知如何是好。他们更不敢把实际病情告诉给患者，生怕那样会影响患者的情绪，对治疗不利。其实大多数患者对自己的身体情况都非常了解，有些患者对自己的病情已经略知一二，这时家属再隐瞒，不但不能减少患者的心理负担，还会给患者造成一定的心理压力，反而适得其反，影响治疗效果。

（2）一视同仁。有些家属在患者面前明显表现出对其的怜悯和同情，与患者说话时小心翼翼，甚至一个动作、一个眼神都格外小心。这样会让患者感到自己仿佛被排斥于正常生活之外，更觉得自己一无是处，更会失去信心，加重心理负担，使病情恶化。

（3）不要过度关怀。家属对患者的过度关怀，会使患者感觉自己是个废人，从而对生活丧失勇气。有些患者还会产生依赖心理，日子久了，就会造成功能丧失。因此，对于肾衰竭患者，可以让他做一些力所能及的事情，让他们在做这些事情的同时，感受到自己的价值，觉得自己并不是一无是处。

（4）鼓励患者多与朋友联系。家属千万不要怕影响患者的休息，而隔断患者与社会的联系。如果过于限制患者朋友的探视、患者的读书看报或一些社会活动，会使患者的孤独感更为强烈，甚至还会使他们产生被社会遗弃的感觉。

（5）创造良好的休养环境。环境对人的身心健康有着很大的影响，所以我们一定要保证患者房间的空气流通、布置合理、物品摆放有序，养一些花草供患者欣赏，以消除患者的不良心理情绪。

肾衰竭患者如何自我减压

（1）培养兴趣，做自己喜欢做的事情。

（2）接受自己的能力、缺点、成功和失败。

（3）拥有至少一个能够坦诚交谈的好朋友。

（4）积极工作，在工作中实现自己的价值。

（5）当发现自己承受的压力大时，不妨深呼吸。

（6）多到室外走走，感受大自然的美好。

（7）做心理暗示，不断地告慰自己，可以战胜病魔，从而坚定信心。

（8）听一些优美的音乐，在音乐中感受生活的美好。

（9）读一些喜欢的图书，使自己忘却烦恼。

（10）可以养一些花草或金鱼等，转移注意力。

糖尿病性肾病患者的心理调节

肾是人体重要的脏器之一，很多人可能在听到肝病、肺病时还比较容易接受，可一旦知道自己患的是肾病时，可能就会情绪失控，无法接受。在这些人看来，一得肾病，整个身体也就离垮掉不远了。

肾病本身就令患者心灵大受创伤，如果此时再告诉他们你是糖尿病性肾病患者，这时，患者产生崩溃心理都是极有可能的。对于年纪较轻的患者，他们可能会感到悲观、失望，甚至厌世。正是大好年华，却患上需终身服药进行治疗的疾病，对他们来说，是一件极其痛苦的事情。

另外，有一些中老年患者会迫于家庭或金钱等方面的因素，使心理压力增大，认为自己拖累了家人，于是整日郁郁寡欢，产生较为复杂的不良情绪。尤其是女性中老年患者，又处于更年期这一特殊时期，情绪起伏会更大，十分不利于病情的控制。

针对这些情况，家人应多与患者进行交流、沟通，使患者从内心深处消除各种不良情绪。除沟通外，家人还应多带患者到户外进行休闲运动，使患者能接触到大自然及其他人群，愉悦身心，树立战胜疾病的信心。

一旦患上糖尿病并发肾病，患者会因对疾病的不全面认识而产生过度的恐惧心理，使肾病愈加严重。

糖尿病是一种需终身服药的终身性疾病，而肾病也是一种极难治疗，且会反复发作的疾病。糖尿病会加重对肾脏的损害，两种病叠加在一起，会使肾病越来越严重，最终可导致死亡。所以，患者学会控制自己的情绪，放下恐惧心理是最主要的，只有使心情畅快，才能积极面对疾病，控制病情。

另外，还有一些患者并不害怕死亡，却不愿接受治疗。或认为自己没病，或持有满不在乎的心理，认为自己的疾病反正治不好，得过且过，能活一天算一天。这些情绪往往会使病情恶化的速度加快，错过最佳治疗时机。其实，只要家人或医护人员多对患者进行心理疏导，详细讲解病理知识，使患者全面认识疾病，提高自我保护意识，增加治疗信心，控制病情并不难。

肾病患者的情绪调节

在就医的肾病儿童中，小的患儿仅有两三岁，大的一般为十一二岁。患病的儿童身体不仅要承受病痛的煎熬，同时心理上也出现一些不良的变化。据了解，临床治疗过程中发现大多数的肾病患儿普遍存在不积极配合，不愿意吃药打针，不愿意住院治疗等情况，这些因素的存在严重影响了肾病的治疗效果。这就需要提醒患儿父母，在注重家庭护理的同时，不要忽视了孩子的心理护理。为了儿童肾病患者的长远心身健康着想，我们可以从以下几个方面入手。

1. 消除患儿的恐惧心理和孤独感

由于患儿多为学龄期儿童，正处在活泼好动的年龄，初次住院的他们来到特殊环境的医院，尤其是看到穿白大褂的医护人员，病室的陈列和陌生的病友而产生惧怕心理，表现为急躁、胆怯和悲伤，患儿这种不良情绪往往影响着疾病的治疗和预后。因此必须关心和安慰他们，向他们说明本病并不可怕，只要配合治疗是能够治愈的，使他们逐渐熟悉和习惯这一新的环境，并向他们介绍新的病友，还可让病愈的患儿介绍他们的治疗好转的过程，以消除新入院患儿的恐惧心理，树立起战胜疾病的信心。

2. 耐心细致地做好解释工作

肾病综合征治疗初期需要低盐或无盐饮食，这种饮食对那些娇生惯养而又任性的独生子女或平时饮食习惯偏咸的患儿来说是难以接受的。遇到这种情况，医生和家长应当耐心地向患儿解释说明此期高盐饮食的危害。如果继续吃高盐饮食，病情就难以好转，应等水肿消退以后再逐渐进食有盐的食物。同时应想尽一切办法来增进患儿的饮食，如多吃水果，在菜内加糖、食醋、麻油等调味品。

3. 消除患儿的戒备心理，并给予精神安慰和寄托

激素是治疗肾病综合征的常用药物，但长期服用会产生一些较明显的不良反应，如向心性肥胖。由于体形的变化，加之其他患儿的嘲讽会使他们产生自卑感，当他们得知这些变化是由于激素所引起的，就会拒绝继续服药治疗。这时应该用最恰当的语言来安慰他们，向患儿讲明停药的危害，如果突然停用激素治疗，则会前功尽弃，使病情反复。并做到送药到口，避免患儿将药扔下不吃。同时向患儿说明等病愈停药后，所引起的上述表现会逐渐消失，使患儿在精神上得到安慰和寄托，从而接受治疗。

4. 解除学龄期儿童住院期间的后顾之忧

由于肾病患儿多为学龄期儿童，住院时间较长，对教师和同学的牵挂及功课考试和升学的担忧与日俱增，加上疾病使身体虚弱致生活不能自理，表现为抑郁、沉默、焦虑和痛苦，甚至睡不好觉而产生急于出院的想法。为了避免和减轻患儿的忧虑，家长可以陪孩子一同学习、补习功课，辅导作业，给他们讲故事，陪他们做游戏等，以解除他们的后顾之忧。

5. 对恢复期患儿的护理

疾病恢复期患儿的症状基本消失，有些患儿以为病彻底治好了可以尽情地玩，饮食不受约束了，甚至把维持量的激素也停服。然而，恢复期患儿虽然症状基本消失，但是由于此期服用激素药物，机体抵抗力下降，很容易感冒，而感冒和停用激素可使病情加重和复发。因此，必须注意生活、饮食上的护理，激素的减量原则，注意休息，预防感冒，定期复查小便等。

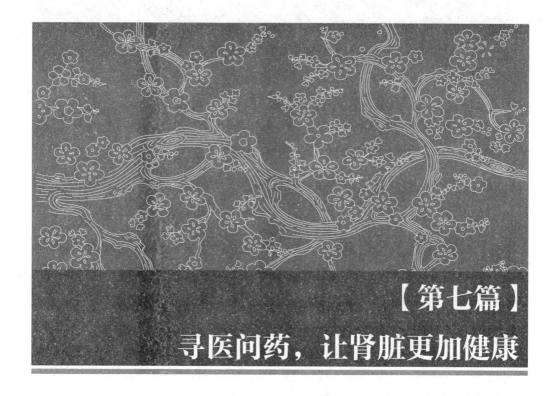

【第七篇】

寻医问药，让肾脏更加健康

篇首语

当肾脏出现问题的时候，不得不用药物治疗的同时，我们的建议是对症选药。另外，服用物会对肝、肾造成一定的伤害，所以一定要首选毒副作用小的药物来治疗。

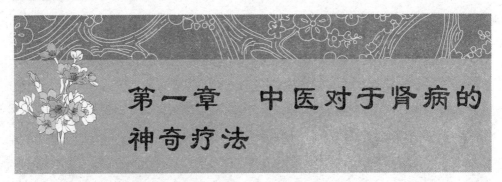

第一章　中医对于肾病的神奇疗法

 中医对肾脏的认识

1. 解剖意义上的肾

早在秦汉时代，古人已通过解剖方法来观察体内器官，如不通过解剖观察，不知道肾与腰部位相邻，是不会有"腰者肾之府"之说的。从《难经》来看，古人不但知道肾有2枚，而且还称出了肾的重量。后人还根据观察所得，描绘了肾的形状，《医贯》还以文字注有说明，说肾有2枚，生在脊柱第十四椎体下面，旁开约各1.5寸，其形状像是豇豆，曲附在脊里，外面有黄脂膜包裹着，里白外黑，各有带2条，上条系于心包，下条过屏翳穴，后趋脊骨。从这个描述来看，观察得确是粗疏的。包括王清任《医林改错》对肾形状的描述，仍不精密。但我们在承认这个事实的同时，至少可以明白，西医的肾也包含在中医的肾之中，它是中医肾的一个组成部分。

2. 生理功能上的肾

近人已指出，中医对胸腹腔内器官的了解，除了形态描述主要通过解剖方法（白箱方法），对其生理功能的了解，则是以"五行"学说为指导，通过对人体功能的类归（黑箱方法）而得出的认识。按照五行归类方法，中医认为，以筋骨血肉言，骨属于肾；以气血精液言，精属于肾；以眼耳鼻口言，耳属于肾。按其相关性做了归类之后，肾的生理功能就作出了如下的界定。

肾主骨生髓，藏精舍志，开窍于耳，主司生殖，其华在发，职司二便，并有主宰生长老死，开窍于二阴等作用。而近代中医，结合现代科学知识，又从这些生理功能反溯其实质，认为中医的肾，与肾上腺、性腺、垂体有重要的关系。这也说明了中医有关肾藏精的一些论述，受到了近代人格外的重视。所以，对肾主"藏精纳气"的生理功能，有必要再作些说明。在战国中期的时候，唯物主义的哲学家宋妍和尹文认为："精气是构成万物的本源"。作为万物之灵的人，当然也不例外。但哲学家们所说的精气与中医所说的精气，并不完全等同。中医不但在精气是构成人体的基本物质这一点上与哲学家们认识相同，而且还进一步认为，藏纳于肾中的精气，是人身精气中最精粹的部分。这种藏之于肾中的精气，后世称为元阴元阳，又称为先天之本。

肾所藏之精气，古人认为是人体生长壮老衰夭之主司。《黄帝内经》认为纵欲不节，使精气耗散竭绝，这是许多人未老先衰的主因。这个论点，对后世影响极大。所以精气必须保养，决不能使之匮乏。否则，不病者会早衰或患病，有病者会难愈或加重。所以后世医家对肾病多虚这一点，往往特别强调，或提出阳非有余，或提出阴常不足，而强调虚证太过，甚至连肾实证都一度为医家所遗忘，则是弊端。

扼要言之，肾功能的重要性，决定了治肾法的广泛性。而肾功能失常的复杂性，也决定了治肾法的灵活性。我们对此有所了解之后，对肾病的保健、肾病的证治诸方面的理解是有裨益的，对其他脏腑之病为什么常从肾论治的理解，也是有益的。

中医治疗肾病的特点

治疗肾病有很多方法，中医治疗是其中一种。中医治肾不同于西医，它主要强调的是功能，即主管人体的水代谢，靠肾阳的气化作用，对肾、脾、膀胱等参与水代谢起的主导作用；而西医所强调的是结果，主要表现为在排除尿液和各种代谢产物后调节水、酸碱的平衡。另外，也表现为分泌激素的作用。由此可见，中、西医在诊断治疗上是截然不同的。

中医治肾病大多根据患者的具体表现，得出一个证，此证与西医的病是完全不同的。换言之，一个西医的病，中医可采用多个证进行治疗，即相同的病可采用多种方法进行治疗。而不同的病，中医也可有相同的证，即不同的病也以采用相同的方法进行治疗。

值得注意的是，中医强调具体问题具体分析，根据每个患者体质因素、精神状态、年龄、性别等的不同，处方用药都会有相应的变化。中医治疗肾病的基本特点是辨证论治。

 ## 肾病的中医治法

1. 解表法

主要用于水肿病，腰以上肿，或肾脏病合并外感，有表证或肺气不宣表现。药用麻黄、苏叶、浮萍、防风等，方用越婢汤、麻黄连翘赤小豆汤、银翘散等。原则上只用于表证、实证，但当阴水复感外邪，出现表证时，亦可酌情使用。

2. 利尿法

用于水肿在里，水肿以腰以下明显，小便短少。一般肾病小便短少者均可使用，因小便为水湿的主要出路，故为水肿病最基本最常用的治法。药用猪苓、泽泻、车前子、半边莲等，方用五苓散等。此法表里寒热虚实均可应用，但应根据辨证，配合其他治法。如阳虚者予以温阳，阴虚者予以滋阴，气虚者结合补气，血瘀者结合活血等。

（1）温阳利水法。为温化法与利水法之结合，用于脾肾阳虚水肿，是水肿病最常用的利尿消肿方法，方用真武汤、实脾饮、附子五苓散等。

（2）益气利水法。用于气虚水肿，为健脾益气与利尿法之结合，方用防己黄芪汤等。

（3）育阴利水法。用于水肿在里，口燥咽干，小便短赤，舌红少苔，脉象细数的阴虚水肿证，方用猪苓汤等。

（4）淡渗利水法。用于水气浸渍肢体，头面四肢轻肿，身重少尿者，方用五皮饮、五苓散等。

（5）清热利水法。用于水肿在里，湿热内蕴者，方用八正散等。此法适用于里证、实证、热证。

（6）活血利水法。用于水肿在里，瘀血阻络，方用当归芍药散等。

（7）攻下逐水法。用于水肿在里，水肿严重，胸腹胀满，二便癃闭，用其他利水法无效者，属治标缓急之法。原则上用于里证、实证。对于虚证，如确需应用时，宜配合温化法和补益法。

3. 温化法

用于肾脏病脾肾阳虚，命门火衰，小便不利。药用熟附子、肉桂、仙茅、淫羊藿、胡芦巴等。根据阴阳互根的道理，常与滋阴药同用。方用金匮肾气丸、右归丸等。此法常与利尿法同用，用于阳虚水肿汪。

4. 理气法

用于水肿在里，脘腹胀满者。因气行则水行，可协助行气利尿。药用木香、陈皮、大腹皮等。治水肿病常与温阳药、利尿药同用方用实脾饮等。

5. 活血化瘀法

用于肾脏病有瘀血内阻者，药用丹参、益母草、桃仁、红花、川芎等。常与其他治法合用。方用桃红四物汤、益肾汤等。

6. 扶正固本法

肾病多虚，虚则补之，故本法为肾脏病最常用治法，宜根据阴阳气血亏损情况进行调补。如阳虚者用金匮肾气丸、右归丸；阴虚者用六味地黄丸、左归丸；气虚者用四君子汤、参苓白术散、玉屏风散；血虚者用四物汤、归脾汤；气血两虚者用十全大补汤。

7. 固涩法

用于肾脏病的气血精津耗散滑脱之证，如自汗、盗汗、遗精、早泄、小便失禁、虚喘等症，因肾主封藏，以上诸症与肾虚封藏失职、摄纳无权有密切关系，所以此法常与补肾法同用。药用山茱萸、金樱子、覆盆子、桑螵蛸等。方用水陆二仙丹、缩泉丸、金锁固精丸等；固涩法是为正气内虚、滑泄不禁证而设，原则上表证实证、热证均不宜使用。

8.凉血止血法

主要用于肾脏病出现血热妄行之出血汪，如尿血等。药用大蓟、小蓟、槐花、地榆、茅根等。方用小蓟饮子等。此法也常与其他止血法结合使用，如收敛止血法（药用白及、地榆炭、棕榈炭等）、祛瘀止血法（药用三七、琥珀、蒲黄）、温经止血法（药用艾叶、灶心土等）。

五脏与肾的关系

肾与人体内的每一个器官都有着密切的联系，它们相辅相成地构成了整个人体的结构，为人体的生存贡献着不可缺少的力量。

首先，我们来说说肾与心的关系。心主火，位于上方，属阳；肾主水，位于下方，属阴。通常情况下，心阳会下降来温暖肾阴，而肾阴也会上浮以达到滋润心阳的目的，阴阳一定要达到一种平衡互补的状态，人的心与肾才能正常运转。

如果这种平衡受到了破坏，那么，人体功能就不能正常发挥，以至于发生病变：如果肾阴不足，而心阳太重，就会出现腰酸、失眠、多梦、心烦等症状。如果肾阴过盛，而心阳太弱，又会出现心悸、气短、体寒等症状。如果是男性，严重时还会伴随遗精等现象，女性则会出现月经不调等情况。

我们再来说说肾与肝的关系。肾主精，而肝则主血，肾藏精，肝藏血，它们都是人体不可缺少的一部分。同时，精与血也是互生的。肾精离不开肝血的滋润，而肝血也离不了肾精的滋养，正常情况下，它们是互帮互助的。一旦这种关系达不到平衡的状态，就会出现问题。通俗地说，如果肝不肯帮助肾了，那么肾就会出现亏损的现象。此时，人就会出现耳鸣、头晕目眩等症状。而肾要是不肯帮助肝了，人就会出现急躁的情绪，严重的还会经常发"无名火"。

接着，我们再来说说肾与脾的关系。肾为先天之本，脾为后天之本。前面我们已经讲过先天与后天的关系，在这里不再重复。因为先天受父母的遗传，后天依靠食物的供养，所以它们之间的关系也是互相依存、缺一不可的。如果一方出现问题，就会使阴阳不调，众病丛生。

接下来我们要谈到肾与肺的关系。肾主水，而肺则主气。水不可缺气，缺气就不活，而气也不能少水，少水就会干枯。如果它们之间不肯互相合作了，也会出现病症。通常的情况下，如果水多就会出现水肿的症状，如果气盛则会出现咳嗽喘息的症状。

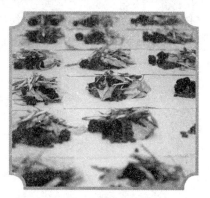

最后，我们再来说说肾与膀胱的关系。肾主里，膀胱则为表。俗话说，做人要表里如一。在这里也是同样的道理，如果出现了表里不一的情况，就会产生病症：如果表强而里弱，就会出现遗尿、尿频等症；如果表弱而里强，又会出现遗精、阳痿等情况。

总之，肾与其他脏腑的关系，都是相辅相成、缺一不可的。

 ## 中医里的补肾大穴

许多人都知道，人的身上有许多穴位，但知道以穴位补肾的人却不多。其实在进行药补与食补的同时，再伴以按摩或者针灸穴位，那么补肾效果会更佳。有的人不懂得以穴位的方式来补肾，或者找不到穴位，就会经常出现补肾不彻底、不到位的情况。所以说。我们需要找准身体上的补肾大穴。

那么，我们身体上的补肾大穴究竟有哪些，如何去寻找呢？首先，我们来说一说气海穴。气海穴在人体的前方，位于肚脐的下面，大约大拇指的一个半宽度处。因为每个人的高矮胖瘦不同，所以结构也就不尽相同，但一个人的手指与身体的比例却是最精准的，所以要以自己的大拇指来度量自己身上穴位的位置。气海穴被中医称为"元气之海"，是一个很重要的补肾大穴，因为人体的元气都跟这个穴位紧紧地联系在一起。

接下来，我们再说一说关元穴。肚脐下面大约两个半大拇指宽处就是关元穴，它就位于气海穴的下面。关元穴的主要作用是将人体的元气关住，别让它发生泄露的情况，所以也是一个补肾大穴。

然后是命门穴。命门穴位于人体的后面，也就是脊柱之上，它的位置正好跟肚脐眼平齐。命门穴，光听它的名字，就知道它的重要性。

再说肾俞穴。肾俞穴有两个，它们位于命门穴的两边，各一个半大拇指的宽度处。因为它们处于人体背部，又叫背俞穴。这两个穴位离肾最近，所以它们与肾的关系也很密切。

再有涌泉穴。涌泉穴位于足底前掌的弯曲处，这个地方的肾血非常充足，以至于达到了泉涌的程度，这个比喻便是涌泉穴的由来。

还有太溪穴。太溪穴位于脚后跟内踝处，它主肾经，也是一个元气较为充足的地方。

另有足三里穴。足三里穴位于膝盖外侧的凹陷之处，左右各一个，它有以后天补先天的功能。后天之本就是脾胃，通过补脾胃可以补充肾中的精气，所以足三里穴也是补肾大穴。

最后是三阴交穴。三阴交穴位于小腿的内侧上，内踝上，主脾。通常的情况下，三阴交穴健康，脾一定好。

中医诊断肾病时的禁忌

中医传统的诊疗手段包括望、闻、问、切，因此为了医生更好地诊断，患者就医前有一些事项需注意：

（1）女性患者在看病前不要化妆。望是中医主要的诊疗手段。如果你在看中医前化了妆，如擦粉底、抹口红、画眼圈、涂指甲……医生很难看到你的"本来面目"，这样就会给诊断带来困难，极易掩盖病情，误导医生作出错误的判断。

（2）注意保持舌苔的本色。舌头是中医窥探五脏六腑的一面"镜子"，如果你的舌苔颜色不是本来颜色，很容易造成假象，使医生误诊。因此，在就诊前一定要注意，千万不可食用能浸染舌苔的食物和药物，如牛奶、葡萄、杨梅、蛋黄、橘子、黄连、维生素 B_2 等。

（3）切莫香味扑鼻。闻气味，也是中医的诊疗手段。很多疾病都可以通过医生的闻诊断出来。如果患者在就医前吃了大蒜、葱，喷了香水等，必定会影响诊断。

（4）实事求是。问是中医诊断获取患者资料的重要方法。所以当医生向您询问时，一定要实事求是，绝不可隐瞒病情，讳疾忌医。

（5）不要做剧烈运动。中医诊断是需要号脉的，如果你在就医之前刚参加完剧烈运动，如跑、跳、爬楼梯……则需要休息一段时间，等脉搏稳定后，才能让医生号脉。

（6）其他。吃得过饱、饮酒之后或情绪过于激动时，都不可以立刻号脉。因为这些因素都会导致脉象异常，不利于医生的诊断。

灸督脉让肾气十足

一个人肾气不足，没有办法促进筋骨和肌肉的发育强健，可能就会缺乏男人阳气。另外，身体的阳气不足，生命之火不够旺盛，就不能够抵御外界寒冷的侵犯，包括自然界的风寒湿等，从中医角度来说就是阳虚。

对于男性而言，听到了自己肾虚往往总是感觉后脊发凉。其实养护阳气也是很简单的事情，只要平时生活中多注意呵护自己的身体。这里就有个不用打针吃药就能调好肾虚的好方子——艾草灸督脉。

在人体后背的正中线上，简单说就是从颈椎到尾骨这段距离，贯穿着总管一身阳气的督脉，古人称之为"阳脉之海"。脉如其名，就如同汪洋大海，会聚了全身经脉的阳气，把这些阳气输送、布散到全身体表的肌肤腠理之处，发挥温煦机体、抵御外邪的功能。

灸督脉就是使用艾草灸，现在的用法是隔姜灸，把身体的督脉自上而下用姜片铺上，上面就是徐徐燃烧的艾炷。艾炷点燃后，能看到的是小火星，亮亮的一个红火团，特别柔和，燃烧的过程延续不断，缓缓地，和普通柴草点燃的情况明显不同。

艾草只有艾烟，没有明火，慢慢往下延续，不会烫伤皮肤，透达力还很强。这缓缓的过程就符合人体需要慢慢调整的特点，让药力随着经脉，随着气血，缓缓而行。艾本就是温性，再用火灼烧，那就是如虎添翼。

在督脉上灸，借助督脉总督阳气的作用，激发出人体自身的阳气，又将这种温热，通过复杂有序的经络系统层层传递到全身，那么身体的正气就自然建了起来。选择灸督脉的方式，男性不但能够正气充足而不生病，还会身强体壮，充满男人味儿。

艾灸养肾保健效果佳

艾灸即用艾绒或艾粉做成圆锥型或自贴灸型进行疾病治疗，是药物和物理的复合疗法。艾灸可借助温热肌肤的作用，温暖肾病患者肌肤经脉、活血通络，可用于治疗由于寒凝血滞、经络弊阻所引起的各种病症。艾灸有行气活血的作用，可为肾病患者补气养血、疏理气机、提升中气，达到艾灸治疗的目的。

艾灸能加强肾病患者白细胞的吞噬能力，加速各种特异性和非特异性抗体的产生，提高其免疫效应，从而增强肾病患者的免疫功能。艾灸还能改善各器官的功能，提高人体的抗病能力，有利于肾病的治疗。除此之外，艾灸还有趋势散寒、调节阴阳、回阳救逆、扶阳固脱等功效，养肾保健效果奇佳。

艾灸护肾的常见方法有四种，即直接灸、悬灸、艾灸器灸和隔物灸。这几种艾灸方法原理基本相同，都可以达到治病养肾的目的。

直接灸即用艾绒捏成的圆锥体直接置于患者身体穴位和痛处点燃艾灸，有时会使皮肤化脓甚至结痂，因此很少应用。悬灸即使用艾火点燃艾绒悬于施灸部位，使皮肤有温热感又不会烧伤皮肤，以红晕为宜，操作方法分为温和灸、回旋灸和雀啄灸。

艾灸器灸又叫温灸器，属温灸疗法。其优点是可以很方便地固定在身体上，省去了刮灰的步骤，温和刺激性小且艾烟更少。隔物灸即在皮肤和艾炷之间隔上姜、蒜、盐、药等物品，也叫间隔灸。

养肾艾条温和灸

有的人以为，只有患病了才可以使用艾条灸，其实不然，对于平时的保健，也可以使用艾条灸。保健灸不但能够调整脏腑的功能，还能够促进机体的新陈代谢，更能提高机体的免疫功能，增强机体的抗病能力，使人体保持在一个健康的状态，从而达到防病、健身、延年益寿的目的。下面是艾条温和保健灸的几种方法，供大家参考。

1. 灸足三里

足三里穴是人体阴阳胃经的合穴，也是一个人全身最重要的强壮穴。它具有健脾胃、助消化、调气血、壮元阳的重要作用。

【用法】用温和灸每次 10 分钟左右，灸的程度达到感觉温热就行，并以出现红晕为度。隔天 1 次，灸 10 次为宜。

2. 灸关元穴

关元穴属于任脉经穴，位于足二阴与任脉之间。它具有温肾同精、益气回阳、培元固本及强壮人体的作用：用艾条灸，可以防治遗尿、遗精、习惯性便秘等，中老年人尤其有保健的作用。

【用法】艾条温和灸，加药物（附子饼）进行敷灸，每次 15 分钟左右，等到小腹有了温暖舒适的感觉便可。程度以皮肤红晕发热为佳。隔天 1 次，灸 10 次。

3. 灸气海穴

气海穴也是一个重要的保健穴。它具有填补元气、益肾同精、调理冲任及强壮人体的作用。用此灸法，不但能调整胃肠道及肾的功能，还对腹泻、遗尿、阳痿、遗精、月经不调、崩漏、中风、不孕等有很好的防治作用。

【用法】艾条温和灸，每次 15 分钟左右，等到有了温暖的感觉便行了。程度以皮肤红晕发热为佳。隔天 1 次，灸 10 次。

4. 灸肾俞穴

肾俞穴具有补肾益精、强健腰背、聪耳明目、壮骨健身、温阳散寒等作用。用此灸法，可以调整肾功能，对肾虚腰痛、遗精、早泄、遗尿、哮喘等，有较好的防治作用。

【用法】艾条温和灸，每次 15 分钟左右，等到有了温暖的感觉便行了。程度以皮肤红晕发热为佳。隔天 1 次，灸 10 次。

5. 灸膏育俞穴

膏育俞穴有调整肺气、养阴润肺、补虚益损的功效。用此灸法，可以缓解支气管痉挛，增加血红蛋白和红细胞数，防治肺结核、支气管炎、哮喘等。

【用法】艾条温和灸，每次 15 分钟左右，等到有了温暖的感觉便行了。程度以皮肤红晕发热为佳。隔天 1 次，灸 10 次。

 ## 刮痧改善肾虚

导致肾病的原因有很多，如风湿、内寒、瘀血阻滞等，不仅会加重病情，还会增加治疗肾病的难度。对于这种情况，肾病患者宜采用刮痧的方法进行治疗。

对肾病患者背部、腹部、下肢进行刮痧，能有效疏通经络，益气补肾。通过滋、补、填、固，可以全面调节和改善肾虚情况，保持肾脏营养均衡，从而达到护肾强肾的目的。

肾病患者适当刮痧，还可摆脱体虚气短、面黄肌瘦等症状的困扰，使气血通畅、皮肤变得富有光泽。刮痧还可减少肾病患者体内蛋白质和微量元素的流失、增加体内毒素和多余水分的排出、提高机体免疫力、缓解紧张情绪，全方位调节肾脏功能。

 ## 补肾的刮痧法

除了直接刮，还有好几种刮痧法，都能起到补肾的作用，现在我们就来说一说这几种补肾刮痧方，供大家参考选用。

（1）挟痧法。又称揪痧法，这种方法在我国古代的民间较为常用，现在的一些农村地区依然在用，俗称为"揪疙瘩"。主要是用中指和食指弯曲后夹揪皮肤，并以一挟一放的方式来反复进行，一个部位可以夹揪 8 ～ 10 遍，直到皮肤上出现红色痧点为止。这种方法适用于气海穴、关元穴、命门穴、肾俞穴，可以自我治疗，也可让他人给自己治疗。对于因肾虚引起的头晕、头痛、身体乏力等有较好的疗效。

（2）扯痧法。用大拇指和食指将穴位上的皮肤提起又放下，这种方法流传较广，主要目的是让扯痧部位的皮肤出紫红色或暗红色的痧点，以达到治疗疾病的效果。还能用拇、食、中三指一起夹扯皮肤，但需要注意的是，夹扯时只能朝一个方向，可以重复多次，症状较重时可以加大力度，直至皮肤出现红斑为止。扯痧时对皮肤有一种牵拉的力量，所以能够引起人体的全身机体反应，使患者的局部有疼痛感，但是在扯过之后，又会让患者全身有一种轻松感。这种方法主要适用于气海穴、关元穴、命门穴。对于因肾虚引起的内湿、内热有较好疗效。

（3）挤痧法。用两手或者一只手的大拇指与食指，用力地挤压穴位上的皮肤，以挤出一小排紫红色的痧斑为止。在挤痧之前，可以让患者坐着或者躺着，另一个人则用两手或单手的大拇指，在指定穴位，的皮肤上做有规律的挤压，直到皮肤出现红痧点为止。可根据症状的轻重来进行施治，症状重时，红痧点大些；症状轻时，红痧点便小些。这种方法主要适用于肾俞穴、涌泉穴、足三里穴、三阴交穴等穴位。对于补肾固气有较好的疗效。

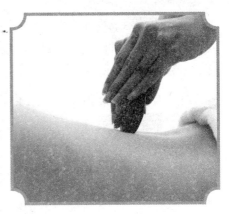

（4）点揉法。将手指并拢，以指尖部位对准穴位的皮肤，渐渐加重力度进行点压，同时还需要做一些圆形或者螺旋形的搓揉动作，这是一种以点压为主、配以指揉的复合手法。这种方法具体地说. 应该是一种按摩手法，但它却能够配合刮痧法，起到增强疗效和弥补刮痧疗法不足之处的作用。这种方法主要适用于气海穴、关元穴、命门穴、肾俞穴、涌泉穴等穴位。对于补肾益气、固精有较好的疗效。

拔罐强肾健体驱寒气

拔火罐又称拔罐子，是将罐中空气排出，利用负压使其吸着于皮肤，造成瘀血现象的一种治病方法。常用的火罐有竹筒火罐、陶瓷火罐、玻璃火罐、抽气罐等，可根据自身情况进行选择。肾病患者拔火罐，可疏通经络、行气活血、祛除瘀滞、调节阴阳，起到扶正祛邪、治愈疾病的目的。

拔罐有保健和医疗的作用，不仅能调理五脏六腑、强肾健体，还能治疗风湿痛、腰腿痛、腰椎间盘突出等病症。若用于人体穴位上，还可治疗头痛、气喘、腹痛。经常对百会、大椎、内关、合谷、神阙、足三里、三阴交、涌泉等穴位拔罐子，可打通奇经八脉。

拔罐针灸治肾效果佳

以拔罐和针灸法治疗肾病均有很好的效果，在拔罐的同时，若加入针灸法进行治疗，双管齐下，效果将更加明显。

患者可取三焦俞穴、肾俞穴、石门穴、三阴交穴等穴位，在腰椎两旁一次性密排罐于上述穴位，停留约 10 分钟，再卸下。患者还可采用单纯火罐吸拔上述穴位，停留 10 分钟左右，每日 1 次即可，或采用背部前穴拔罐，在肺俞、肾俞等穴位拔罐直至皮肤潮红。

对伴有尿频、尿量多、腰酸腿软的肾病患者来说，可先采用拔罐疗法，再行针灸。取三阴交、关元、脾俞、足三里、气海、肾俞等穴进行针灸，留针 30 分钟左右。

如果肾病患者伴有水肿等症，宜拔罐后再选用灸法治疗。对伴有大小便频繁、尿量多、口干舌燥的肾病患者来说，可以针灸玉液、金津、肺俞、大椎等穴位，但要注意玉液穴、金津穴不留针，其他穴位留针 15 分钟左右。

食盐茴香敷脐养肾法

取 250 克食用盐、少许小茴香放在一起炒热后，装入小布袋，然后敷在肚脐上，可达到调补阴液、促进阴阳平衡的目的。

中医学里讲，肾是喜咸的，而如果有盐进入肾经的话，就可以调整脏腑的功能，促进机体新陈代谢，增加白细胞、红细胞数量，增强吞噬细胞的吞噬功能，从而增强人体的免疫力，提高人体健康水平，并有一定的补肾养阴作用。对于男性来说，对增强性能力非常有益。

小茴香的主要成分是蛋白质、脂肪、膳食纤维、小茴香酮、茴香醛等，其香气主要来自茴香脑、茴香醛等带有香味的物质，是集医药、调味、食用、化妆于一身的多用植物。中医认为，许多病症都需要用到此药，因为小茴香性温，味辛，归肝、肾、脾、胃经，还具有通窍的作用。小茴香还能温肝肾、暖胃气、散塞结、散寒止痛、理气和胃，对于寒疝腹痛、睾丸偏坠、妇女痛经、少腹冷痛、脘腹张痛、食少吐泻等症有较好疗效。

食盐与小茴香加热后进行敷脐，一方面，热能促进人体对盐的吸收；另一方面，热效应能够直接刺激肚脐，而肚脐是调节人体阴液的重要部位，盐容易通过这个部位被人体吸收，就能起到调节经络的功效。

对于一些因先天之本的肾精不断地耗损、衰竭以及阳气逐渐耗散的男性来说，常将食盐炒热，用布包裹之后敷贴脐部，或熨烫腹部，可以起到补肾、补心、补脾的功效，也可治肾阳不足、肾气亏虚等导致的早泄等症。

如果想让食盐敷脐法的功效发挥出更大的效果，可在下午 5 ～ 7 时这段时间进行敷包，因为此时是肾经最活跃的时候，也是补肾的最佳时机。另外，在敷脐的同时，还要多吃些黑色的补肾食物，如黑豆浆、黑芝麻糊、核桃仁等。

值得注意的是，如果肚脐周围有疮疡或者溃烂等症状，就不要使用这种保健方法了。

治疗肾虚火疗法

火疗养生是通过全身燃烧大火的形式来达到减肥、局部塑身、身体五行疗养、强健体内器脏、祛病强身目的的一种新方法。按摩师通过点、推、揉、旋、拉等技术动作并加以药敷火疗，使患者体内血液加速循环，增加机体代谢，让脂肪有效转化、分解，有增强体内器脏的作用。该项目包括养肾火疗、健胃火疗、卵巢保养火疗、开背火疗、手足火疗等项目。

火疗治疗肾虚，主要在于取肾俞穴灸之，使中药能迅速渗透于肾部经络，从而起到滋阴补阳、补益肾气的作用。而安抚手法及以火加热可以祛风散寒、舒筋止痛、活血散瘀、温补肾阳，以及疏通经络，从而达到促进药物吸收的效果。

火疗治肾虚的具体步骤：

（1）把酒精倒好，按照调理部位的大小把塑料薄膜剪好，把三块大毛巾叠好放在水中，其他三块毛巾叠好待用。

（2）让患者躺好并且露出背部，为免患者受风着凉，可以把准备好的干毛巾盖于患者漏出的部位。

（3）拧毛巾，面积小的部位用一块大毛巾双层折好，拧成四面干后（一块毛巾的四边三寸内为干，中间微干）紧贴皮肤铺好，铺两块；面积大的部位用一块大毛巾对折后，拧成三面干（一块毛巾的三边三寸，内部是干的，中间微干）后，紧贴皮肤铺好，根据毛巾薄厚铺 2～3 块。

（4）根据酒精喷洒图喷洒酒精，并询问患者不舒服的部位，在相应位置打止痛符号。

（5）点火之前先告诉患者感觉较热了就提醒。

（6）扑火，待几秒钟后患者感觉到热就扑灭。

（7）按照酒精喷洒图喷洒第二遍酒精，最后一次扑火后要把毛巾盖在患处，这时将事先准备好的薄膜涂上火龙液备用。

（8）把毛巾取下后，把准备好的火龙液薄膜铺在患者后背，并且做一些按摩。

（9）让患者盖好被子平躺 45 分钟。

阳痿、早泄中医按摩疗法

涌泉是足少阴肾经的井穴。穴性有滋阴降火、宁神苏厥等。经常按摩益处很多，其中之一便是提高性功能，故阳痿和性冷淡者可自行按摩或请配偶帮助按摩。按摩方法很多，如用手直接按摩，或用拳捶击足心，或用大拇指掐足心，或用指甲搔抓足心取痒，或用足尖拇趾踩压足心，或用冷水、薄荷油、樟脑精等"药摩"足心。"药摩"可在入睡后进行，动作要轻巧，可用毛笔或绒布蘸上药物或冷水涂擦，以不使觉醒为原则。据说有的人在涂擦后 30 ～ 40 分钟之内会出现"梦中勃起"，有时还会做情梦。

如不按摩涌泉，可在命门穴施术，其法以一中指指端腹面置于命门，按压时吸气，呼气时还原，重复 5 ～ 7 次。也可两手掌互擦至热，来回横擦命门 16 次。或两足分开，比肩稍宽，自然站立，全身放松，两手握拳，置于两侧，齿咬紧，闭嘴，用鼻呼气，左转腰，带动右拳，轻敲命门，左手拳背轻敲脐眼，还原时吸气。再呼气时右转腰，两拳互换，同时如前相反相对轻敲命门和脐中，左右转为 1 次，重复 16 次，熟练后，可渐加重敲击力量，以能耐受为度。应先轻后重，再渐渐减轻。

遗精的中医按摩疗法

治遗精以按摩脐及脐下关元、气海穴为主，具体操作方法为擦搓两手掌，待热，将右手平放在脐眼上，左手放在右手背上。以脐为中心，顺时针方向运转，轻轻推荡，徐徐往来，旋转 36 次，连脐按住，稍停片刻，勿令风入。

也可先揉压脐眼后关元，脐眼先向左 180°，缓慢行之，再向右 180°，压 2 分钟，起指。然后以同法揉压关元穴。每晚睡前做 1 次，坚持 1 个月。有效后隔天施术 1 次。可起补肾固精作用。

还可行会阴按摩法：取仰卧，屈膝，腿分开，用两手食、中、无名三指并拢，按摩下腹部、会阴部、阴囊部。在行阴囊按摩时左右对称，用力均匀，动作缓慢、柔和、精力集中于按摩，每次左右各 81 次，每晚按摩 1 次。

壮腰强肾按摩四法

（1）摩擦足心法。每天晚上临睡前，用温水连洗带泡，边洗边用手擦双脚，约 15 分钟后擦干。然后先将左脚抬起，搁在右腿膝部，用左手握脚趾，尽力往外扳，用右手擦足底心，擦至发热为止，然后换脚，本法有滋肾阴降虚火之效。

（2）按揉腰眼法。两手握拳，手臂往后，用两手拇指的指掌关节突出部位，自然按于腰眼穴（在第四腰椎旁约两寸的凹陷中）。然后向内逐渐用力做环形旋转按摩，以有酸胀感为好，持续按揉10分钟左右，每日早晚各1次。

（3）刺激腰椎法。取直立位，两足分开与肩同宽，双手拇指紧按第二腰椎两侧、第三腰椎两侧，每次约5分钟，每天数次。本法可促进性腺分泌，提高性反应能力。

（4）捶腰背。通过对背部穴位的刺激，达到疏通经脉、调和脏腑气血之目的，可防治腰背酸痛、腰膝无力、阳痿等症。方法：双手握拳，双拳的虎口部敲击腰部脊柱的两侧。

肾病的自我按摩

按摩可使人体血液循环畅通，具有加速人体各器官、组织的新陈代谢，消除疲劳，解除病痛的功效。肾病患者也可以采取按摩的方法来缓解和治疗。

下面介绍几种自我按摩的方法：

1. 浴面

（1）用力将两手搓热，然后手指并拢，手掌摊开，紧贴面部，随后以双手中指指腹部为先导，分别从鼻翼两旁的迎香穴开始，沿鼻梁两侧向上推擦，经目内眦、眉头等处，然后慢慢推擦到前额。

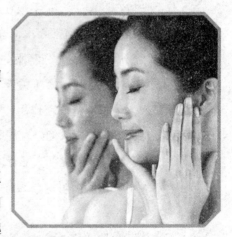

（2）将两手左右分开，沿着面部推至两鬓，掌心由两鬓再向下，经过颞部的太阳穴及耳前、面颊等部，返回到鼻翼两旁之起点。

（3）回到原点，再重新开始，按上述路线反复循环进行。

浴面可促进气血畅通，有祛散风寒、醒脑提神的疗效。对慢性肾炎身体虚弱、容易患感冒的患者非常有效。

2.运顶

具体动作为五指略微张开，按在前额上，由前向后，推至两鬓，做梳头的动作。肾病患者要想预防高血压，可采取这种按摩方法，效果会非常好。

3.揉肾俞穴

具体动作为双手握拳，将食指掌指关节突起部放在两侧肾俞穴上，先按顺时针方向压揉 9 次，再按逆时针方向压揉 9 次，如此连做 36 次。每天按揉此穴位，可以起到滋阴壮阳、补肾健腰等作用，可有效缓解肾病。

4.擦腰

具体动作为用力搓双手，使其发热，然后将两手掌面紧贴在腰部脊柱两旁，沿直线来回摩擦腰部两侧，一上一下为 1 遍，连做 100 ～ 180 遍，使整个腰部热起来。每天早晚坚持摩擦腰部，具有行气活血、温经散寒、壮腰益肾等作用。

5.捶腰阳关穴

具体动作为用手的四指握大拇指呈拳头状，手腕放松，用拳背部叩击腰部第四腰椎棘突下的腰阳关穴，连做 36 次。每天捶打此穴位，可以缓解肾阳虚。

健肾壮腰摩耳法

从中医学的角度分析，肾主藏精，开窍于耳，而医治肾脏疾病的穴位很多都在耳部。按摩双耳也可以达到健肾壮腰、养身延年的目的。下面介绍几种摩耳助肾法，以供大家参考。

（1）双手拉耳法。将左手从头顶伸向右边，并牵拉住右耳，再用右手向下拉耳垂，这样提拉数十次，然后改用右手伸过头顶，并牵拉住左耳，双手提拉左耳数十次。也可根据各人的具体情况调整提拉的次数，多少不限。

（2）双手扫耳法。将双手的手指伸直，再将五指由前向后扫耳朵，这时就能听到"嚓嚓"的声音。这种对耳朵的刺激可以达到让肾脏活跃的目的，肾脏如果活跃了，那么它的排毒功能也就增强了。

（3）双手掩耳法。将两只手掌分别掩住两只耳廓，再用手指托住后脑勺，然后用双手的手指同时敲击脑郭，这时就会听到"咚咚"的声音，好像在打鼓一般，因此这种敲击法也被称为"敲天鼓"。每次可以敲击 20 次左右，也可根据各人的具体情况来调整次数

（4）搓弹双耳法。用双手分别握住双耳的耳垂，再轻轻地搓摩，使得耳垂出现发红发热的情况为止。然后揪住两只耳垂，搓弹几下，再将耳垂往下拉，最后放手让耳垂弹回原处，反复 10 次左右即可。

（5）手摩耳轮法。将双手握成空拳，再以拇指和食指沿着耳轮进行上下来回的推捏，直至耳轮充血为止，此法不可过度，以轻微充血为宜。可以根据各人的具体情况进行调整，总之把握好度就可以了。

（6）提拉耳尖法。首先用双手拇指和食指夹捏住耳廓的尖端部位，再向上提揪、揉、捏、摩擦 5 次左右，停歇一会儿之后，又以同样的方法进行摩擦 20 次左右，局部有发热发红的感觉就可以了，这样能起到消除肾疲劳的作用。

（7）全耳按摩法。将双手的掌心进行互搓，发热后向后按摩耳朵的正面，然后向前将耳朵反折，按摩背面，重复全耳按摩 6 次左右就行了。

治肾病的药物熏蒸法

药物垂蒸法治疗肾病，是临床上运用比较广泛的一种方法。对于肾功能不全的患者来说，病情还没到非做透析不可的地步，但因体内毒素无法排除，致使病情越来越严重。此时，可采取药浴熏蒸法对其进行治疗，既可排毒，又可修复受损肾脏。

研究表明，药浴熏蒸法治疗肾病，可使患者通过皮肤排毒，达到扶正、祛邪、化瘀的目的，方法简单且效果明显。将中药放入锅内，根据不同患者加减用药量。经热蒸汽熏蒸患者皮肤，使其发汗并消除水肿、排除毒素、降低血液中肌酐和尿素氮的含量、提高机体免疫力、改善肾功能。

温肾补肾中药泡脚方

民谚中说："热水泡脚，如吃补药；中药泡脚，胜吃补药；天天吃只羊，不如中药泡脚再上床"。其实，这有一定道理的。中医认为，诸病从寒起，寒从足下生。

在热水泡脚的同时，如果能在水中加上合适的中药，皮肤便可以利用在温水作用的强渗透能力，充分吸收中药成分，疏通筋骨关节，改善体内的水分分布和血液循环，温肾补肾，起到养生祛病的作用，现在就介绍几个泡脚护肾方。

处方1：麻黄、桂枝、山药、连翘、川芎、大黄、丹参、苦参、生黄芪、枸杞子、白花蛇舌草各20克。

【用法】将诸药一起装入纱布袋，封好，用热水浸泡，待水温降至40℃时，将双脚至膝浸入水中，不断加入热水，让自己出汗。每天1次，每次浸泡20～30分钟。

【功效】适用于慢性肾衰竭早中期。

处方2：花椒、桂皮各15克。

【用法】将花椒、桂皮一起水煎取汁，兑入泡脚水中泡脚。每天1次，每次20～30分钟。

【功效】温补肾阳，对于因肾病引起的水肿有较好的缓解作用。

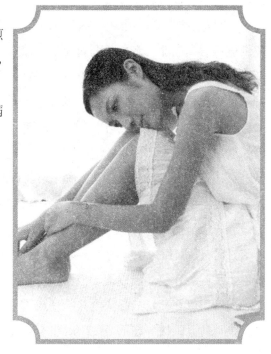

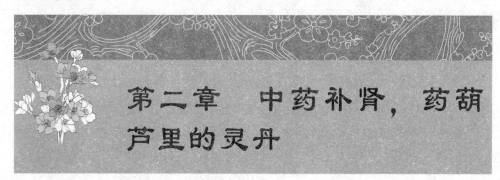

第二章 中药补肾，药葫芦里的灵丹

中药对肾脏的作用

（1）利尿作用。中药的利水类药物有肯定的利尿作用，如猪苓、茯苓、泽泻、车前草、金钱草、半边莲等，中药利尿药配合温肾药可提高利尿效果。研究表明，温肾药可改善肾的血流量，提高肾的滤过率，而利水药可减少肾小管的重吸收，故两者合用可提高利尿作用。

（2）免疫调节作用。中药中补益药、活血药及清热解毒药均能增加网状内皮细胞的吞噬功能，有些中药对免疫功能有双向调节作用，中药祛风胜湿药有抗变态反应作用，尤其是雷公藤对肾小球肾炎有明显治疗作用。研究证实，此药能抑制免疫复合物形成，减轻肾小球炎性改变。

（3）排泄代谢废物作用。如大黄能促进尿素氮和肌酐的排泄，从而起到减轻氮质血症的作用。

（4）改善肾功能的作用。活血化瘀药可改善肾脏的血液循环，减轻高凝状态，促进纤维组织的吸收，有可能使部分废用肾单位得到不同程度的修复。冬虫夏草有改善肾功能的作用。

（5）肾毒性作用。个别中药具有肾毒性作用，如有报道用木通60克，煎水顿服，引起急性肾功能衰竭，但常用量无明显毒性作用。雷公藤也有肾毒性，主要引起肾小管坏死，故临床上只能使用雷公藤制剂，如雷公藤多苷等。此外，防己、生草乌、蜈蚣等超剂量使用时也有肾毒性。

补肾用药需慎重

补肾要根据肾阳虚和肾阴虚对症下药，如果用反了，比如肾阴虚的患者吃了补肾阳的药，就会出现症状加重，如周身发热、头晕脑涨、耳痛咽肿等。其实，补肾学问远不止这些。

目前说起补肾好像只是男人的事情，而事实并非如此。肾虚不仅仅表现为性功能方面的改变，还包含着全身的一系列变化。中医理论认为：肾为先天之本，是人体生长发育的根源，脏腑功能活动的原动力。在中医理论中，肾不仅仅是一个有形的脏器，更是肾脏及与其相关的一系列功能活动的总称，如人的精神、骨骼、头发牙齿等的病理变化都可能与肾有密切关系，其范围远较西医观点广泛。

现代人由于生活水平的提高，出门有车，上班又坐得多活动少，很容易出现全身脏器功能衰退，肾虚则是其中的一种。而老年人肾虚是衰老引起的不可抗拒的生理过程，叫生理性肾虚，是不可以通过药补而重返青春的。中年人出现肾虚症状是一种未老先衰，属病理性肾虚。

现代人为防止未老先衰首先应当加强身体锻炼，其次才是药物滋补。如果不是极度虚弱的人群，补肾应以平和为主，而且要因时、因人、因地而异，根据不同的季节、体质和气候选择不同的补肾方法，最好在医生的指导下进行，而不是随便拿"补肾"药物滥用。

服用中药需特别注意的几点

肾脏功能减退时，机体排泄钾离子能力减退，而不少中药中含钾量较高，长期服用可导致威胁生命的高钾血症。临床上碰到不少血肌酐高的患者，一开始在西医门诊就诊，后来觉得效果不明显，或者听信他人，改服中药，一段时间后肾功能损害显著加重，而且出现严重高钾血症。严重高钾血症必须紧急透析抢救。

有些中医用药量喜欢偏大，导致患者出现消化道症状，而出现消化道症状时，又因为习惯上认为中药没有副作用，把消化道症状归咎为肾病本身所引起。反复恶心、呕吐，不仅增加用药机会，其本身就可以引起肾功能进一步损害，尤其是老年患者。

有些合并糖尿病的肾病患者，喜欢中药降糖治疗，认为副作用小，对肾脏有利。近年已有不少报道，服用降糖中药导致反复严重低血糖发生，甚至死亡。究其原因，可能是里面含有降糖的西药，而这些西药在肾功能减退时，不能像正常人那样从肾脏排出，从而在体内蓄积，引起顽固性低血糖，从至引起死亡。

对于大多数肾病，尿液检查都可以发现，但中草药引起的肾脏毒性则常常是非常隐蔽的，尿液检查常不能发现，尿检常无蛋白尿和血尿，或因尿液改变非常轻微而容易忽视，实际上这时可能已经有了严重肾病损害。故长期服用中药者，应到肾脏专科就诊，以便早期发现肾脏损害并及时停药。

或许有些患者看到以上内容后，会对用中药有所顾忌。其实，过分恐惧是没有必要的，祖国医学在经过几千年后仍被应用，自然是有非常多的可取之处，绝大部分中药疗效也是值得肯定的，而且中药产生的肾脏毒性问题常常并不出在中药本身，而在于如何合理应用它。关键是患者要到正规的医疗机构就医，切不可听信江湖郎中和自行用药。

肾毒性中药有哪些

肾病患者在治疗过程中，需注意不要使用具有肾毒性的中药，以免误用造成肾脏进一步损伤。对肾脏有毒副作用的常用中草药有如下几种。

（1）木通。味苦、性寒。有清热利水通淋、清泻心火、通乳、利痹的功效。所含木通皂苷水解后得常春藤皂苷元等。小剂量（3～6克）有利尿作用，大剂量可损害肾小管，导致其上皮细胞坏死，严重者可导致急性肾功能衰竭。

（2）草乌。味辛，性温，有毒。能祛风湿、散寒止痛。含乌头碱、次乌头碱，以乌头碱毒性最强，内服0.2毫克即可中毒，3～4毫克可致死。主要经肾脏及唾液排出。生用易引起急性肾功能衰竭，故多经过炮制后入药。长时间煎煮（3小时以上）后乌头碱水解为乌头原碱，其毒性仅为原生物碱的0.02%～0.05%，故草乌入药应先炮制，并先煎半小时左右。

（3）雷公藤。味苦，有大毒。有杀虫、消炎、解毒功效。其根、茎及嫩枝叶均有毒，根皮毒性较木质部大，其含有毒的成分为混合 5 种生物碱的雷公藤碱及 3 个有显著细胞毒性作用的二萜环氢化物。中毒剂量可引起肾小管细胞变性及坏死，肾远端小管上皮轻度脂肪变性，患者往往死于急性肾功能衰竭。

（4）益母草。味辛，微苦，性微寒。有活血调经、利水消肿、凉血消疹的功效。含益母草碱、水苏碱等多种生物碱。该药毒性较低，临床用量常偏大，中毒后可引起多器官出血性休克、肾功能衰竭。

肾毒性中药的类别

多年来"中药不良反应少"的说法使人们对某些中草药的肾毒性缺少足够的认识和重视。20 世纪 90 年代中期，比利时医生首先发现，相当数量的"肥妞"、"胖嫂"在无所禁忌地服用减肥中药后发生急性肾衰，由此提出了"中药肾病"的概念。目前许多江湖医生打着"偏方"、"验方"的旗号，滥用中草药治疗各种肾脏疾病，加重患者病情甚至导致尿毒症，对此必须提高警惕。

可导致肾脏损害的中药有三类。

第一类为植物类中药：雷公藤、草乌、木通、使君子、益母草、苍耳子、苦楝皮、天花粉、牵牛子、金樱根、土贝母、马兜铃、土荆芥、巴豆、芦荟、威灵仙、大风子、山慈菇、曼陀罗花、钻地风、夹竹桃、大青叶、泽泻、防己、甘遂、千里光、丁香、补骨脂、白头翁、矮地茶、苦参、土牛膝、望江南子、棉花子、蜡梅根等。

第二类为动物类中药：鱼胆、海马、蜈蚣、蛇毒等。

第三类为矿物类中药：含砷类（砒石、砒霜、雄黄、红矾）、含汞类（朱砂、升汞、轻粉）、含铅类（铅丹）和其他矿物类（明矾）等。

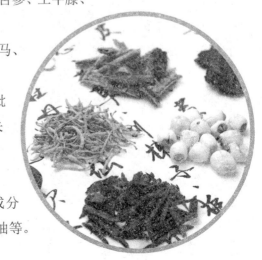

中药大部分是天然药物，有效成分比较复杂，如生物碱、鞣酸质、挥发油等。

既然是药，其多数则会有不同程度的不良反应。一般地说，中药的不良反应比人工合成的西药要小些，但也有些药一毒性较大，如红砒石、白砒石、水银、斑蝥、青娘虫、红娘虫、生藤黄等。毒性稍轻些的有白附子、生附子、生川乌、生草乌、生半夏、马钱子、巴豆、生天南星、生甘遂、闹羊花、天仙子、蟾酥、土木鳖、吕宋果、枫茄子、枫茄花、生硫黄、巴豆霜、白降丹、罂粟壳等。当使用这些药物时，必须慎重，如枫茄花浸酒，口服可治疗风湿性关节炎，剂量过大，常会引起中毒死亡。

因此，我们需要辩证地看待中药在肾病治疗中的作用。中药的炮制、使用方法、使用分量、禁忌和配伍并不是普通人短时间就能够了解并学会的。不管您采用怎样的治疗方式，一定要在正规医院、专业医师的指导下进行，这才能够保证您的生命健康。

 ## 怎样正确熬煮中药

有些肾病患者需长期服用中草药治疗，掌握中药煎熬方法，最大程度发挥药物的治疗作用，对提高疗效起着重要作用。那么如何煎中草药呢？现介绍如下：

（1）首先根据处方核对一下药物是否齐全，是否存在与药方不符的药物。

（2）药入锅煎熬以前，先用水冲洗一下，去掉尘土和非药物的杂物，达到清洁的目的。

（3）将药放在锅内，煎以前用凉水浸泡 1～2 小时，将药浸透，这样在煎熬时才能把药内成分最大程度溶解出来。

（4）一定用沙锅熬药，不要使用铁锅、铝锅。锅的大小以药量来确定，使加入的水没过所有的药。水不要加太多，以免煎好后药液量太多；水也不能加得太少，以免有的药因尚未浸泡充分，影响有效成分溶解。

（5）治疗肾炎的常用药以煎 30 分钟为宜，要用小火，不要用急火。要防止糊锅底，特别是药方中有山药时更应注意。有些药需用布包起来煎。煎熬后所剩药液量应在 100～150 毫升。

（6）每剂药要煎 2 次，第二次时间可以短些，20 分钟即可。然后把两次煎液混合一起，每天分 2 次服下。

其实，现在很多药店都可以代煎中药，如果怕麻烦的话选择一家正规的药店代煎也不错。需要提醒大家的是，不能片面地把中药当做救命草，更不能自主配药，这是非常危险的。另外，有些药物煎煮有特殊要求，需遵照医生嘱咐处理。例如有些药要先下锅煎熬，再放其他的药，有些药要后下，待其他药煎到一定时间再把它放进去煎煮，有的药是须煎好的药冲服。

为何药物补肾需分型

讲到补肾，不少男性本能地认为就是补肾壮阳，所以各种动物的鞭、鹿茸是他们的最爱。其实，这是最常见的补肾误区。一般而言，大多数的男性不应单纯地补肾壮阳，而要根据不同体质和症状来细分出不同的进补方式。同样是性功能减退这个症状，原因就有多种，进补的方式也不完全一样，要根据引起症状的根本原因进行调理。

（1）湿热型。这类男性除有性功能减退症状外，还有口苦、小便黄、乏力、便溏等症状，应给予清热利湿。

（2）气血不足型。这类男性除有性功能减退症状外，还有头晕眼花、乏力、睡眠不好、手脚发凉等症状，应给予补气养血。

（3）肾阳亏损型。症状有腰膝酸软、头昏、眼花耳鸣、四肢厥冷、夜尿多等，只有这类男性才需温补肾阳，也是通俗所说的补肾壮阳。

（4）脾虚型。脾为先天之本，脾虚之后可使气血不足，导致全身虚弱。有慢性消化不良、怕冷、体力较差等症状，进补时应该多注意吃山药、大枣一类富含淀粉，容易吸收的食品。这类患者在保证每日营养均衡的基础上多喝山药粥、大枣粥和鲫鱼汤、鲤鱼汤。若加入红枣、枸杞子等滋补类食物，效果更佳。

（5）肥胖型。中年男性中这类较多，体胖（通常为腹部肥胖，常有腹胀、嗳气等消化不良症状，大便稀薄，精神较差，大多有脂肪肝。这类患者应以健脾胃为主，平时多吃蔬菜，控制饭量，少饮酒，多活动。进补时应该注意少吃盐，以便排出体内多余的水分，多吃人参、海参、鲍鱼、虾、动物内脏等营养丰富而且脂肪含量低的食物。在用鱼、虾和参类进补时配上红小豆汤、冬瓜汤等清淡利尿的食物，进补效果更佳。

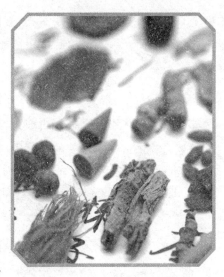

（6）瘦弱型。很多男性身体瘦弱主要是由于热量摄入少、睡眠时间少和运动量过大引起的。因此在进补时应注意适当增加睡眠时间，减少运动量。饮食上注意多选择高能量、高蛋白质食物，如小麦、大麦等主食。进补时可多吃羊肉、牛肉。

（7）肠胃不和型。由于现代生活节奏加快，大多数男性都不同程度地存在由于饮食不规律或暴饮暴食所造成的消化不良、胃炎、胃溃疡等疾病。胃不好的男性在进补时应该遵循清淡、易消化、各类营养均衡摄入的原则，忌大鱼大肉。应改变暴饮暴食的坏习惯，减轻肠胃负担。在日常饮食基础上可以多喝玉米粥和莲子羹。肉丸子、肉汁汤容易消化，又能保持肉类原有的营养，很适合消化能力差、胃气不足的男性进补。

治肾病的中药灌肠法

中药灌肠疗法是在张仲景蜜煎导法基础上不断发展和完善起来的中医药外治法之一。在临床上分为中药灌注法、中药直肠点滴法、中药结肠灌注法。主要适合于慢性肾衰的中后期，临床以恶心呕吐、便秘、皮肤瘙痒等为主要症状的患者，特别是对于药食难入、食入即吐的患者，常收到较好的疗效。对尿毒症患者，可明显改善和恢复肾功能，快速降低血肌酐、尿素氮。对已透析的患者，可逐渐减少透析次数，以致去掉透析。

灌肠方法：灌肠桶挂于输液架上，灌肠液多为浓缩煎剂，待药液温度降至37～40℃时，选用细胶管，用石蜡油润滑管端，缓缓插入肛门20～25厘米，渐渐灌入药液。压力宜低，药液平面不宜高于肛门口25厘米。药液量一般为

150～250毫升。

如药液量太少（不足100毫升者），则达不到治疗目的；如药液量过多（大于300毫升），则液体容易从肛门溢出造成浪费。灌肠要使药液存留在乙状结肠以上，药液灌完后，应适当抬高臀部，慢慢拔出肛管，然后嘱患者平卧休息半小时左右。

细数那些补肾中药

锁阳

锁阳的得名源于该药的药用功效——"锁住阳气，长盛不衰"，所以又被称为"不老药"。宋朝名医寇宗夷在《本草衍义》中说："锁阳可大补阳气，益精血，兴阳润燥，养筋滑肠。凡阳气虚损、精血衰败者珍为要药。"元代医家朱丹溪配制的虎潜丹丸和清朝乾隆皇帝服用的"龟龄集"都用锁阳入药。

锁阳是补肾的药材中最常使用的一味药，但它有别于人们片面理解的壮阳药，也不同于其他补肾药。因为锁阳具有补阴扶阳、虚实兼治、男女通用的特征，能够调节阴阳平衡，阴虚补阴，阳虚扶阳，遇虚则补，逢实则泻，因此适用范围非常广，对人体动能有很大益处。它能增强免疫功能；清除自由基；抗血小板聚集；具有糖皮质激素样作用；补充维生素和矿物质。

最新科学实验证明锁阳还具有防癌、抗病毒、延缓衰老的作用。适用于免疫力低下、易感染疾病者；中青年操劳事业而健康透支者；尿频便秘、失眠脱发、哮喘、痿弱早泄等多种慢性疾病患者。

何首乌

何首乌味苦、甘、涩，性温，归肝、心、肾经。李时珍对何首乌的评价很高，他说何首乌能"养血益肝，固精益肾，健筋骨，为滋补良药，不寒不燥，功在地黄、天门冬诸药之上"。近代名医张山雷也给予了它很高评价："首乌之根，入土甚深，而藤蔓延长，极多且远，能入夜交缠。含至阴之气，具有凝固能力，所以专入肝肾，补养真阴，且味固甚厚，稍兼苦涩，性则温和，皆与下焦封藏之理符合，故能填益精气，备有阴阳平和作用，非如地黄之偏于阴凝可比。"

另外，何首乌还有美容和乌发的功效。《本草纲目》说何首乌"可止心痛，益血气，黑髭发，悦颜色"。何首乌具有益精血、补肝肾作用，经常服用可使人气血充足，面色红润，容光焕发，面色无华或面色萎黄的血虚患者，常服制何首乌（深加工过的何首乌），可使面容青春久驻。

怀牛膝

怀牛膝因外形而得名，因为其茎上有棱节，很像牛的膝骨，所以被叫作"牛膝"。因为流传久远，历史悠久，所以不少古代医书上都有对其记载，怀牛膝可生用也可酒制，生用怀牛膝有活血通经的功效，用怀牛膝做酒一向被认为是补肝肾、强腰膝的良药。这一点在《本草纲目》中就有记载："得酒则能补肝肾，生用则能去恶血。"

传统中医认为，怀牛膝性平，味苦、酸，归肝、肾经，具有补肝肾、强腰膝、壮筋骨、利关节、活血通经、利尿通淋、引血下行之功效，对肝肾不足和湿热下注引起的腰膝酸痛、筋骨无力、风湿痹痛、下肢关节疼痛极为有效。

简单地说，怀牛膝只要配对了药材就能发挥健体的功效。怀牛膝配杜仲、桑寄生具补肝肾、强筋骨之功，可用于肝肾不足、腰膝疼痛、无力。怀牛膝配熟地黄、龟板具补益肝肾、强筋健骨之功，可用于肝肾虚损较甚、腰膝酸软无力。

菟丝子

菟丝子是双生叶植物药旋科花科植物菟丝子或大菟丝子的种子。菟丝子中含有糖苷、维生素 A、胆甾醇、谷甾醇、豆甾醇等营养物质，在《神农本草经》中被列为上品。气味辛，甘，平无毒。具有补肾益精，养肝明目的作用。适用于肝肾不足的腰膝筋骨酸痛，腿脚软弱无力、阳痿遗精、呓语、小便频数、尿有余沥、头晕眼花、视物不清、耳鸣耳聋以及妇女带下、习惯性流产等症。

一般情况下被列为上品的可以久服，久服明目轻身延年，每次用量宜在 10～12 克。阴虚火旺、阳强不痿及大便燥结者禁服，根据个人体质，如果出现上火迹象就停止服用。

冬虫夏草

冬虫夏草是我国传统的名贵药膳滋补品，它性平味甘，具有补肺肾、止咳嗽、益虚损、养精气之功能。清代吴仪洛在他的《本草从新》中首次记载使用，书中说冬虫夏草味甘性平保肺，益肾，补精髓，止血化痰，医劳咳、治膈症皆良。中医认为，冬虫夏草归肺、肾二经，既能补肺阴，又能补肾阳，　　是唯一一种能同时平衡、调节阴阳的中药。

腰为肾之府，很多老年人经常有腰痛的情况，这种腰痛的特点是痛而酸软，喜按喜揉，足膝无力，遇劳更甚，卧则减轻，常反复发作。中医认为这种腰痛是肾虚所致。治疗肾虚腰痛，冬虫夏草可以说有很好的疗效。

冬虫夏草能够阴阳双补，而且有很好的补肺作用，肺主卫气，补了肺，就相当于加固了卫气。所以对于皮肤阳气（卫气）不足造成的自汗和阴虚所致的盗汗都有独特的疗效。

淫羊藿

淫羊藿别名三枝九叶草、仙灵脾、牛角花、三叉风、羊角风、三角莲。《本草纲目》记载："淫羊藿，性温不寒，能益精气，真阳不足者宜之。"可见其补肾阳的功效是非常显著的。淫羊藿的有效成分可促进精子生成和精液分泌，刺激感觉神经，从而间接提高性欲。

衰老是人类生命过程的必然规律，肾中精气的盛衰与人体衰老发生的早迟息息相关。《黄帝内经》认为老年人出现衰老症状主要是肾中精气亏虚的结果。淫羊藿可以从不同方面影响人体衰老机制，如影响细胞传代，延长生长期，调节免疫和内分泌系统，改善机体代谢和各器官功能。

肾虚患者大都免疫功能低下，淫羊藿多糖有增强机体免疫力的作用，所以肾虚患者服用淫羊藿能使病症得到改善。

此外，在前面讲过，肾主骨，如果肾精不足，髓不能养骨，人就会出现骨骼方面的疾病。"齿为骨之余"，牙齿的营养亦源于肾精，故肾精充足，齿得所养，则齿竖有力，不易脱落；若肾精亏虚，齿失所养，则齿松易脱、疼痛。如果牙疼酸和肾虚有关，可以用淫羊藿煎汤漱口。

益智仁

益智仁味辛、性温，气味芳香，归脾、肾两经，尤其长于温摄肾气、补肾助阳、固精缩尿，临床上常用于治遗精、夜尿频多之症，它兼能温脾止吐、止泻，故也用于治疗寒性胃痛、脾虚吐泻、口淡多涎、心悸、饮食减少等症。

益智仁能补肾壮阳，固精缩尿，温脾止泻，悦色延年，提高记忆力，而且是"久服轻身"的一味补肾防衰良药。常配伍金樱子、覆盆子、山茱萸治遗精、滑精，配葛根、肉豆蔻治脾肾虚泄，配干姜、丁香治胃寒呕吐、多涎，配川乌、干姜治伤寒阴盛、心腹痞满、呕吐泻痢、手足厥冷。

著名的缩泉丸就是由乌药、益智仁、山药三味中药组成的，对膀胱虚寒、小便频数、遗尿不止等病症可以起到温肾祛寒、缩尿止遗的作用，也可用于治疗脾肾虚寒所致的口流涎唾。儿童夜尿严重者，用益智仁加胡椒放入猪肚里熬汤喝，效果也很好。

益智仁温而不热，暖而不燥，补而不峻，涩而不泄，有缓和之性，很适合长期从事脑力劳动的人和体质虚弱者作为健脑益智、延缓衰老和益寿延年之品服用。

杜仲

杜仲性温，味苦、辛，含有十多种氨基酸和微量元素，还含有杜仲醇、绿原酸等营养物质，具有安胎止血、降血压、补肝肾、强筋骨的作用。尤其对肾虚所导致的腰膝酸软无力及女性肾亏而引起的习惯性流产等症有较好的治疗效果。

杜仲还有抗菌消炎的作用，能抑制大肠埃

希菌、肺炎球菌、肺炎杆菌等多种病菌。中药方剂中，杜仲常应用于治疗肝肾亏虚所引起的慢性肾脏疾病以及阳痿早泄、胎动不安等症，能有效改善性功能障碍、不孕不育症。

杜仲一般分川仲和汉仲两大类，药用价值高的杜仲皮厚，内表面呈暗紫色，折断后，会出现浓密的白丝，这样的杜仲可称之为佳品，患者可放心选购。需要注意的是，阴虚火旺的患者应谨慎服用杜仲。

巴戟天

巴戟天在我国有很长的应用历史，早在汉代，《名医别录》就有其药用的记载。巴戟天味辛、甘，性微温，归肾、肝经，能够补肾助阳、祛风除湿，常用于治疗阳痿不举、小便频数、宫冷不孕、风湿腰膝疼痛、肾虚腰膝酸软等症。《本草正义》说巴戟天"味辛，气温，专入肾家，为鼓舞阳气之用。温养元阳，则邪气自除，起阴痿，强筋骨，益精，治小腹阴中相引痛，皆温肾散寒之效"。

现在由于工作紧张，生活压力大，加上有些人过度放纵性生活，以致不少人年纪轻轻就出现腰膝酸软、阳痿不举、肾虚精滑的现象。巴戟天能补肾强筋、祛风除湿、治筋骨痿软，可以与肉苁蓉、杜仲、萆薢等中药配伍使用，也可以与熟地黄、补骨脂、金樱子等中药配伍以固肾、涩精、壮阳。

对于肾虚不足、冲任虚寒所致的小腹冷痛、月经不调，可以用巴戟天与高良姜、肉桂、吴茱萸等药配伍使用，能起到温肾调经的作用。对于女子不孕、男子不育等症，可以用巴戟天与人参、山药、覆盆子等配用以温肾暖宫、填精种子。

金樱子

金樱子是一味补肾固精的名药。中医学认为，金樱子味酸、涩，性温、平，归肾、大肠二经。有固精涩肠、缩尿止泻的功效。适用于滑精、早泄、遗精、遗尿、尿频、脾虚泻痢、肺虚喘咳、盗汗、自汗、崩漏、带多、白浊等症。

古代医家在治疗遗精的方剂中，很多都用到金樱子。《明医指掌》中有一个治梦遗的名方——金樱子膏，就是把金樱子捣碎煎成药膏。用金樱子和粳米熬成的金樱子粥也有很好的收涩、固精、止泻的效用。

金樱子还能涩肠止泻。清气上升，浊气便会下降，以产生正常排便。若脾虚等导致气不升而下陷，便会引起腹泻。持久的泄泻会耗气，因气随过多的排便而耗散。金樱子的涩味能收敛这些耗散的气，并防止进一步损耗，从而使久泻得到控制。

枸杞子

枸杞子是一种常见的中草药，也称枸杞红实、甜菜子、西枸杞等，味甘，性平，具有补肝养肾的功效。中医常用枸杞子治疗腰膝酸软、肝肾阴虚、健忘等症，是补肾的良药。但各个季节，食用枸杞子的方法也是不同的。

春季，可单独服用枸杞子，也可和黄芪等同性的草药共同服用。夏季，可配金银花、绿茶等共同饮用，有养肝明目之效。秋季，可配雪梨、百合、山楂等一起食用，有补肾益精之效。冬季，配伍羊肉、肉苁蓉等一起食用，可帮助身体抵御严寒，助长身体之阳气。

枸杞子虽好，但并不是所有肾病患者都可服用。脾胃虚弱者、身体有炎症者、感冒发热者、腹泻者应忌食。

续断

续断为多年生草本植物，药用部分主要是根，因四川省富产且质优，所以习惯上称为"川断"。续断这味药，从名字上就可以看出主要是有续折伤、续筋骨的作用。中医认为肾主骨，所以，它的功效就是补肝肾，强筋骨，止血，续折伤。续断可以用于骨折肿痛、肝肾虚流产先兆和月经过多（宜炒用），是伤科、妇科及补肾的良药。

《本草求真》中说："续断，实疏通气血筋骨第一药也。"所以，如果遇到跌打损伤、闪扭骨折，就把续断捣烂外敷患处，有活血止痛的功效。

石斛

石斛是我国传统名贵中药，早在《神农本草经》中就有记载，它一直和灵芝、人参、冬虫夏草等一样被列为上品中药。石斛味甘、淡、微咸、清润，具有滋阴清热、养胃生津、补肾益精、益精气、退虚热、清相火而摄元气等功效。其清中有补，补中有清，能滋肾水、柔肝阴，而且排毒养颜、滋养脾胃。

石斛可分为黄草、金钗、马鞭等数十种，铁皮石斛为石斛之极品，它因表皮呈铁绿色而得名，民间称其为"救命仙草"。野生石斛生长条件十分苛刻，主要生长在云、桂、浙、缅等亚热带地区人迹罕至的悬崖峭壁背阴处的石缝里，根不入土。终年饱受云雾雨露的滋润，受天地之灵气，取日月之精华，自然产量极其稀少。人工养殖的铁皮石斛盆栽每年五六月份就会开花，香味浓郁，不仅有观赏价值，而且有药用价值，牙痛了随手摘两片石斛叶子嚼嚼就能止痛，清热效果立竿见影。

石斛常与枸杞子、熟地黄、菟丝子等品同用，如石斛夜光丸，常用于治疗肾阴亏虚所致目暗不明。肾阴亏虚，筋骨痿软者，常与熟地黄、山茱萸、杜仲、牛膝等补肝肾、强筋骨之品同用。肾虚火旺、骨蒸劳热者，宜与生地黄、枸杞子、黄柏、胡黄连等滋肾阴、退虚热之品同用。

黄精

黄精，又名老虎姜、鸡头参。黄精性平味甘，归肺、脾、肾经，不仅养阴，还可补气，常用于治疗脾胃虚弱、体倦乏力、口干食少、肺虚燥咳、精血不足、内热消渴等症。

黄精是一味很好的滋补强壮中药。《博物志》记载了这样一段有趣的对话——黄帝问天姥："天地所生，岂有食之令人不死者乎？"天姥曰："太阳之草，名曰黄精，饵而食之，可以长生。"《神仙传》也说："尹轨学道，常服黄精，年数百岁，后到太和山中。王烈常服黄精，年三百三十八岁，犹有少容，登山历险，步行如飞。"

黄精的补肾益寿之功也受到了文人墨客的赞誉。大诗人杜甫曾有"扫除白发黄精在，君看他年冰雪容"的名句。明代散曲家王磐写过一首《黄精诗》，其中几句是："神州黄精，济我空氓。代粮辟谷，且使长生。"

鹿茸

鹿茸的保健作用非常高，是良好的全身强壮药。鹿茸含有比人参更丰富的氨基酸、卵磷脂、维生素和微量元素等。鹿茸具有益精血、补肾阳以及强筋骨等作用，常用于肾阳不足的患者，特别适合因精血亏虚而引起阳痿早泄的男性，还有妇女的宫冷不孕和小便频多及腰膝疼痛等症。现代研究发现，鹿茸含有磷酸钙、碳酸钙、雄性激素等，能增进性腺功能，增强人体代谢功能，并能消除疲劳，还能促进溃疡的再生和骨折的愈合。

服用本品宜从小量开始，缓缓增加，不宜骤然大量食用，以免阳升风动，或伤阴动血。阴虚阳盛者忌用。

女贞子

女贞子性平，味苦、甘，具有补肾滋阴、养肝明目的功效，在中药里属补阴类药物。传统上用于治疗阴虚内热、腰膝酸软、头晕眼花、须发早白等症。在我国，女贞子自古以来就是人们常用的提神、强壮体力之药。

《本经》上说女贞子能补中气、安五脏、养精神、除百病，久服肥健，轻身不老。李时珍在《本草纲目》中说它能"强阴，健腰膝明目"。日本的研究也表明女贞子确实有防止衰老、强筋骨、镇静神经的功效。

女贞子单用常制成女贞子膏，女贞子膏能滋养肝肾、强壮腰膝，用于肝肾两亏、腰膝酸软、目眩耳鸣、须发早白，具有补肾滋阴、养肝明目、除虚热、聪耳明目等作用。其性平和，补阴而不腻滞，宜于久服。

女贞子还可与其他药物配伍组成复方，《医方集解》中的二至膏，就是把等份的女贞子、墨旱莲和桑椹水煎取浓汁，加入约等量的蜂蜜，煮沸收膏使用。每次吃一两勺，就能起到补肝肾、滋阴血的作用了。

肉苁蓉

肉苁蓉味甘、咸，性温；归肾、大肠经。《本草汇言》说苁蓉，养命门，滋肾气，补精血之药也。男子丹元虚冷而阳道久沉，妇人冲任失调而阴气不治，此乃平补之剂，温而不热，补而不峻，暖而不燥，滑而不泄，故有从容之名。一般用于阳痿早泄、妇人宫冷不孕以及小儿麻痹后遗症和老年体虚等症。因为肉苁蓉中含有微量生物碱和结晶性中性物质，有利于促进肾上腺皮质系统的功效，并能促进人体抗体的形成。

人到老年或大病久虚，精气虚乏，真阴渐枯，脏腑失去濡养，诸多健康指数下降，出现腰膝冷痛、头目昏花、记忆减退、反应迟钝、性功能障碍等。如果经常服食肉苁蓉，可令人生理功能旺盛，免疫力增强，起到抗衰老的作用。如果用肉苁蓉配紫河车、韭菜子、山药、栗子等食品一同食用效果更好。

生地黄

在中医里，人体一切正常的水液统称为津液。肾对津液的输布起着主宰作用。肾阴为人身阴液之根本，具有滋养濡润各脏腑组织器官并制约阳亢之功。肾阴亏虚，阴不制阳，虚火内生，就会出现五心烦热、潮热盗汗、面红颧赤；阴虚津液不能上承，就会口干咽燥。肾阴亏虚重在滋阴补肾，生地黄为滋阴补肾的首选药品。

生地黄味甘、苦，性寒，归心、肝、肾三经，既能凉血，又能滋阴，具有清热滋阴、凉血止血、生津止渴的功效。主治热入营血所致的舌绛烦渴、斑疹吐衄，阴虚内热所致的骨蒸劳热、津伤口渴、内热消渴、肠燥便秘等症。《饮膳正要》中说生地黄"生血，补肾水真阴"。因此，凡血分有热及诸脏津伤阴不足者，均为常用之品。

肉桂

肉桂，味辛、甘，性热，有小毒，归肝、脾、胃、肾经。有温补肾阳、散寒止痛、温通经脉、引火归原的功效。阳虚的外在表现是：怕冷，四肢冰凉，腰痛膝冷，大便稀溏，小便频数清长，舌质淡嫩，舌苔白。肉桂气厚，为纯阳之品，入肾而峻补命门之火，入脾则温中散寒，入心、肝两经则散血中寒邪，故多用于治疗命门火衰，肾阳亏虚，寒凝血瘀等病症。

肉桂可以温补我们的命门之火，也就是肾阳，同时也可以温补我们的脾阳。

肉桂对于脾肾两个脏腑的阳气都可以起到温煦的作用，对虚寒性的病症有治疗作用。比如，有的老年人有"五更泻"的问题，即每天早晨天未亮之前即肠鸣泄泻，其原因主要是肾阳虚，不能温养脾胃之故，这种情况，用肉桂就可以起到温补肾阳的作用。有的老年人会出现小便清长、老年性的前列腺炎，还有男性遗精早泄等，如果属于脾肾阳虚型的，都可以用肉桂来改善。

经络是行气血的通道，血遇热则行，遇寒则凝。若是肾阳不足，也就是我们身体里面的火力比较弱，寒邪占据上风的话，气血的运行就会减慢，甚至还可能导致气血瘀滞。中医认为"不通则痛"。经络堵塞，气血瘀滞，女性在来月经的时候就会出现腰痛、腹痛的症状。如果痛经是因为肾中阳气不足、寒邪阻塞经络导致的，就可以用肉桂来驱寒止痛。

玄参

玄参性寒，味甘、咸、微苦，归肺、胃、肾经，具有清热凉血、泻火解毒、滋阴润燥、壮肾水以制虚火、清上彻下的功效，是清热养阴、凉血解毒之佳品，不论虚热还是实热都能用。如纵欲耗精、真阴亏损、致虚火上炎，用玄参可以滋阴抑火。中医认为头疼、耳鸣、热毒、喉风、咽痛、瘰疬、伤寒阳毒等症都是无根浮游之火所致，玄参有清上彻下之功，所以对肾阴虚而言，玄参凉润滋阴，其功效胜于知柏，因此被看做是护肾的"君药"。

玄参为养阴的补益药材，具有清热凉血、滋阴降火除烦的功效。历代医家对玄参都很重视，很多著名医家都有一定见解。李时珍在《本草纲目》中说："滋阴降火、解斑毒、利咽喉、通小便血滞。"清代名医陈修园也说："元（玄）参所以腹中诸疾者，以其启肾气上交于肺，得水天一气，上下环轶之妙用也。"清朝著名医家吴鞠通对它破格重用，在治疗邪热入营、神昏谵语，以及热入血分（症见舌质深绛、脉数、烦扰不寐、吐血、衄血、发斑）而应用的代表方剂（如清营汤、清官汤、化斑汤）中都使用了玄参。

对症选择中成药

肾炎康复片

【组成】西洋参、人参、生地黄、杜仲、山药、土茯苓、白花蛇舌草、丹参、泽泻等。

【用法】口服；糖衣片每次 8 片，每日 3 次，小儿酌减或遵医嘱；薄膜衣片每次 5 片，每日 3 次，小儿酌减或遵医嘱。

【功效】益气养阴，补肾健脾，清解余毒。适用于气阴两虚、脾肾不足、毒热未清证者，表现为神疲乏力、腰酸腿软、面浮肢肿、头晕耳鸣、蛋白尿、血尿等症。

【注意事项】忌辛、辣、肥、甘等食物，禁房事。

【药物作用】经动物实验后，显示本品具有抗炎作用，对肾炎有一定的改善。另外，有些利尿效应。

肾炎温阳胶囊

【组成】人参、黄芪、附子、党参、茯苓、香五加皮、白术、肉桂、木香、大黄、葶苈子。

【用法】口服，一次 3 粒，一日 3 次。

【功效】温肾健脾，化气行水。用于脾肾阳虚，水湿潴留所致的水肿，症见全身水肿，面色苍白，脘腹胀满，纳少便溏，神倦尿少；慢性肾炎见上述证候者。

【药物作用】本品有降低急性血清型肾炎家兔循环免疫复合物（CTC）值和降低尿蛋白、尿素氮、肌酐等作用。

肾炎消肿片

【组成】桂枝、泽泻、陈皮、苍术、大腹皮、黄柏等。

【用法】每次 5 片，每日 3 次口服。20 天为 1 个疗程，连服 3 个疗程。

【功效】健脾渗湿，通阳利水。适用于急性肾小球肾炎，属脾虚湿困型，证见面浮肢肿，或全身水肿，小便短少，纳呆，腹胀，或大便溏薄，倦怠乏力，或畏寒肢冷，舌苔白腻，脉沉弦或细者。

【注意事项】孕妇忌用。

肾炎舒片

【组成】本品由人参、苍术、黄精等 10 种中药组成。

【用法】本品规格为 36 片 1 盒，常用服法为 1 日 3 次，每次 6 片，30 日为 1 个疗程。

【功效】有益肾健脾利水消肿作用，对消除或减少尿蛋白、颗粒管型及尿中红白细胞、降低血甘油三酯、尿素氮、恢复肾功能、升高血浆蛋白，均有不同程度的作用。用于慢性肾炎之有倦乏、腰痛、神疲懒言、食欲不振、头晕、水肿等脾肾两虚症状者，较为合适。按辨证论治原则，其他各种肾病而有脾肾两虚症状时，也可作为辅助治疗之用。

【注意事项】本品长期服用无任何毒副作用及不良反应。

黄葵胶囊

【组成】黄葵。

【用法】口服，每次 5 粒，每日 3 次，8 周为 1 个疗程。

【功效】清利湿热，解毒消肿。用于慢性肾炎，属湿热型，见水肿、腰痛、蛋白尿、血尿、舌苔黄腻者。

【注意事项】体虚者、孕妇慎用。

强肾片

【组成】鹿茸、山药、山茱萸、熟地黄、枸杞子、丹参、补骨脂、牡丹皮、桑椹、益母草、茯苓、泽泻、杜仲、人参茎叶总皂苷。

【用法】口服。一次 2～3 片，一日 3 次，用淡盐水或温开水送下，小儿酌减，30 天为 1 个疗程。

【功效】补肾填精，益气壮阳。用于肾虚水肿、腰痛、遗精、阳痿、早泄等症。亦可用于肾虚证的慢性肾炎和久治不愈的肾盂肾炎。

前列康片

【组成】本品主要成分为油菜花粉。

【用法】本品规格为每瓶 60 片（或 100 片），每片 0.5 克。常用服法为每次 3～4 片，每日 3 次，饭前开水吞服。

【功效】中医认为油菜花粉用于肾气不固、腰膝酸软者可起补肾固本之效。

故慢性前列腺炎，前列腺增生患者在出现腰膝酸软、尿后余沥、小便不禁等症状时，可服用本品治疗。

【注意事项】本品长期服用无不良反应，并有强健身体、延缓衰老、消除疲劳、提高机体防病抗病能力等作用。有些患者在服用后体质增强、精神旺盛、食欲增进，性功能障碍消除。

龟鹿二仙膏

【组成】龟版500克，鹿角1500克，人参90克，枸杞子180克。

【制法】将龟版击碎，鹿角截碎，用矿泉水浸泡3日。刮去垢，然后将龟版、鹿角放入砂锅中，加清水适量，用大火煎沸后，改用小火煎三昼夜，不可断火，水将干时添加热水。3日后取出晒干，碾为末，再将龟版、鹿角末同枸杞子、人参放入砂锅中，加清水适量，用大火煎沸后，改用小火煎煮一昼夜，滤取药汁，再用慢火煎熬浓缩成膏，瓷瓶收贮。

【用法】每次15～30克，每日2次，早晚空腹用开水化服。或每次8克，用酒烊化，清晨空腹淡盐水送下。

【注意事项】感冒期间暂停服用；凡有口干咽燥、骨蒸潮热、舌红脉数等症属阴虚阳亢者，不宜服用本方。

黄芪颗粒

【组成】黄芪。

【用法】开水冲服，一次15克，一日2次。

【功效】补气固表，利尿，托毒排脓，生肌。用于气短心悸，虚脱，自汗，体虚水肿，慢性肾炎，久泻，脱肛，子宫脱垂，痈疽难溃，疮口久不愈合。

百令胶囊

【组成】本品为冬虫夏草的无性世代——中华束丝孢真菌液体培养得到的冬虫夏草菌粉分装而成的胶囊。

【用法】本品规格为每盒30（或60）粒，每粒0.2克。常用服法为每日3次，每次5粒，儿童酌减。

【功效】按传统的说法，本品以补肺益肾为主要功能，并有止咳化痰、兴阳秘精等作用，故肺痨咳喘、肾虚阳痿、遗精腰酸患者服用最为对症。此外亦可用于慢性气管炎、性功能减退、疲劳综合征，以及慢性肝炎、癌症患者之属体虚时的辅助治疗。

【注意事项】金水宝胶囊、至令胶囊均属同类产品。作用主治大致相同。

三金片

【组成】金刚刺、金樱根、金沙藤等。

【用法】每次5片，每日3次口服。

【功效】清热解毒、利湿通淋，益肾。主治膀胱炎，急、慢性肾盂肾炎，慢性肾盂肾炎急性发作，尿道炎等尿路感染疾病。属正虚邪实型，见小便频急，淋涩不已，反复发作，遇劳尤甚，伴头晕耳鸣，乏力多汗，腰酸软，手足心热，口唇干燥，舌红，少苔，脉细带数或沉弱者。

【注意事项】体虚者、孕妇忌用。

黄芪精口服液

【组成】本品是以黄芪为主要原料制成的口服液。

【用法】本品规格为每盒10支，每支10毫升。常用服法为每次1支，每日2～3次。

【功效】其主要作用是补气。黄芪精据现代研究，能增强免疫功能，可使细胞的生理代谢作用增强，故慢性肾炎、慢性肾盂肾炎之有倦乏腰痛等气虚症状者、尿蛋白长期不消者，最为合适。又因其有降压作用（可能与直接扩张血管有关），故高血压型和混合型的慢性肾小球肾炎亦可用。

通淋颗粒

【组成】方由蓼科植物四季红（"头花蓼"，又名"搜档索"）和车前科车前草组成。

【用法】每袋2克，每盒12袋。常用服法是每次2克，一日3次，口服或开水冲服。

【功效】具有清热解毒、利尿通淋作用。可用于急慢性肾盂肾炎、膀胱炎、尿道炎、前列腺炎等泌尿系感染之表现为热淋、气淋、血淋等实证型患者。

【注意事项】感染严重者可与抗生素联合应用，以求增进疗效。

癃清片

【组成】黄柏、金银花、黄连、赤芍、败酱草、仙鹤草、牡丹皮等。

【用法】口服，每次6片，每日2次，重症每次8片，每日3次。

【功效】清热解毒，凉血通淋。适用于尿道炎、膀胱炎、肾盂肾炎、前列腺炎、妇科炎症，属热毒蕴结型，见尿频，尿急，尿痛，尿短，腰痛，小腹坠胀者。

【注意事项】体虚畏寒者不宜服用。

雷公藤多苷片

【组成】雷公藤多苷。

【用法】口服，每日每千克体重1～1.5毫克，分3次饭后服。一般首次应给足量，控制症状后减量。宜在医师指导下服用。

【功效】雷公藤多苷片可用于类风湿性关节炎、肾病综合征、紫癜性及狼疮性肾炎、红斑狼疮、亚急性及慢性重症肝炎、慢性活动性肝炎；亦可用于过敏性皮肤脉管炎、皮炎和湿疹，以及银屑病性关节炎、麻风反应、白塞病、复发性口疮、强直性脊柱炎等。

【不良反应】主要为胃肠反应，一般可耐受。偶可见血小板减少，停药后可恢复。可致月经紊乱及精子活力降低。

【注意事项】罕有血小板减少，且程度较轻，一般无须停药。雷公藤多苷片可致月经紊乱及精子活力降低，数量减少，上述不良反应停药可恢复正常；孕妇忌服。服此药时应避孕；老年有严重心血管病者慎用雷公藤多苷片。

尿毒清颗粒

【组成】大黄、黄芪、桑白皮、苦参、党参、白术、茯苓、制何首乌、白芍、丹参、川芎、菊花、半夏、车前草、柴胡、甘草。

【用法】温开水冲服，每日4次，6、12、18时各服5克（1小包）。22时服10克（2小包）。每日最大量40克（8小包），也可另订服药时间，但两次服药间隔勿超过8小时。

【功效】通腑降浊，健脾利湿，活血化瘀。用于慢性肾功能衰竭氮质血症期和尿毒症早期，中医辨证属脾虚湿浊证和脾虚血瘀证者。本品可降低血肌酐、尿素氮，稳定肾功能，延缓透析时间，对改善肾性贫血，提高血钙、降低血磷也有一定作用。

【禁忌】含糖制剂，糖尿病性肾病所致肾衰竭者不宜使用。

【注意事项】

①应在医生指导下按主治证候用药，按时按量服用。

②按肾功能衰竭程度，采用相应的肾衰饮食，忌豆类食品。

③服药后大便呈半糊状为正常现象，如呈水样便需减量使用。

④可与对肾功能无损害的抗生素，西药降压、利尿、抗酸降尿酸药并用。

⑤忌与氧化淀粉等化学吸附剂合用。

炎琥宁注射液

【组成】穿心莲制剂。

【用法】静脉滴注，160～600毫克加入5%～10%葡萄糖注射液100～500毫升内，每日1～2次。肌肉注射，每次40～80毫克，每日1～2次，一般以2～4周为1个疗程。

【功效】清热解毒。适用于急、慢性肾炎，属湿热型，见下肢水肿明显，腰痛，口干欲饮，小便黄赤或尿混浊，大便秘结，咽痛，口苦，舌红，苔白腻，脉濡数。尿蛋白反复出现者。

【注意事项】不宜在同一容器中与其他药物混用，本品是纯中药制剂，保存不当可能影响产品质量，所以使用前必须对光检查，发现药液出现浑浊、沉淀、变色、漏气等现象时不能使用。

五淋化石丹

【组成】赤茯苓、当归、甘草、赤芍、山栀等。

【用法】每次5粒，每日3次口服。

【功效】清热凉血，利水通淋。适用于尿路结石、尿路感染，属湿热蕴结型，见腰酸腰痛，小便涩滞不畅，或尿中时夹沙石，灼热刺痛，尿色黄赤，或尿色鲜红，可兼口苦，大便秘结，舌红，苔黄腻，脉滑数者。

【注意事项】体虚者、孕妇忌用。

金水宝胶囊

【组成】发酵虫草菌粉。

【用法】口服。一次3粒，一日3次。

【功效】补益肺肾，秘精益气。用于肺肾两虚，精气不足，久咳虚喘，神疲乏力，不寐健忘，腰膝酸软，月经不调，阳痿早泄。

【注意事项】

①忌不易消化食物。

②感冒发热患者不宜服用。

③有高血压、心脏病、肝病、糖尿病、肾病等慢性病严重者，应在医师指导下服用。

④儿童、孕妇、哺乳期妇女应在医师指导下服用。

⑤服药4周症状无缓解，应去医院就诊。

⑥对本品过敏者禁用，过敏体质者慎用。

⑦本品性状发生改变时禁止使用。

⑧儿童必须在成人监护下使用。

⑨请将本品放在儿童不能接触的地方。

⑩如正在使用其他药品，使用本品前请咨询医师或药师。

【药物相互作用】如与其他药物同时使用可能会发生药物相互作用，详情请咨询医师或药师。

海昆肾喜胶囊

【组成】褐藻多糖硫酸酯。

【用法】口服，每次2粒，一日3次；2个月为1个疗程。餐后1小时服。

【功效】化浊排毒。用于慢性肾功能衰竭（代偿期、失代偿期和尿毒症早期）。症见恶心，呕吐，纳差，腹胀，身重困倦，尿少，水肿，苔厚腻。

【不良反应】个别患者服用后出现胃脘不适，纳差。

【注意事项】

①在医生的指导下按主治症候用药，按时按量服用。

②在医生的指导下，根据肾功能衰竭程度注意合理膳食。

③本品可与对肾功能无损害的抗生素、抗高血压药、抗酸、补钙及纠正肾性贫血等药物同时使用。但是，没有与ACEI类制剂使用的经验。

④对有明显出血征象者应慎用。

⑤使用期间注意观察不良反应。

⑥尚无老年人、儿童应用本品的临床研究资料。

补肾康乐胶囊

【组成】本品主要成分为狗肾、淫羊藿、龟甲、紫河车、海马、人参、山茱萸肉等。

【用法】常用服法为每天 3 次，每次 3～4 粒，用淡盐水送服。感冒时忌服。

【功效】方以狗肾、海马温补肾阳，以淫羊藿补肾壮阳、温补命门，3 味相合，共起补肾壮阳、固精生髓之作用。并以人参补元气，胎盘益精血，合之能大补气血。又从"损其肾者益气精"着眼，以熟地黄、枸杞子养阴益精，山茱萸肉涩精止遗，杜仲健骨强精，龟甲滋阴潜阳，并配有黄柏泻相火，肉桂暖水脏，诸药合用，阳阴并补，气血并调，在强壮人体精气、延缓衰老、促进健康方面，有较好的作用。据现代医学实验，该药能增强机体免疫功能，有促进肾上腺皮质激素和促进性腺激素的作用，可增加精子数并提高精子活动度。故可用于性功能减退、腰膝酸软、疲乏无力、失眠健忘、精神不振、未老先衰等症。

杜仲胶囊

【组成】本品的主要原料是杜仲。

【用法】常用服法为每日 2 次，每次 3～4 粒。

【功效】杜仲功能补肾健腰，并有健筋骨、降血压、安胎等作用。据现代医学研究，有兴奋垂体－肾上腺皮质系统、增强肾上腺皮质功能的作用，并能提高机体免疫功能，提高机体抗疲劳，耐缺氧和抗寒冻的能力。此外，尚有中枢镇静、降压、松弛子宫平滑肌以及镇痛、抗炎等多方面的药理作用。故除了治疗肾虚腰痛，尚被推荐于治疗关节疼痛、高血压、高脂血症、先兆流产、胎动不安、肾病综合征、神经衰弱以及部分心脑血管疾病，如冠心病、脑动脉粥样硬化、血管性老年性痴呆等的治疗。杜仲冲剂，亦属同类产品。

复方伸筋胶囊

【组成】虎杖、伸筋草、三角风、香樟根、见血飞、大血藤、茯苓、泽泻等。

【用法】口服，每次 4 粒，每日 3 次。

【功效】清热除湿，活血通络。用于湿热瘀阻所致痛风引起的关节红肿，热痛，屈伸不利等症，有效降低血尿酸。

【注意事项】服药期间禁食生冷酸涩及海鲜食品。孕妇忌服。

生脉散口服液

【组成】麦冬、五味子、人参等。

【用法】口服。1次10～20毫升，1日3次。

【功效】益气生津，敛阴止汗。适用于急性肾功能衰竭。属气脱津伤型，见水肿已退，或晨起面部稍肿，神疲乏力，气短懒言，咽干舌燥，少津，腰酸，纳呆，舌淡红，苔薄，脉濡细者。

【注意事项】宜放置于阴凉干燥密闭处贮藏。

双黄连注射液

【组成】双花、连翘等。

【用法】每次20～100毫升加入5%～10%葡萄糖注射液250～500毫升，静脉滴注，每日1次。

【功效】清热解毒。适用于急、慢性肾功能不全，热毒型，见下肢水肿明显，腰痛，口干欲饮，小便黄赤或尿混浊，大便秘结，咽痛，口苦，舌红，苔白腻，脉濡数。尿蛋白反复出现者。

【注意事项】

①本品对急性黄疸型肝炎、肺脓肿、流行性腮腺炎有治疗前景，但病例数较少，有待扩大样本进一步观察。

②本品对败血症、伤寒无效。

③忌与酸、碱性药物合用。

④孕妇慎用。

五皮散

【组成】桑白皮15克，陈皮10克，生姜皮10克，大腹皮15克，茯苓皮15～30克。

【用法】研末冲服，每次10克，1日3次，或水煎服。

【功效】化湿健脾，理气消肿。本方为治疗水肿的通用方。以一身悉肿，腹胀气急，小便不利为应用指征。急慢性肾炎、肾病综合征水肿及心脏性水肿，肝硬化腹水，辨证属气滞水停者，可用本方加减治之。如腰以上肿甚，兼夹风邪者，可加防风、荆芥、苏叶等以散风除湿；腰以下肿甚，加防己、薏苡仁、车前子、泽泻以利水消肿；全身悉肿者合五苓散可增加利尿消肿的功效。

猪苓汤

【组成】猪苓、茯苓、泽泻、滑石、阿胶各9克。

【用法】前四味水煎，汤成去渣，阿胶烊化尽温服。

【功效】利水清热养阴。本方为育阴利水的代表方剂，宜用于急慢性肾炎、急慢性肾盂肾炎水肿，症属湿热蕴结而又阴伤的患者。其临床表现的特点为：尿频、尿急、多见下肢水肿；伴有口干欲饮，心烦不得眠，舌红，脉细数等阴虚内热之症。本方经加减用于治疗急性膀胱炎、肾盂结石颇有效验。

左归丸

【组成】熟地黄（杵膏）、山药、山茱萸肉、枸杞子、菟丝子、鹿角胶、龟版胶、川牛膝。

【用法】加炼蜜制成为药丸，食前滚汤或淡盐汤下。

【功效】真阴精血虚亏，不能滋养营卫，渐至衰弱，或虚热往来，自汗盗汗，或神不守合，血不归元，或虚损伤阴，或遗淋不禁，或气虚昏晕，或眼花耳聋，或口燥舌干，或腰酸腿软等精髓内亏、津液枯涸诸症。

右归丸

【组成】熟地黄、山药、枸杞子、鹿角胶、菟丝子、杜仲、山茱肉、当归、肉桂、制附子。

【功效】元阳不足，或先天不足，或劳损过度，以致命门火衰，不能生土，而为脾胃虚寒，饮食少进，或呕恶膨胀，或反胃噎膈，或脐腹多痛，或大便不实、泻痢并作，或小水自遗，虚淋寒疝，或寒侵而肢节痹痛，或寒在下焦而水邪水肿。凡真阳不足者，必神疲气怯，或心跳不守，或四肢不守，或阳强无子等症。

【注意事项】肾虚程度不一，有的人只是稍微有点肾气不足，有的人可能精气已经大伤，对后者必须予以峻补。左归丸和右归丸很能体现峻补这种药法。

五苓散

【组成】猪苓、泽泻、白术、茯苓、桂枝等。

【用法】病重者每日9克，中等者6克，轻症者3克，分2～3次口服。

【功效】利水渗湿，温阳化气。适用于急性肾炎，属阳虚水停型，见面浮肢肿，或全身水肿，小便短少，纳呆，腹胀，或大便溏薄，倦怠乏力，或畏寒肢冷，舌苔白腻，脉沉弦或细者。

【注意事项】体虚者慎用。

参苓白术散

【组成】人参、白术、茯苓、甘草、山药、白扁豆、莲子肉、薏苡仁、砂仁、桔梗等。

【用法】每次6克，每日2次冲服。

【功效】益气健脾，渗湿止泻。适用于慢性肾炎蛋白尿。属脾虚失摄型者，证见水肿，面色皎白，纳呆便溏，脘闷，小便短少，舌淡，苔白腻，脉濡缓。多呈大量蛋白尿。

【注意事项】阴虚燥热者慎用。

六味地黄丸

【组成】熟地黄、山茱萸、山药、泽泻、牡丹皮、茯苓，有中药方剂和中成药两种。

【用法】口服，每次1丸（每丸9克），每日2次，淡盐汤或温开水送服。

【功效】它具有滋补肾阴、抗衰老、抗疲劳、增强免疫力、改善肾功能等功效，常用于治疗肾阴亏损、头晕耳鸣、腰膝酸软等肾阴虚症状。

【注意事项】脾虚便溏者慎用。

五子衍宗丸

【组成】枸杞子、菟丝子、覆盆子、五味子、车前子。

【功效】五子衍宗丸起源于唐朝著名的补益中药方剂，因其配料中的五种中药材的名字均有一个"子"字，且皆为植物种仁，故名五子，被言为"古今种子第一方"。药中菟丝子、枸杞子可补肾阳，益精血；五味子、覆盆子克补肾固涩；车前子亦有补肝肾之功。诸药合用，有补肾固精之效。

【注意事项】

①五子衍宗丸并不适合所有的肾须患者，如果肾虚症状比较明显，则服用此药的效果并不佳，因为成药会降低中药材的药效，使药力不足。

②服用此药期间不宜食用辛辣食物。

③感冒期间不宜服用此药。

大橘皮汤

【组成】橘皮9克，滑石20克，赤茯苓15克，木香3克，槟榔6克，猪苓9克，泽泻9克，白术9克，肉桂3克，甘草3克，生姜3克。

【用法】水煎服。

【功效】化气行水，清利湿热。主要用于肾炎水肿或肾盂肾炎，证见水肿、尿频、尿急、小便不利色黄、脘腹胀满、食少、泄泻、苔黄腻等，证属气滞水停，湿热内盛者。方中滑石用量要大，常用30克，重在清利湿热。

防己黄芪汤

【组成】防己12克，黄芪15克，白术9克，甘草6克，生姜5克，大枣2枚。

【用法】水煎服。

【功效】益气祛风，健脾利水。本方是益气利水的代表方剂。本方在肾病临床应用主要有：①肾炎水肿症属肺脾气虚者。其临床表现为水肿，小便不利，乏力汗出，腹胀便溏，舌淡胖边有齿痕等；②肾炎易感风寒者，多因肺脾气虚，表卫不固所致，常以本方合玉屏风散，即本方加防风。

金锁固精丸

【组成】沙苑蒺藜、芡实、莲须、煅龙骨、煅牡蛎、莲肉，水泛为丸，盐汤下。

【用法】口服，蜜丸，每次1丸（每丸9克）；水丸，每次9～12克，每20丸约重1克。均每日2次。

【功效】补肾固精。肾虚精滑，心肾不交，腰膝酸软，倦乏等症。

【注意事项】心经火盛、肝经湿热所致遗精禁用。

大补阴丸

【组成】黄柏、知母、熟地黄、龟版、猪脊髓和蜜丸，淡盐汤下。

【功效】水亏火炎，火灼阴伤，肺痿咯血，骨蒸盗汗，耳鸣耳聋，咳逆虚热，肾脉洪大，不能受峻补者。

人参健脾丸

【组成】白术、茯神、黄芪、龙眼肉、酸枣仁、人参、木香、炙甘草、当归、远志等。

【用法】每服1丸，每日2次。

【功效】益气补血，健脾养心。用于尿血脾虚不摄型，见尿血日久，血色淡红，神疲乏力，胃胀纳呆，大便溏薄，舌淡边有齿痕，脉濡细。

【注意事项】阴虚燥热者慎用。

消渴丸

【组成】葛根、南五味子、山药、黄芪、地黄、天花粉、格列本脲（即为优降糖，每10丸含量为2.5毫克）。

【用法】口服，1次1.25～2.5克（5～10丸），1日3次，饭后温开水送服，根据病情控制情况，从每次1.25克（约5丸）递增至2.5克（约10丸）直至出现疗效时，逐渐减少为每日2次的维持剂量。遵医嘱服。

【功效】滋肾养阴，益气生津。用于多饮、多尿、多食、消瘦、体倦无力，眠差腰痛，尿糖及血糖升高之气阴两虚型消渴症。

【注意事项】服用本品时严禁加服降血糖化学类药物。对严重肾功能不全，少年糖尿病，酮体糖尿，妊娠期糖尿病，糖尿性昏迷等症患者不宜使用；肝炎患者慎服；个别患者偶见格列本脲所致不良反应，请在医生指导下使用。

杞菊地黄丸

【组成】六味地黄丸加枸杞子、菊花。

【用法】服用方法为口服，每次1丸，每日早、晚各服药1次。

【功效】滋补肾阴，养肝明目。适用于肝肾阴虚所致头晕目眩、两眼昏花、视物不清，或眼睛干涩、迎风流泪。

【注意事项】需要注意的是，杞菊地黄丸属于滋补类药物，应在饭前服用，并在服药期间禁食酸性食物以及生冷、油腻、难以消化的食物。

七宝美髯丹

【组成】何首乌、枸杞子、菟丝子、当归、牛膝、茯苓、补骨脂。

【功效】七宝美髯丹源于明朝医学家李时珍的《本草纲目》，服用此药后，能使肝肾得补，精血充足，发乌髯美，神悦体健，故称"七宝美髯丹"。药中何首乌可补肝益肾、涩精固气；枸杞、菟丝子可填精补肾，固精止遗；当归可补血养肝；牛膝可强健筋骨。诸药合用，有补肝益肾、涩精固本、乌须发、抗衰老之功效。用于治疗肝血肾精亏虚所致的形体瘦弱、面容憔悴、头晕眼花、视物模糊、须发早白、头发枯脆不泽、腰膝酸软、筋骨无力、耳鸣失聪、精液稀少、阳痿不育、性功能减退等；中老年肝肾精血亏损者，经常服用，能抗衰老，延年益寿。

【注意事项】

①阴虚阳亢者不宜服用。

②服用此药期间不宜食用萝卜、猪血，以及寒凉、辛辣等刺激之品。

麦味地黄丸

【组成】是由麦冬、五味子、熟地黄、山茱萸、牡丹皮、山药、茯苓以及泽泻八味中药组成。

【功效】具有滋补肺肾之功效。常用于治疗咳嗽吐血、潮热盗汗等肺肾阴虚证。麦味地黄丸是以六味地黄丸为基础，增加了麦冬、五味子等具有解热除烦、利尿、滋肾敛肺的中草药，比六味地黄丸增加了养阴生津等功效，适用于肺肾阴虚证患者的治疗。

【注意事项】肾阴虚患者在服用麦味地黄丸时应注意，忌吃不易消化，增加肠胃负担的食物。另外，肾病患者在感冒时应停止服用此药。如果肾阴虚患者伴有高血压、心脏病、糖尿病等，应在医生的指导下严格用药。

河车大造丸

【组成】紫河车、熟地黄、麦冬、杜仲、黄柏、天冬、龟甲。

【功效】具有滋阴清热、补肾益肺之功效。常用于肺肾两亏、虚劳咳嗽、盗汗遗精等症。从药效上来看，河车大造丸与麦味地黄丸基本相似，但其补力略强于麦味地黄丸。河车大造丸的组成成分中，紫河车指的是胎盘，具有较强的补气养血作用，能温肾益精。天冬具有养阴生津、滋阴润燥的作用。龟甲具有益肾强骨、补血补心的作用。

【注意事项】肾阴虚患者服用河车大造丸时应忌食油腻食物。脾胃功能欠佳或伴有腹泻呕吐者，应先调养好身体再服用河车大造丸；感冒患者及孕妇应禁止服用该药。需要注意的是，肾病患者如果服用河车大造丸2～3周后，肾阴虚的症状并没有缓解或病情不减反重时，应立即停药。

当归芍药散

【组成】当归、白术、茯苓各9克，赤芍、泽泻各15克，川芎6克。

【用法】水煎服。

【功效】活血健脾利水。本方原治妇女怀孕而腹痛绵绵不断者。后世则用于妊娠水肿、胎位不正、痛经、月经不调等妇科疾病。晚近常用于治疗慢性肾炎水肿、内分泌失调性水肿与瘀血有关者，皆有疗效。

茯苓四物汤

【组成】苍术、茯苓、猪苓、泽泻、官桂、当归、川芎、白芍、生地黄（原书无剂量，可根据病情酌定）。

【用法】水煎服。

【功效】健脾利水，活血调血，祛瘀生新。用此方治急、慢性肾炎，血尿、蛋白尿久不能消除者，亦获显效。常用加减法：白芍易赤芍，加滑石、芦根，红细胞多加生蒲黄。急性肾炎热象显著加蒲公英，病久肾虚加二至丸。

四神丸

【组成】补骨脂、五味子、肉豆蔻、吴茱萸、生姜和枣百枚同捣，去姜取枣肉捣丸。

【功效】脾肾亏虚，五更泄泻，不思食，食不化。温补方由补益药与温热药配合而成，是一类与清补相对应的方剂，四神丸即是此类，此外，尚有金匮肾气丸、桂附八味丸、大营煎、镇阴煎、三气饮、羊肉汤、四神丸、黑锡丹、九转丹、补火丹等。

黑地黄丸

【组成】苍术、熟地黄、五味子、干姜、枣肉为丸，米饮或酒下。

【功效】脾肾不足，房室虚损，形瘦无力，面色青黄，血虚久痔。本方系双补方。

双补的含义不一，可以指阴阳双补，可以指气精双补，可以指气阳双补，可以指精血双补，也可以指脾肾双补或肝肾双补等。

肾宁散

【组成】西瓜翠衣、紫皮大蒜。

【用法】每次6～10克，小儿酌减，早、晚各服1次。

【功效】清热利湿，化浊止血。适用于肾病综合征血尿，属水瘀互结型，证见尿少水肿，面色黎黑或萎黄，口唇及肌肤有瘀斑瘀点，腰痛如刺，固定不移，血尿，皮肤粗糙或肌肤甲错，舌质暗红或淡暗，或有瘀斑瘀点，苔薄腻，脉弦细或沉涩者。

【注意事项】体虚者、孕妇忌用。

知柏地黄丸

【组成】知母、黄柏、熟地黄、山茱萸（制）、牡丹皮、山药、茯苓、泽泻。

【功效】知柏地黄丸源于明朝医学家张景岳的《景岳全书》，原名为滋味八味丸，是在六味地黄丸的基础上，加上知母和黄柏而成。知母可清热泻火，生津润燥；黄柏可清热燥湿，泻火除蒸。两者与六味地黄丸合用，加强了滋阴补肾、清热降火的作用。用于治疗阴虚火旺、潮热盗汗、口干咽痛、耳鸣遗精、小便短赤、甲亢、糖尿病等症。

【注意事项】

①知柏地黄丸的作用是补肾阴兼清热，是凉性的，感冒风寒未除之前，不宜服用凉寒之药，否则会加重病情。

②有怕冷、手足凉、喜热饮表现的虚寒性病症患者不宜用知柏地黄丸。

③因为阴虚是本，火旺是标，所以知柏地黄丸只能暂用，虚热症状消失后应改用六味地黄丸。

桂枝茯苓丸

【组成】桂枝、茯苓、丹皮、桃仁、芍药等。

【用法】每次1丸，每日3次，温开水送服。

【功效】活血化淤，消食祛积。适用于急、慢性肾炎，属水瘀互结型，见尿少水肿，面色黎黑或萎黄，口唇及肌肤有瘀斑瘀点，腰痛如刺，固定不移，血尿，皮肤粗糙或肌肤甲错，舌质暗红或淡暗，或有瘀斑瘀点，苔薄腻，脉弦细或沉涩者。

【注意事项】体虚者、孕妇忌用。

肾气丸

【组成】熟地黄 20 克，山药 12 克，山萸肉 12 克，泽泻 10 克，茯苓 10 克，丹皮 10 克，肉桂 6 克，炮附子 6 克。

【用法】水煎服。

【功效】温补肾阳。本方适用于肾阳不足症。症见腰痛脚软，身半以下常有冷感，少腹拘急，小便不利，或小便反多，入夜尤甚，或水肿，阳痿早泄，舌淡而胖，脉虚弱，尺部沉细。

十枣汤

【组成】甘遂 0.5 克，大戟 0.5 克，芫花 0.5 克，大枣 10 枚。

【用法】前 3 味等份研为末，以大枣 10 枚煎汤，调服药末 1.5～3 克。

【功效】峻下逐水。本方乃张仲景用以治悬饮的峻泻逐水的名方。近代用于顽固性严重水肿、胸水、腹水之属于体质尚好、脉实有力，能耐受攻下者。

金匮肾气丸

【组成】干地黄、山药、山茱萸、泽泻、茯苓、丹皮、附子、桂枝。

【功效】又叫八味肾气丸、八味地黄丸或桂附地黄丸，源于汉朝医学家张仲景的《金匮要略》，是补肾阳的代表方，由六味地黄丸加附子、桂枝而成。此药以附子、桂枝为主药，意在鼓舞亏虚的肾中阳气，补命门之火，引火归源；地黄等 6 味药物可滋补肾阴，促生阴液。诸药合用，有温补肾阳、化气行水之功效。用于治疗肾阳不足，肾虚水肿，腰膝酸软，小便不利，畏寒肢冷以及肾阳虚型的慢性肾炎、慢性肾盂肾炎、前列腺炎、尿潴留、甲状腺功能低下，营养不良性水肿、糖尿病肾病等症。

【注意事项】

①有咽干、口燥、潮热、挤汗、舌红苔少等肾阴不足、虚火上炎症状者，不宜服用金匮肾气丸。

②感冒期间不宜服用金匮肾气丸；服用此药期间不宜食生冷食物。

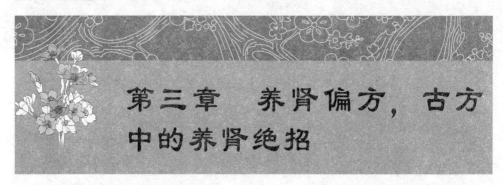

第三章 养肾偏方，古方中的养肾绝招

 阳痿治疗偏方

五味黄芪膏

【配方】五味子、炙黄芪各6克，硫磺3克，炮穿山甲2片。

【用法】上药共为细末，用大附子1个挖空，将上药末装入，再将附子放入250毫升白酒中，微火煮附子至酒干，取出附子捣烂成膏；最后取麝香0.3克，放入脐中，再用上药膏敷上面，包扎固定，3日取下。10日敷药1次，一般3～5次可愈。

【功效】本方适用于命门火衰型阳痿，若因湿热致痿者不宜。治疗期间忌房事。

阳起石酒

【配方】阳起石15克，白酒1500毫升。

【用法】将阳起石研末，浸酒1日，每日3次，每次50克或2酒杯饮服。

【功效】用治阳痿。

海马酒

【配方】海马适量，黄酒1盅。

【用法】将海马炮制研末，每次1～3克，每日3次，黄酒冲服。

【功效】补肾壮阳，舒经活络，用治肾虚阳痿、腰腿痛。

海狗肾茱萸酒

【配方】海狗肾 150 克，肉苁蓉、山茱萸 50 克，巴戟肉 40 克，白酒适量。

【用法】将上述 4 味药切细，置白酒中浸泡 2～3 日，以全部成分浸出为度，再加 1000 毫升。每次 5～10 毫升，每日 3 次。

【功效】补肾壮阳，用治肾阳不足，性欲减退，阳事不举。

当归牛尾汤

【配方】牛尾巴 500 克，当归 50 克。

【用法】上药水煎服，连服 2 剂。

【功效】用治阳痿。

鹿苁散

【配方】鹿茸 3 克，肉苁蓉 30 克，黄狗肾 1 只。

【用法】上药共研细粉，每次 6 克，每日 2 次，用黄酒送服。

【功效】主治肾虚阳痿。

宣志汤

【配方】茯苓升 5 克，菖蒲 3 克，甘草 3 克，白术 9 克，生枣升 5 克，远志 3 克，柴胡 3 克，当归 9 克，人参 3 克，山药 15 克，巴戟天 9 克。

【用法】水煎服，每日 1 剂，日服 2 次。

【功效】主要针对肝气郁结等症状，能够起到解郁通阳的功效。

肝胆丸

【配方】雄鸡肝 4 个，鲤鱼胆 4 个，菟丝子粉 30 克，麻雀蛋 1 个。

【用法】将鸡肝、鲤鱼胆风干，百日后研细，加菟丝子粉、麻雀蛋清拌匀，做成黄豆大丸烘干或晒干。每日 3 次，每次 1 粒，温开水送服。

【功效】补肾壮阳，专治阳痿。

起阴汤

【配方】人参升5克，白术30克，巴戟天30克，黄芪升5克，北五味子3克，熟地黄30克，肉桂3克，远志3克，柏子仁3克，山茱萸肉9克。

【用法】水煎服，每日升剂，日服2次。

【功效】主要针对阴阳两虚、心气不足等症状，能够起到养心安肾、起阴壮阳的功效。

鹿茸丸

【配方】鹿茸酒蒸30克，炙人参60克，五味子30克，熟附子20克，肉桂15克。

【用法】上药共研末，炼蜜为丸，温开水送服，每次3克。

【功效】精血虚竭之阳痿。

巴戟参汤

【配方】巴戟天、淫羊藿各15克，枸杞子、人参各10克。

【用法】水煎服，每日1剂。

【功效】主治肾阳虚阳痿。

鹿蛤散

【配方】蛤蚧尾10克，鹿茸粉5克。

【用法】上药共研为细末，每日1剂，早晚2次空腹服。

【功效】主治阳痿。

枸杞子仙茅汤

【配方】仙茅、淫羊藿各10克，枸杞子15克，韭菜子6克，甘草3克。

【用法】上药水煎服，每日1剂。

【功效】阳痿。

早泄治疗偏方

鸡骨黑豆汤

【配方】鸡骨 100 克，黑豆 30 克，五味子 6 克。

【用法】水煎服，每日 1～2 次。

【功效】用治早泄。

泥鳅山楂汤

【配方】泥鳅 2 条，山楂 30 克，盐适量。

【用法】山楂洗净，与泥鳅一起炖汤，喝汤吃泥鳅，每日 1～2 次。

【功效】用治早泄。

五味猪骨髓

【配方】猪骨髓 300 克，五味子 15 克。

【用法】水煎服，每日 2 次。

【功效】主治早泄。

补益心脾方

【配方】龙眼肉 9 克，人参 8 克，白术 7 克，黄芪 9 克，当归 7 克，茯神、远志、枣仁、木香各 6 克，甘草 4 克。

【用法】水煎服，每天 1 剂，连服 2 日。

【功效】本方补益心脾，适用于心脾虚损所致的早泄。

柯子龙骨粉

【配方】罂粟壳、柯子、煅龙骨各适量。

【用法】上药共研细末，装瓶备用，取药粉适量，用清水调为稀糊状，于性生活前 30 分钟前涂于龟头，而后洗净即可。

【功效】对控制早泄有一定作用。

蛇床地骨皮汤

【配方】蛇床子、地骨皮各适量。

【用法】煎汤，熏洗阴茎，并用手搓洗，每日熏洗数次，洗时令阴茎勃起为佳。

【功效】温肾壮阳，治肾阳不足之早泄。

细辛丁香汁

【配方】细辛 20 克，丁香 20 克。

【用法】上药浸入乙醇（95%）100 毫升中，半个月之后滤汁。取少许，在同房前涂搽龟头 3 分钟。

【功效】温经通阳，治早泄。

白芷蜂房粉

【配方】露蜂房、白芷各 10 克。

【用法】上药研细粉，临睡前醋调敷脐，外用敷料包扎固定，每日或隔日一次。

【功效】温精通阳，治早泄。

清泻肝经湿热方

【配方】龙胆草升 0 克，黄芩 8 克，栀子 6 克，泽泻升 0 克，木通 8 克，车前子 6 克，当归 8 克，生地黄 6 克，甘草 6 克。

【用法】以清水煎眼，每日升剂，连饮 3 日。

【功效】本方具有清泻肝经湿热的功能，适用于因肾虚引起的肝经湿热所导致的早泄症状。

遗精治疗偏方

韭子粥

【配方】韭菜子15克，大米50克，精盐适量。

【用法】将韭菜子用文火炒熟，与大米、少许细盐同入砂锅内，加水500毫升，慢火煮至米开粥稠即可。每日服2次，温热食。

【功效】温肾助阳，止遗泄。适用于肾阳虚弱所致的遗精。

鸡蛋三味汤

【配方】鸡蛋1个，芡实、去芯莲子、山药各9克，白糖适量。

【用法】将芡实、莲子、山药熬煎成药汤，再将鸡蛋煮熟，汤内加入白糖即可。吃蛋喝汤，每日服1次。

【功效】补脾，益肾，固精安神。适用于肾虚遗精。

芡实大枣糊

【配方】芡实粉30克，大枣肉、白糖各适量。

【用法】芡实粉先用凉开水打糊，放入滚开水中搅拌，再拌入大枣肉，煮熟成糊粥，加入白糖即可。

【功效】主治遗精。

苁蓉饮

【配方】肉苁蓉、巴戟天、枸杞子、五味子各5克。

【用法】将五味子砸碎，肉苁蓉、巴戟天切成小碎块，与枸杞子一起入茶杯内，倒入刚沸的开水，盖严杯盖，浸泡20分钟左右即可代茶饮，可反复加入沸水浸泡数次，直至无味，每日上午和晚上睡前各泡服1剂。

【功效】主治肾阳不足，精血亏损的阳痿、早泄、遗精等。

牡蛎龟甲散

【配方】龙骨、牡蛎、芡实、沙苑子各30克，补骨脂、五味子、龟甲各20克，菟丝子15克。

【用法】上药研细末，装瓶备用，取本散适量，用米醋调为稀糊状，外敷双足心涌泉穴，敷料覆盖，胶布固定。每日换1次，7日为1个疗程。

【功效】遗精、早泄、腰酸耳鸣，倦怠乏力。

玉锁丹 【配方】芡实、莲花心、龙骨、乌梅肉各30克。

【用法】上药分别研末，煮山药糊为丸，如芡实大小，每服1粒，空腹时温酒或盐汤送下。

【功效】主治梦遗，滑精。

金樱芡实汤

【配方】芡实15克，莲须6克，金樱子30克。

【用法】水煎分2次服，每日1剂。

【功效】主治梦遗滑精。

仙鹤草足浴方

【配方】仙鹤草30克，黄芩、丹皮各9克。

【用法】上药水煎后用热水洗足，每晚1次。

【功效】固涩止遗。

黑芝麻苁蓉丸

【配方】肉苁蓉、桑螵蛸、芡实各15克，莲子18克，黑芝麻30克。

【用法】上药共捣为末，过筛，炼蜜为丸如梧子大。每次9克，每日2次，用开水送服。

【功效】肾虚遗精、滑泄，小便频数。

淫羊藿汤

【配方】淫羊藿9克，土丁桂24克，鲜黄花远志30克，鲜金樱子60克。

【用法】上药水煎服。

【功效】主治阳痿、早泄。

五倍子粉

【配方】五倍子适量。

【用法】将上药磨成细粉，用生理盐水调成糊状，置于长3～4厘米的胶布上并贴于四满穴（脐下2寸旁开0.5寸处），3日换1次，3次为1个疗程。

【功效】用治遗精。

莲子百合煲猪肉

【配方】莲子30克，百合30克，猪肉200～250克。

【用法】将莲子、百合、瘦猪肉入锅，加适量水，置文火上煲熟。调味后服用。

【功效】交通心肾，固摄精气。

紫花地丁膏

【配方】紫花地丁60克。

【用法】将紫花地丁捣烂如膏状，贴敷于肚脐上盖以纱布、胶布固定。每日换药1次，病愈方可停药。

【功效】适用于湿热内蕴型遗精。

菟丝茯苓丸

【配方】菟丝子25克，白茯苓15克，石莲肉10克。

【用法】上药共研末，酒制丸梧子大，每服三五十丸，空腹盐汤下。

【功效】主治遗精。

不孕不育偏方

启宫丸

【配方】川芎30克，白术30克，半夏曲30克，香附30克，茯苓15克，神曲15克，橘红3克，甘草3克。

【用法】将以上药材研成粉末，再加蜜一起炼成丸。每次用温开水冲服10克。

【功效】具有燥湿化痰、理气调经的功效，对于因痰湿引起的婚后久不受孕、形体肥胖、经期延后、或闭经、带下量多、质黏稠、面色㿠白、头晕心悸、胸闷泛恶等有较好的疗效。

巴戟熟地末

【配方】巴戟天、淫羊藿、菟丝子、熟地黄、红花、香附、人参各30克，川椒6克。

【用法】上药共为细末，装瓶备用。临时用时取药末10克，以温开水调和成团，涂肚脐中，外盖纱布，胶布固定。3日换药1次，10次为1个疗程。

【功效】补肾活血，治肾阳虚之男性不育。

杜仲牛膝膏

【配方】杜仲、小茴香、川楝子、牛膝、续断、甘草、大茴香、天麻子、紫梢花、补骨脂、肉苁蓉、熟地黄、锁阳、龙骨、海马、沉香、乳香、丁香、没药、木香、鹿茸各适量。

【用法】上药如法制成膏药，温热化开，男性贴肾腧穴，女性贴脐部，每日换药1次。

【功效】适用于下元虚弱、梦遗滑精，不育不孕等。

开郁种玉汤

【配方】白芍30克，香附9克，当归升5克，白术15克，丹皮9克，茯苓9克，花粉6克。

【用法】将以上药材用水煎服，每天3副，连服7日。

【功效】开郁种玉汤具有舒肝解郁、养血理脾的功效，对于因血虚引起的多年不孕、经期先后不定、经来腹痛、行而不畅、量少色黯、有小血块等有较好疗效。

麻黄散

【配方】麻黄适量。

【用法】上药研末，装瓶备用，取本散适量，用米醋调为稀糊状，敷于肚脐处，外用麝香止痛膏固定，每日换药1次，连用10日。

【功效】适用于男性不育。

五灵脂肉桂末

【配方】五灵脂15克，白芷、肉桂各10克，麝香1克。

【用法】先将五灵脂、白芷、肉桂研为极细末，取麝香与上药混合均匀，密闭贮藏瓶中备用，用时取药末1克放于神阙穴处，用胶布贴紧。夜间去掉脐上胶布保留药粉，用艾条隔姜灸脐部，灸至脐部温暖为度，慎防烫伤。灸后用棉签拭去药粉，换上新药末1克，再贴上新胶布。30日为1个疗程，根据病情，可隔1周后，再用2个疗程。

【功效】对于精液不液化，精子量少，精子的活动力不足，不射精等情况有不同程度的改善。

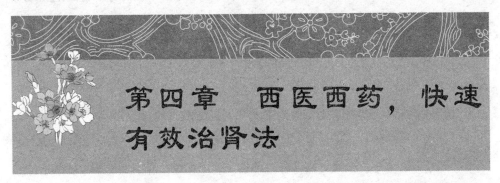

第四章 西医西药，快速有效治肾法

什么是血液透析

血液透析是尿毒症患者替代治疗的主要方式，目前估计全世界约有 100 多万尿毒症患者依赖血液净化以维持生命，生存 5 年的透析患者占 70% 以上，少数还超过 20 年。

血液透析是利用半透膜原理，将患者血液与透析液同时引进透析器，在透析膜两侧血液和透析液呈反向流动，血液中的溶质与透析液物质通过膜进行转运交换，达到清除血液中过多的水分和代谢废物，同时纠正电解质和酸碱平衡紊乱。

经过溶质交换后的血液离开透析液，又由透析机泵的作用，使净化了的血液重新回到人体的血管内。血液这样循环往返数小时，就达到了维持体内内环境稳定的作用。由于人体的新陈代谢不断进行，人体的废物不断产生，因此必须定期血透，一般每周透析 3 次，每次透析 4 小时。

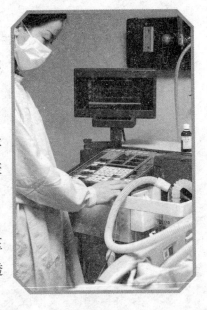

弥散、对流、渗透、超滤是血液透析的基本原理。透析膜两侧溶液中的溶质按浓度梯度差从高浓度一侧向低浓度一侧转运，称为弥散。弥散的结果使半透膜两侧溶质浓度达到平衡。透析膜两侧渗透压梯度差则使水分由低渗透压的一侧向高渗透压一侧移动，最终使两侧渗透压达到平衡，这称为渗透。若在半透膜一侧加负压从而增加跨膜压，则可使水分从压力高的一侧向压力低的一侧移动，这称为超滤，与此同时也有部分溶质随水一起移动，这称之为对流。

上述四种基本现象，构成了透析时溶质、水分的交换，从而构成血透时清除毒素，清除水分，补充必要物质的理论基础。尿毒症患者血中的小分子物质如肌酐、尿素氮、钾等以弥散原理向透析液内转移，透析液内的 HCO_3^-、钙离子等则向血中弥散，从而达到清除毒素，纠正电解质紊乱和酸中毒的目的。

普通血液透析主要是通过弥散原理来清除小分子物质，血液滤过或血液透析滤过则由于这种透析器的膜孔径相对大一些，有些中分子量物质（分子量在 $350 \sim 5000$ 的物质）随着水的跨膜移动而被清除掉，即对流的方式清除毒素。

血液透析前的注意事项

血液透析虽然能有效延长慢性肾衰竭患者的生存期，但它属于一种创伤性治疗，会对患者造成一定的心理压力。所以，在对患者进行血液透析前，医护人员及患者家人应多做些准备工作。

肾病患者应详细了解血液透析的原理及会造成的创伤，对血液透析有一定的认识。如果对可能出现的创伤有所恐惧，应多同医生及家人沟通，尽量丢掉心理包袱，积极配合治疗。

血液透析的费用相当昂贵，有些家庭可能无法承担，患者应早做心理及物质准备。另外，慢性肾衰竭患者应及早进行血液透析，以减少并发症的发生。

血液透析应注意的问题

（1）要掌握每月的化验结果，首先看透前透后的肾功能变化，如果透析效果好，每次透析血肌酐和血尿素氮的清除达 $60\% \sim 70\%$。如达不到或相差甚多，就应按医嘱或增加透析时间，或增大血流量，或换用较合适的透析器。此事不可大意，因透析是否充分直接关系到患者的生活质量和长期预后。其次看电解质是否失衡，尤其血钾和血碳酸氢根，并以此为据调整饮食成分或用药。再次看肝功、血浆白蛋白水平、血红蛋白水平等，以了解自身的营养情况。

（2）在与医生配合好治疗的同时要加强自我学习，学习有关疾病的知识，增强自我保健意识。如正常透析应注意什么、患者可能出现什么并发症、如何治疗、如何预防等，尽最大可能使自己成为自己的保健医生。

（3）特别强调保护生命线——动静脉瘘，一个完好的血管通路可减少许多不必要的麻烦和痛苦，减少住院次数。要了解自己动静脉瘘的血流量大小，血管是否充盈，透析后适当压穿刺针眼。

（4）把握干体重，透析时的脱水量。经过一定时间摸索出自己所能耐受的最大脱水量，一般青年人应小于自己体重的4%，老年人应小于自己体重的3%。

（5）如果并发心血管疾病则一定要提高警惕，对于有脑血管病、冠心病、心绞痛发作更是稍有不适就要及时就医，含药吸氧，把疾病控制在大发作以前。总之对透析患者来讲，医生不可能随时跟着你，必须掌握自己的命运，及时向医生汇报病情并与其密切合作。

什么是无肝素透析

无肝素透析是指在透析过程中不使用肝素抗凝，而通过定期的生理盐水冲洗透析管道（一般每半小时一次）来防止血液在管道内凝固。无肝素透析适合于有活动性出血、出血风险大或有肝素使用禁忌证的患者。因定期生理盐水冲洗有时仍避免不了血液凝固，且频繁的生理盐水冲洗干扰了正常的透析过程，容易导致透析不充分，所以无肝素透析不能作为一种常规透析方式。

需进行无肝透析的情况

对高危患者及合并凝血机制障碍的患者可采用无肝素透析。具体如下：

（1）心包炎（若出血风险小则应用小剂量肝素）。

（2）近期外科手术，有出血并发症或风险，特别是：①血管和心脏手术；

②眼部手术（视网膜和白内障）；③肾移植；④脑部手术。

（3）凝血系统疾病。

（4）血小板减少。

（5）颅内出血。

（6）活动性出血。

（7）急性肾功能衰竭。

 ## 什么是腹膜透析

　　腹膜透析是利用人体天然的半透膜——腹膜，在腹腔内进行血液净化的一种安全、简单而又符合人体生理的透析方式。通过将透析液灌入腹腔，保留一段时间，使血液和周围组织的代谢废物和多余的水分，通过弥散和超滤作用进入腹透液，然后放出腹透液，以清除机体废物和过多的水分。与血液透析一样，可以作为肾功能衰竭的替代治疗方式。腹膜透析由于设备简单，操作方便，经过短期培训，患者自己或其家属都可以做治疗。

 ## 腹膜透析的原理

　　腹膜腔是利用腹膜壁层和脏层组成的腔隙进行的。腹膜透析的基本原理是利用腹膜作为透析膜，把灌入腹腔的透析液与血液分开，向腹腔内注入透析液，利用腹膜半透膜性质，并且具有面积大、毛细血管丰富等特点，依赖弥散和超滤作用，使浸泡在透析液中的腹膜毛细血管腔内的血液与透析液进行广泛的物质交换，血中过多的代谢废物（如尿素、肌酐、尿酸、磷等）借助腹膜透析液与血液间的浓度差，跨越腹膜弥散至腹膜透析液中，而透析液中的物质（如碳酸氢根与葡萄糖）则进入血液，直至腹膜两侧的溶质浓度达到平衡，从而起到部分替代肾脏排泄代谢废物和水分，调节电解质及酸碱平衡的功能。常用来治疗急性和慢性肾功能衰竭，也可用来抢救药物或食物中毒。

腹膜透析前的准备

做腹膜透析，首先由有经验的大夫把腹膜透析管安置在腹腔内，做腹透液入液和放液之用，置管一般于2周后开始使用。开始透析前，要准备透析液和输液管道，并准备家庭腹膜透析备用物品，包括：①消毒液；②管道卸除后的帽盖；③管道夹持器；④装有常用棉棍、纱布、钳子等的小药箱；⑤加热设备；⑥挂液钩等。如果家中有条件，最好能有一个独立的小房间，安装有紫外线灯以定期进行消毒。腹膜透析操作简单，但患者或负责腹透的家属必须由专门负责腹透的医护人员培训并考核合格后方可自行操作，以防操作不当导致腹腔感染。

 ## 适合做腹膜透析的人群

（1）有严重的心血管疾病的患者，如心绞痛、心力衰竭等。

（2）有严重的血管病变而不能建立血管通路者。

（3）慢性肾衰竭患儿。

（4）居住地方离医院很远的患者。

（5）糖尿病，特别是1型糖尿病患者。

（6）有严重出血倾向的患者，如消化道出血、脑出血等。

（7）严重贫血而依赖输血者。

（8）合并有肝炎、HIV感染、肺结核患者。

（9）行动困难，到医院透析不方便的患者。

（10）经济困难的患者。

 ## 腹膜透析应注意的问题

患者是否依从医嘱是影响治疗质量的一个重要因素。腹透患者不依从医嘱的现象非常普遍。这种不依从包括对无菌操作、透析次数和时间、药物以及饮食治疗等的不依从。究其原因，部分是由于经济因素，部分是由于患者对腹透知识的缺乏。要知道，对治疗的不依从可以导致多种并发症的出现，增加透析的治疗费用，降低透析质量。

患者应随着肾功能的变化（尿量的改变）而调整饮食及透析方案。一方面，随着透析年限的延长，患者的尿量会不断减少，多数患者在透析后 3 年左右残存肾功能完全丧失。另一方面，随着透析时间的延长，患者腹膜功能也不是一成不变的，不少患者出现腹透对水的清除能力下降。而许多患者往往仍然维持恒定的水分摄入，因此临床上常见患者逐渐出现水肿（亦可不明显），血压控制较为困难，需要服用更多降压药治疗，心衰的发生率也相应增高，治疗的退出率很高。其实，这种情况并不难避免，患者应根据水清除能力的变化调整生活方式（如减少水、盐摄入）及透析处方，以维持正常的水平衡状态。也就是说，腹透患者对于水、盐的摄入应有节制，而不是完全自由。

腹透患者应积极参加体育锻炼和工作，以一种积极的心态面对透析治疗。腹透患者应经常进行体育锻炼，这可降低心血管疾病的发生，改善血压控制，调节心理状态，还可提高患者的食欲，改善患者的营养状况。不过，在锻炼时应注意防止骨折、低血糖和关节肌肉损伤等问题，应注意保护好腹透管。腹透患者可在医护人员的帮助下安排旅游、休假。

哪些患者适合做肾移植

一般来说，肾移植是慢性肾功能不全最理想的治疗方法，故凡是慢性肾功能不全发展至终末期，其他脏器如心、肺、肝等无严重病变，能负担手术，能耐受长期免疫抑制剂治疗，均可用肾移植治疗。但为了提高肾移植存活率，临床上选择合适的患者较为严格，一般从病情、原发病种类、年龄等方面考虑：

（1）患者年龄以 12～65 岁为宜。

（2）慢性肾炎终末期或其他肾脏疾病进展至不可逆转的肾衰竭。

（3）经过血透或腹透治疗后，一般情况好，体内无潜在的感染病灶，能耐受肾移植手术者。

（4）无活动性溃疡、肿瘤、肝炎及结核病史，也无精神、神经系统病史。

（5）与供肾者的组织配型良好者。从原发病来说，最常见的适合做肾移植受者的原发病是原发性肾小球肾炎，其次是慢性肾盂肾炎、间质性肾病和囊性肾病．

此外，糖尿病性肾病的移植例数也在增加，尤其是胰肾联合移植工作的开展，为糖尿病性肾病肾功能衰竭的治疗提供了新的途径。年龄虽然不是选择的主要指标，但以 15 ～ 55 岁的青壮年为好，其膀胱和下尿路解剖及功能则应正常。但是年龄不是选择肾移植受者的决定因素，如果能严格掌握肾移植指征，正确处理其他危险因素，完全可以提高高龄患者的长期存活率及移植效果。但是，高龄患者术后恢复能力通常较差，并发症发生率较高，直接影响肾移植的存活率。曾有过肝炎、结核病和溃疡病史不必顾虑，只要在半年内这些疾病没有活动即可做肾移植。

怎样才算肾移植肾成功

肾移植术后的尿量反映移植肾的功能。当手术恢复供肾血循环后 2 ～ 10 分钟，即可见尿液排出，为 300 ～ 600 毫升 / 小时，每 24 小时尿量可达 7000 毫升以上，大量电解质和钠、钾亦随尿排出，若不及时补液和补充电解质，极易发生脱水及低钠血症和低钾血症，甚至死亡。此多尿期持续 1 ～ 2 天，多于 48 小时后尿量逐渐减少达正常范围（约 1500 毫升 / 24 小时）。如术后发生少尿（尿量〈400 毫升 / 24 小时）或无尿，可能是超急排异反应、急性肾小管坏死、肾动脉血栓或尿路梗阻所致。如诊断不明确时可做肾活检以助确诊。如为超急排异反应所致，应立即摘除移植肾等待再次移植。如为急性肾小管坏死，多为可逆性，少尿、无尿期需做透析治疗以清除毒素及体内过多水分。

不同血型能进行肾移植吗

迄今为止，移植肾者只能接受相同血型供体的器官移植。例如，A 型血的受体只能接受血型为 A 型的供体肾脏。不同血型的器官移植人体内后，会被受体识别为异体而产生自身抗体。

如今由于免疫技术的发展，通过采用药物、脾切除、血液滤过等方法，受体接受不同血型供体的肾脏移植已具有可行性。但这一项目目前仅在有限的几家移植中心开展。

移植前应先对受体能否抵抗体内有害抗体的情况作一评估，然后进行血浆去除，即去除部分含有有害抗体的血浆，再辅以药物预防抗体的产生。接着，患者接受外科移植手术，在接受供体器官的同时采用微创手术的方法切除脾脏。在部分病例中，如果能通过药物的应用达到类似的效果，可以不切除脾。

术后，患者继续接受血浆去除治疗直至出院。他们和接受同血型移植的患者一样都需要服用免疫抑制药物。O 型血作为"万能血"，可以输给其他任何血型的患者，但 O 型血的受体只能接受 O 型血供者的器官移植。

容易引起肾脏损害的药物

（1）抗菌药物。四环素、土霉素、先锋霉素、林可霉素、磺胺类药物等。

（2）解热镇痛药。几乎所有的解热镇痛药对肾脏均有潜在的毒性。

（3）抗结核药。利福平、对氨水杨酸钠、乙胺丁醇等。

（4）各种血管造影剂。

（5）抗癫痫药。三甲双酮、苯妥英钠等。

（6）利尿药。汞利尿药、噻嗪类利尿剂如双氢克尿噻、渗透性利尿剂如甘露醇。

（7）抗癌药。顺铂、丝裂霉素等。

（8）其他药。痢特灵、呋喃坦丁等。

为何不宜用饮料送服药物

牛奶、果汁、茶水、可乐等各种饮料都会与药物发生相互作用，可能影响疗效，甚至导致危险。例如，用果汁或酸性饮料送服复方阿司匹林等解热镇痛药和黄连素、乙酰螺旋霉素等糖衣抗生素，会加速药物溶解，损伤胃黏膜，重者可导致胃黏膜出血；送服氢氧化铝等碱性治胃痛药，会导致酸碱中和，使药物失效；送服复方新诺明等磺胺类药物，则会降低药物的溶解度，引发尿路结石。用茶送服治疗贫血的铁剂，茶中的单宁酸就会与铁结合，减弱疗效。

正确的方法是用温度适中的白开水送药，但以下特殊情况则有助于发挥药效：以绿茶水送服降压、利尿的西药，以淡盐水送服六味地黄丸、杞菊地黄丸、知柏地黄丸等中成药，以热姜汤送服藿香正气片、香砂养胃丸等中成药，以热米粥送服调理脾胃的中成药。

 ## 如何服用磺胺类药物

肾盂肾炎是指由细菌感染而引起的肾脏炎症，一般分急性和慢性。当肾盂肾炎患者由急性转变为慢性时，很容易导致慢性肾功能不全，使病情难以控制。

肾盂肾炎的致病菌有大肠埃希菌、葡萄球菌和变形杆菌等，而磺胺类药物刚好对这些病菌有抑制或杀灭作用，临床治疗中效果明显。在治疗肾盂肾炎的过程中，如果能在使用磺胺类药物的同时，配合使用甲氧苄氨嘧啶，则杀灭细菌的作用将会更强。磺胺类药物在与小苏打同用时，也会提高抗菌能力，减轻肾脏受到的损害，具有护肾的作用。

为了避免因服用磺胺类药物而引起的不良反应，肾病患者应严格按照药品说明书或遵医嘱服用，不能擅自服用或随意增大剂量，以防止药物在体内蓄积，对人体产生毒副反应。

肾病患者在使用磺胺类药物时，为了能促进药物排泄，减轻肾脏负担最好多饮用白开水；在用磺胺类药物治疗烧伤时，患者要注意减少服药次数，以免产生毒性反应；当服药期间患者发生磺胺药物过敏现象后，要立刻停止用药，以免发生意外。

磺胺类药物大多属于处方药，因此，一定要在得到医生开出的处方后再去购买。另外，孕妇应禁用磺胺类药物，以避免服用后导致胎儿畸形。

为何他汀类药物效果好

研究发现，肾病患者服用他汀类药物，能减少血管内皮的炎症反应、调节血管壁细胞的增殖和凋亡，稳定血管内的斑块，延缓动脉壁样硬化和冠心病的发病进程。因此，对于肾病伴心绞痛的患者来说，可服用他汀类药物进行治疗，效果很好。

他汀类药物可通过调节肾病患者肾组织内细胞增殖与凋亡的平衡、改善肾脏血液循环等，起到保护肾脏、延缓肾衰竭、提高心脏移植成功率等作用。他汀类药物对抑制骨细胞活动、促进造骨细胞增生有很好的作用，对骨质疏松症可起到很好的预防作用。

另外，他汀类药物不仅可调脂，还可起到保护心血管系统的作用，减少不稳定性心绞痛及急性心肌梗死患者的死亡率，降低患者因心衰而住院的概率及中风引发的危险性；对于老年和心血管疾病肾病患者，也可服用他汀类药物，但具体服什么药物及服药量的多少，应遵医嘱。

老年肾病患者应注意服药剂量

老年肾病患者机体各器官的功能大大减退，特别是肠胃功能对药物代谢能力的下降，使原本排泄药物能力不强的肾脏压力增加，导致药物在体内蓄积，加重病情。因此，老年肾病患者用药，需适当减少药量，以免给肾脏带来不利影响。

对于药效较强、安全范围小的药物，老年肾病患者在调整剂量时应特别谨慎。最好在服用时进行血药浓度监测，以免发生危险。值得注意的是，老年肾病患者用药时间不宜过长，达到疗效时应及时停药，以免造成药物中毒。

大剂量的用药，会给老年肾病患者带来严重的毒副作用。老年肾病患者血浆蛋白水平较低、药物和血浆蛋白的结合率下降，在服用大剂量药物后，易出现毒副作用。因此，一定要控制好药量，以免加重病情。

抗生素易引起肾损伤

　　说起抗生素，相信绝大多数人一生中不知要接触过多少次，在很多家庭的自备药箱里也多半会储存抗生素，家人如有感冒、发热、腹泻等症状时，很多人"久病成医"，会习惯性地自服抗生素"应急"。如不见效，到医院就诊时，还会主动要求医生给"挂盐水"，其实，这样做，不仅可能导致自身对抗生素耐药的问题发生，还可能引起肾损伤。

　　滥用药物对肾脏损伤较突出，抗生素为什么容易伤肾呢？肾脏是药物及其代谢产物排泄的重要途径，药物的肾毒性程度不仅与药物毒力有关，而且与药物在肾脏的摄取、转运、分布、代谢以及排出的过程有关。肾小管的浓缩功能还能使尿液中药物浓度超过血浓度的几倍，甚至几十倍。因此，一旦药物反复、长期积聚在肾脏中，就容易引发肾损伤。抗生素引起的肾损伤主要是过敏反应、急性肾小管坏死或肾内梗阻……肾脏是大部分抗菌药物及其代谢产物的主要排泄器官，在肾功能不全时容易导致这些药物在体内积聚以致发生毒性反应，尤其是肾毒性抗菌药物。因此，肾功能不全患者应用抗菌药物时，不能按常量给予，必须根据肾功能损害程度调整给药方案。

　　临床上常用的抗生素大多数都有不同水平的肾毒性。因为抗生素利用普遍，由抗生素引起的急、慢性肾脏伤害也就最为常见。依据抗生素对肾毒性的大小，可分为四类：

　　（1）肾毒性大的抗生素：两性霉素 B、新霉素、先锋霉素 II。

　　（2）中度肾毒性抗生素：氨基糖甙类抗生素（庆大霉素、卡那霉素、阿米卡星、妥布霉素、链霉素）、多黏菌素、万古霉素、四环霉素、磺胺类。

　　（3）肾毒性较小的抗生素：青霉素、新青霉素 I、新青霉素 II、氨苄西林、羧苄西林、先锋霉素III、先锋霉素 V、先锋霉素VI、土霉素、利福平。

　　（4）不引起或较少引起肾损害的抗生素：红霉素、氯霉素、多西环素、林可霉素、氯唑西林、头孢曲松、头孢哌酮素、乙胺丁醇等。

　　一般肾损害都是可逆的，长期治疗及过高的血药浓度与肾损害的发生率及严重性相关。老年患者对肾毒性通常较敏感，中医认为肾虚情况下，对药物的代谢能力会相应下降，肾损害的概率提高。建议在医师指导下服用抗生素。

 青霉素类药物应谨慎使用

青霉素又称盘尼西林、青霉素钠等，它可通过抑制细菌的转肽酶来阻止细胞壁合成中的粘肽交联，使细胞壁合成发生障碍，导致细菌破裂而死亡，是一种可治疗肾病的抗生素。但使用不当也可引起肾损害，其中包括多发性动脉炎和肾小球肾炎、急性肾衰竭、间接性肾炎及肾小管损害等，患者大多表现为少尿、血尿、蛋白尿、酸中毒等症状。而其注射液可有效地治疗肺炎、创伤感染等，但因其容易过敏，且过敏后很难抢救，故宜尽量少用。

氨苄西林，即氨苄青霉素，它的抗菌作用与青霉素相似，可治疗肠道炎、败血症等疾病，虽毒性较低，但大量或长期使用也会伤肾，加重肾毒性。另外，百多邦也有较强的抗菌性，可有效治疗糜烂、溃疡、外伤感染等症状，但对肾脏会有非常大的伤害，若不是有较严重的外伤，一般不宜用此药。

 大剂量服用阿司匹林易伤肾

肾病患者在采用药物治疗时，难免会用到阿司匹林，那么，怎样使用阿司匹林才能起到治疗肾脏，将伤害减到最小的效果呢？研究发现，服用小剂量的阿司匹林不会对肾脏带来有害影响，但服用大剂量的阿司匹林，则会使肾功能损伤。

对于肾病伴动脉硬化的患者而言，使用阿司匹林时应注意了解阿司匹林给自身带来的益处和弊端。实验表明，血肌酐大于 1.3mg／L 的高血压患者使用阿司匹林时，心血管疾病和心肌梗塞的发生率均有较明显的下降趋势，而血肌酐大于 1.7mg／L 的患者在使用阿司匹林一年时，也不会增加主要出血风险。由此表明，小剂量使用阿司匹林可为肾病患者带来益处。

 乱吃感冒药危害肾脏

感冒药中大多以解热镇痛药、抗过敏药为主要成分，而这两种成分会影响肾脏健康，因此，感冒药吃多了会伤害肾脏，而同时吃多种感冒药甚至会引起急性肾衰竭。

　　研究发现，肾病患者在服用感冒药后引发肾衰竭的很多，其主要原因是乱服感冒药所致，感冒后，患者多自行购买感冒药服用，有时会导致病情加重。感冒药中的解热镇痛成分是损害肾脏的主要元凶。患者在服用感冒药后，药物会通过血液代谢到全身，最终要通过肾脏来解毒并排泄到体外，这无形中就加重了肾脏的压力。而如果患者又伴有糖尿病、肾炎等疾病，感冒后又不按医嘱服药而是乱吃一通，则更易加重肾脏负担，导致肾衰竭甚至尿毒症。

　　需要注意的是，含有损害肾脏毒性成分的药物不仅仅指感冒药，像抗生素、避孕药、部分中草药中也含有毒性。因此，对于肾病患者来说，如何服用感冒药是一个大问题，须谨慎对待。

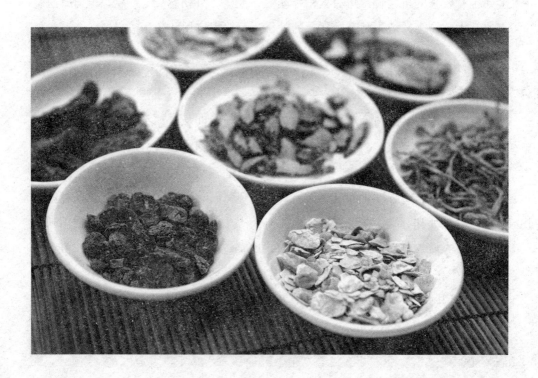